PRÉCIS

DE

MÉDECINE OPÉRATOIRE

OBSTÉTRICALE

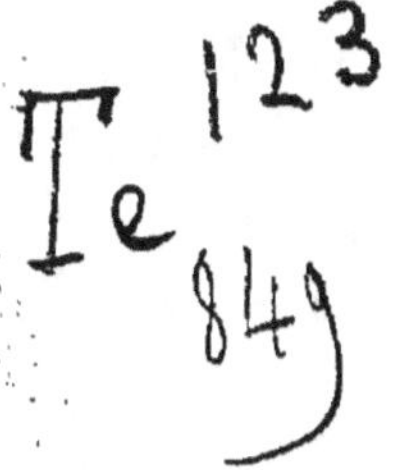

TRAVAUX DU Dr REMY

De l'influence de la grossesse sur la marche des maladies du cœur, thèse de doctorat, 1880, Nancy.

De la grossesse compliquée de kyste ovarique, thèse d'agrégation. Paris, 1886 (J.-B. Baillière et fils).

Antéversion et antéflexion de l'utérus pendant le travail; période d'expulsion (Revue médicale de l'Est, 1887).

Contribution à l'étude de l'influence de la grossesse sur les maladies du cœur (Revue méd. de l'Est 1888, p. 169,).

Du forceps comme moyen d'extraction dans les présentations du siège, mode des fesses (Revue méd. de l'Est, 1888, p. 204).

Antéversion et antéflexion de l'utérus gravide. Période d'expulsion (Revue méd. de l'Est, 189), p. 142 et Archives de tocologie, 1890, p. 644).

Étude clinique sur un mode d'application de forceps dans les occipito-transverses (Revue méd. de l'Est, 1890, p. 322).

Présentation du siège. Emploi des lacs, porte-lacs (Archives de tocologie, 1890, p. 452).

Grossesse et maladies du cœur (Revue méd. de l'Est, 1891, p. 417 et Arch. de tocol., 1891, p. 621).

Considération sur l'écoulement sanguin qu'on appelle « le petit retour des couches » (Archives de tocologie, 1891, p. 501).

Enclavement de la tête dans les positions postérieures du sommet et dérapement du forceps (Arch. de tocologie, 1892, p. 146).

De l'inertie apparente pendant la période d'expulsion. Moyen d'y remédier (Revue méd. de l'Est, 1892, p. 97 et Archives de tocologie, 1892, p. 355).

Articles divers in Revue médicale de l'Est et Archives de tocologie.

4594-93 — CORBEIL. Imprimerie CRÉTÉ. — 5-93.

PRÉCIS

DE

MÉDECINE OPÉRATOIRE

OBSTÉTRICALE

PAR

S. REMY

PROFESSEUR AGRÉGÉ A LA FACULTÉ DE MÉDECINE DE NANCY

Avec 185 figures intercalées dans le texte

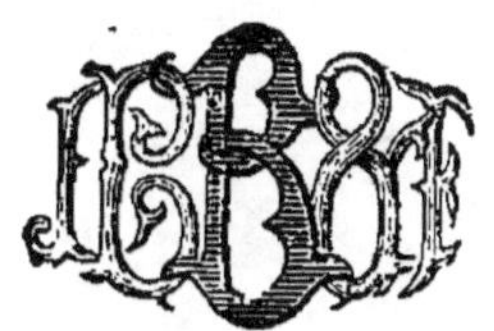

PARIS

LIBRAIRIE J.-B. BAILLIÈRE ET FILS

Rue Hautefeuille, 19, près du boulevard Saint Germain

1893

PRÉFACE

Le médecin praticien doit posséder la science des accouchements au même titre que les notions de pathologie. S'il ne s'est pas spécialisé dans une des branches de la profession médicale, il ne peut se dispenser de faire des accouchements et doit être prêt à exécuter sans retard une opération obstétricale en cas d'urgence, comme il sait lever immédiatement l'étranglement d'une hernie.

Dans l'enseignement des Facultés, les élèves sont exercés à la pratique de toutes les opérations obstétricales à l'aide des mannequins ou fantômes perfectionnés, construits sur les indications de maîtres distingués.

Le programme du cours de médecine opératoire ne peut être traité dans le temps consacré par les élèves à cette partie de leurs études médicales. Il est utile qu'ils puissent trouver une exposition complète de toutes les opérations qu'ils devront exécuter quand, médecins accoucheurs, ils auront à répondre à la confiance des familles qui remettent entre leurs mains la vie de la mère et celle de l'enfant qui va naître.

Le cadre des traités existants ne permet pas toujours de donner à la partie opératoire les développements cliniques nécessaires ; ils doivent donner principalement les lignes générales de l'intervention pratiquée à l'aide de tel instrument ou les règles générales d'une méthode opératoire.

Nous avons pensé qu'un livre consacré à la *médecine opératoire obstétricale* pourrait rendre service à l'étudiant, en lui fournissant le moyen de suivre avec fruit les démonstrations expérimentales, au médecin, en lui retraçant les règles de son intervention.

Chargé depuis plusieurs années, à la Faculté de médecine de Nancy, de conférences sur les opérations obstétricales, j'ai réuni mes notes et je leur ai donné corps dans ce livre, intitulé *Précis de médecine opératoire obstétricale*. Mes élèves y retrouveront mon enseignement, les médecins y reconnaîtront les doctrines, les méthodes de maîtres autorisés comme MM. Tarnier, Pajot, Pinard, Budin, Ribemont, Rar, etc. Une large place a été accordée aux procédés opératoires qu'ils recommandent.

Dans un *Précis* il ne peut être question de donner la description de tous les instruments renfermés dans l'arsenal obstétrical. Les uns n'ont fait que voir le jour, les autres n'ont eu qu'une renommée passagère ou locale ; beaucoup n'ont plus qu'un intérêt historique.

J'ai écrit ce traité pour les médecins de notre époque, c'est-à-dire que j'ai fait connaître les instruments qui ont la faveur des maîtres de nos jours et que j'ai donné les méthodes suivies par ceux qui ont un nom dans la science. Au public médical de juger si je suis arrivé au but que je me proposais; je serai largement récompensé de mon travail si j'ai fait œuvre utile.

Deux plans se présentaient à mon choix : En suivant l'un, je pouvais étudier l'une après l'autre les diverses opérations manuelles ou instrumentales à l'aide desquelles on obtient la délivrance de la femme en travail et donner ensuite leurs applications à chaque cas particulier.

L'autre plan prenait pour base une division clinique. Nos méthodes opératoires varient, en effet, selon le genre de présentation du fœtus, d'après la position, d'après l'élévation ou le degré d'engagement de l'enfant, et d'après son état de vie ou de mort. Je pouvais me proposer comme but l'extraction de l'enfant dans ces conditions variables et étudier successivement les opérations qui me permettaient d'arriver au résultat, la délivrance de la mère. Chemin faisant, je trouvais l'occasion de faire connaître les diverses opérations obstétricales.

C'est ce dernier plan que j'ai suivi. Il comprend deux grandes subdivisions cliniques :

1º L'extraction d'*un enfant vivant*; extraction qui peut être obtenue : *a*) par les voies naturelles simples (fœtus en présentation du sommet, de la face, du siège et de l'épaule); *b*) par les voies naturelles agrandies; *c*) par la voie abdominale.

2º L'extraction d'un *enfant mort* avec *réduction de volume* pour permettre son passage à travers les voies pelviennes qu'il ne pouvait traverser. Nous trouvons encore le fœtus en présentation du sommet, de la face, du siège, de l'épaule.

En suivant cette grande subdivision il m'était possible de faire connaître : d'une part, les opérations applicables à l'extraction de l'enfant vivant (le forceps, la version, la symphyséotomie, l'opération césarienne); d'autre part, les opérations destinées à réduire l'enfant (craniotomie, céphalotripsie, basiotripsie, cranioclasie, embryotomie, décollation, etc.).

L'habileté opératoire ne suffit plus au médecin. S'il veut que son intervention soit irréprochable, il faut que celle-ci soit faite sous le couvert de l'antisepsie. Nous ne pouvions mieux faire en commençant que de dire dans un premier chapitre quels soins il fallait prendre pour mettre la parturiente à l'abri de toute contamination et pour combattre un commencement d'infection. Nous avons donc indiqué les solutions antiseptiques le plus généralement employées et décrit l'application de l'antisepsie à la parturiente, aux instruments et à l'accoucheur.

De nombreuses figures ont été intercalées dans le texte, pour rendre la lecture et l'étude plus faciles. Parmi elles on trouvera un certain nombre de dessins schématiques que j'ai placés dans le but de rendre plus compréhensibles certains détails de procédés opératoires, comme, par exemple, les applications de forceps dans le sens des différents diamètres du bassin.

Nancy, 18 juin 1893.

Dr REMY.

PRÉCIS

DE

MÉDECINE OPÉRATOIRE

OBSTÉTRICALE

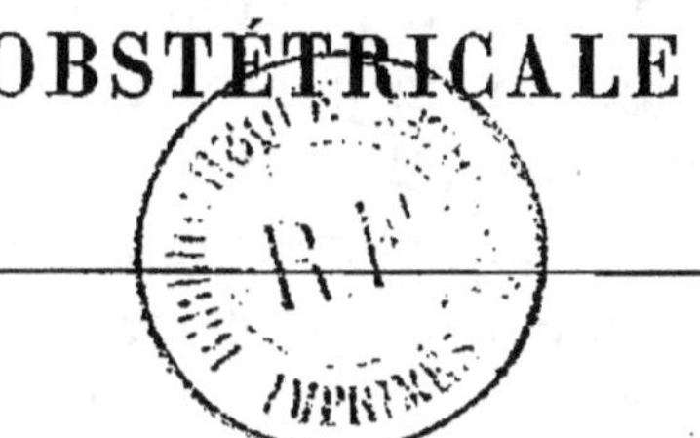

INTRODUCTION

L'ANTISEPSIE EN OBSTÉTRIQUE.

Trois choses contribuent au succès d'une opération obstétricale : une *connaissance parfaite de la science des accouchements*, un *diagnostic exact* et une *antisepsie rigoureuse*.

Une *connaissance parfaite de la science des accouchements*, — c'est le devoir de tout médecin, digne de ce nom, de l'acquérir : les traités, les leçons des maîtres sont là pour instruire ceux qui veulent les méditer.

La *science du diagnostic*, — elle est dans les moyens de chacun depuis que les cliniques des maternités sont si largement ouvertes aux étudiants. Ils peuvent y pratiquer des examens, y suivre des accouchements, assister aux opérations, apprendre, en un mot, à l'école de la pratique, cette science qui ne peut s'acquérir nulle autre part, et qui est indispensable pour celui qui veut se livrer à la pratique de l'art obstétrical.

Il ne suffit pas d'être en possession de toutes les notions théoriques se rapportant à chaque cas, il faut encore savoir reconnaître avec la plus grande exactitude les divers éléments qui composent la variété de chaque accouchement, établir par un diagnostic précis la présentation, la position, la marche du travail, ses irrégularités, les anomalies, les causes de souffrances pour la mère et l'enfant et déterminer les causes des résistances à la progression normale de l'enfant. Or ces connaissances ne peuvent s'acquérir qu'à la salle de travail.

De deux opérateurs, celui qui aura le plus de succès sera celui qui possède le meilleur diagnostic. Car il ne s'agit pas seulement d'extraire l'enfant, mais il faut le faire avec toute la douceur compatible avec ce genre d'opération, sans contusions graves, sans déchirures pour les organes maternels, sans blessures pour le fœtus vivant. Or c'est le diagnostic qui règle les détails de l'intervention et celle-ci doit être opportune et bien dirigée. En mécanique une force se décompose en deux résultantes, *une force utile, une force nuisible*. L'idéal de l'art consiste à réduire au minimum la force nuisible.

Je crains bien que ceux qui considèrent l'étude des accouchements comme une étude d'importance restreinte n'aient point suffisamment réfléchi sur les considérations précédentes et n'aient point compris que l'art de l'accoucheur ne consiste pas seulement à extraire l'enfant, mais à l'amener au jour sans danger pour lui et pour la mère.

L'*antisepsie* est nécessaire pour mettre la mère à l'abri de l'infection. — Pendant l'accouchement et surtout au cours des opérations obstétricales, la mère est exposée à contracter des maladies infectieuses dont la porte d'entrée se trouve dans les nombreuses fissures du canal génital et particulièrement dans la plaie placentaire. C'est le rôle de l'antisepsie d'empêcher cette infection de l'organisme maternel de se produire. Il n'y a plus lieu de démontrer l'utilité de de l'antisepsie; la nier, c'est nier l'évidence. Les statistiques de nos jours comparées aux statistiques anciennes font voir clairement quels progrès ont été réalisés depuis la mise en usage de l'antisepsie.

L'examen des parturientes, les opérations, les négligences des personnes qui entourent la femme en travail n'ouvrent que trop souvent la porte aux germes; il faut donc les détruire avant qu'ils aient accompli leur œuvre néfaste.

Il ne sera donc pas inutile de rappeler par quels moyens on arrive à réaliser cette antisepsie.

Compter sur l'*asepsie* complète qui ne peut être obtenue que par la plus rigoureuse application des règles de l'hygiène, c'est compter sur un idéal qui ne se réalise jamais en pratique. Ce n'est que dans l'exception des cas que le médecin est appelé à donner ses conseils pendant la grossesse, et encore ses prescriptions sont-elles exécutées? Le plus souvent le médecin n'est appelé que longtemps après le début du travail, à l'apparition d'accidents ou de difficultés. Les soins de propreté ont été souvent négligés, le toucher a été pratiqué avec des doigts plus ou moins désinfectés; aussi est-il plus prudent de considérer cette parturiente comme pouvant être contaminée et de procéder immédiatement à une désinfection du canal génital. Mais encore, pendant notre intervention, l'air, des poussières, des particules organiques plus ou moins altérées, peuvent pénétrer à la faveur de nos mains ou de nos instruments jusque dans la profondeur des organes maternels et y déposer les germes de l'infection. Il sera donc sage de faire une désinfection sérieuse avant, pendant et après notre intervention. Nous aurons à dire comment se pratique *l'antisepsie des organes maternels.*

Il ne faut pas oublier que nos mains, nos instruments peuvent véhiculer les germes de la maladie et transporter la contagion d'une malade à une femme saine. Les exemples qui le prouvent n'ont pas manqué à une certaine époque. Il faut donc faire une désinfection absolue des mains et des instruments : ce sera *l'antisepsie appliquée à l'accoucheur, aux instruments.*

Article 1er. — Antisepsie appliquée a la femme en travail.

1° *Avant l'intervention opératoire.*

Si on en a encore le temps, il faut faire prendre un grand bain à la parturiente. Mais on n'a pas toujours le temps nécessaire, ni les moyens pratiques de le faire. Dans ces cas on doit faire un lavage rigoureux de la région génitale.

Toilette extérieure. — Autant que possible, on placera la femme en travers de son lit, le siège reposant sur un bassin plat ou sur une toile cirée dont l'autre extrémité vient pendre dans un seau destiné à recevoir les liquides du lavage.

On lave toute la région extérieure génitale, la

vulve, le périnée, le pubis, la racine des cuisses avec de l'eau chaude, du savon et la brosse. On peut se servir avec avantage d'une eau contenant 1 gramme de sublimé corrosif pour deux litres, puis on lave à grande eau pour éliminer le savon et les débris organiques. Si on a de l'alcool à sa disposition on lave la même région avec ce liquide pour enlever les corps gras en se servant de tampons de coton hydrophile. En dernier lieu on fera couler une solution antiseptique (sublimé 1 p. 1000 ou 2000).

Les poils de la région vulvaire sont généralement collés ensemble par des glaires sanguinolentes qui saliront les mains pendant l'opération; il convient donc de les couper. Cela étant fait on applique sur la vulve une compresse imbibée de liquide antiseptique.

Toilette interne. — Pendant le travail on ne peut guère laver que le canal vaginal, la partie fœtale accessible et la partie inférieure de l'utérus.

Nous devons indiquer les instruments dont on se sert généralement et les solutions antiseptiques les plus employées.

Injecteurs. — Les médecins n'ont qu'une médiocre confiance dans tous les irrigateurs qu'on trouve dans les maisons. L'appareil dont on se sert maintenant et qui répond aux exigences de l'antisepsie est un injecteur en forme de réservoir à la partie inférieure duquel s'adapte un tube de caoutchouc d'un mètre à un mètre et demi de longueur, terminé par une canule. Un robinet est intercalé sur le trajet du tube pour arrêter ou modérer l'écoulement du liquide. Le liquide s'écoule par les seules lois de la pesanteur.

Le réservoir est en verre, comme le bock de M. Pinard (fig. 1) ou bien en métal simple ou émaillé (fig. 2).

La canule (fig. 3) est en verre, droite ou coudée
à angle obtus. La partie terminale libre est renflée et
percée de plusieurs trous dont un à l'extrémité et cinq
ou six sur le renflement olivaire. Cette canule, moins
fragile qu'on pourrait le craindre, est d'un prix modique, ce qui permet de la remplacer autant que cela
est nécessaire ; elle se laisse nettoyer dans les acides

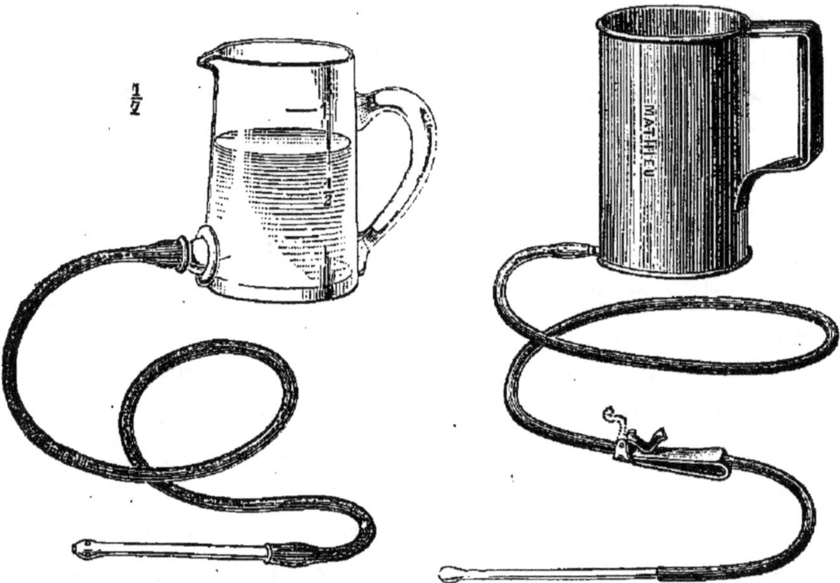

Fig. 1. — Bock de M. Pinard.   Fig. 2. — Réservoir en métal
émaillé.

et peut séjourner dans un bain antiseptique. Auvard
propose une canule en métal nickelé qui peut être
flambée.

Une objection vient de suite à l'esprit : ces appareils
se trouveront rarement dans les maisons où l'on est
appelé, et, en raison de leur volume, ils ne sont pas
d'un transport commode.

Un excellent instrument portatif est l'irrigateur
en caoutchouc souple qui se plie sur lui-même et ne

ne prend pas de place (fig. 4). Le tube en caoutchouc
est attaché directement à la partie inférieure du ré-

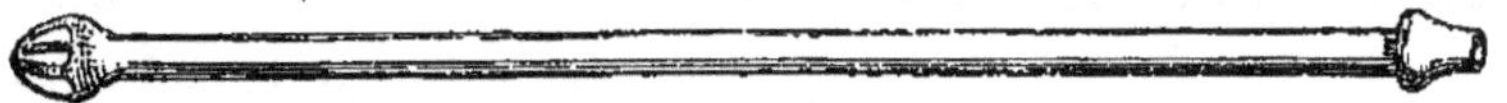

Fig. 3. — Canule en métal nickelé du docteur Auvard.

servoir. La contenance de l'appareil est d'un litre.

Avec une bouteille propre, qui se rencontre partout,
on peut faire un irriga-
teur, en y adaptant un
système appelé le vide-
bouteille qui occupe peu
de place dans la trousse
de l'accoucheur (fig. 5).
Le principe de l'instru-
ment est celui-ci : la
bouteille est fermée par
un bouchon de caout-
chouc percé de deux
trous qui donnent pas-
sage à deux tubes : l'un
est court, auquel s'adapte
le tuyau d'écoulement en
caoutchouc; l'autre est
long de 30 centimètres
environ, va jusqu'au fond
de la bouteille et permet
l'entrée de l'air. La bouteille étant remplie du
liquide antiseptique, est

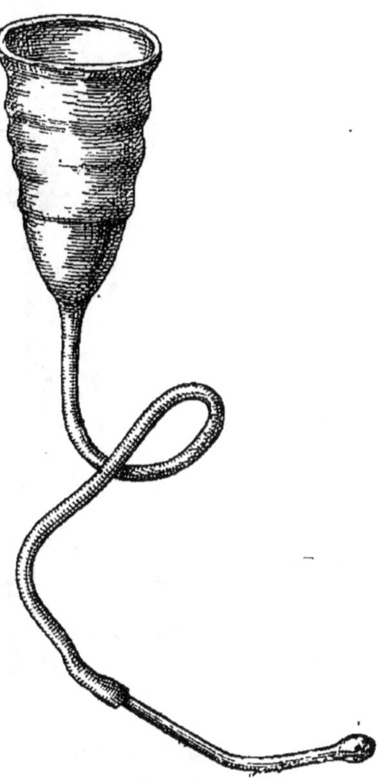

Fig. 4.

renversée, le liquide s'écoule par le petit tube grâce
à l'entrée de l'air qui s'effectue par le tube long.

Solutions antiseptiques. — Il nous reste à étudier
les solutions destinées à laver les organes et à détruire

les germes. Nous ne pouvons les passer toutes en revue, cela nous entraînerait [trop loin. Nous n'indiquerons que celles qui sont le plus généralement

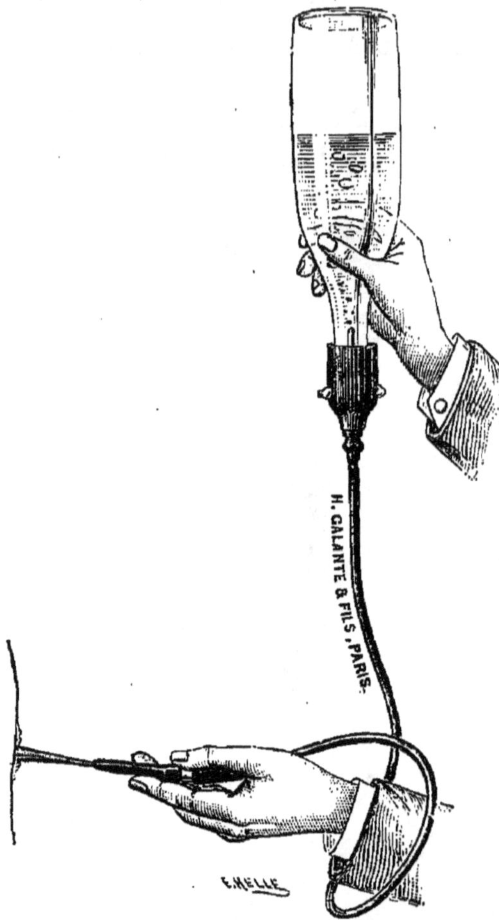

Fig. 5. — Vide-bouteille de Galante.

employées dans la pratique courante.

Ce sont les solutions mercurielles (sublimé et biiodure de mercure);

Les solutions phéniquées;

Les solutions de sulfate de cuivre;

Les solutions boriquées;

Les solutions de naphtol, de microcidine;

Les solutions de permanganate de potasse.

Il ne faut pas oublier que les substances employées sont toxiques par elles-mêmes et qu'il faut prendre beaucoup de précautions dans leur emploi; et, comme le dit justement Legendre, l'accoucheur doit se rappeler que, pour éviter la septicémie, il ne faut pas tomber dans l'empoisonnement.

Le médecin doit se munir de ce qui est nécessaire pour préparer lui-même ses solutions antiseptiques, car, dans les circonstances ordinaires, il n'aura pas toujours le temps et la facilité de les faire préparer par le pharmacien.

Nous donnerons les formules des préparations dites pharmaceutiques, tout en indiquant la manière de préparer une solution avec les substances emportées dans la trousse de l'accoucheur.

Sublimé corrosif. — Ce sel fut préconisé comme antiseptique par M. Tarnier et a été adopté par la plupart des accoucheurs. Il est d'un prix modique. Il a l'inconvénient de déterminer facilement de l'érythème à la peau, un resserrement des muqueuses.

C'est un sel très toxique, qui ne doit être employé qu'avec de très grandes précautions, son absorption pouvant déterminer une intoxication mortelle.

Il est à peine soluble directement dans l'eau; pour le faire dissoudre il faut donc recourir à un intermédiaire.

L'alcool est souvent cet intermédiaire, et la solution ainsi obtenue est souvent prescrite sous le nom de liqueur de Van Swieten, dont la formule est :

    Bichlorure de mercure.........   1 gramme.
    Alcool rectifié................. 100 grammes.
    Eau distillée................... 900   —

et pour que cette solution ne soit pas confondue avec d'autres liquides incolores on la colore en y ajoutant du carmin d'indigo.

Cette solution est rarement employée pure à cause du danger d'empoisonnement. On l'étend d'eau distillée ou d'eau bouillie pour obtenir des solutions à 1 p. 2000, 1 p. 4000... à 1 p. 6000 et même 1 p. 10000, à des titres divers, selon les conditions particulières à chaque cas ; en règle générale, on s'en tient à la solution 1 p. 5000 et même au titre plus faible.

Sebillote recommande la solution alcoolique de sublimé pour les injections vaginales et intra-utérines parce qu'elle est stable et doit à l'alcool d'être hémostatique et peut être aussi moins absorbable que les autres solutions. De plus, dit-il, elle s'est montrée la plus antiseptique de toutes les solutions de sublimé.

M. Tarnier ne se sert plus jamais du sublimé pour les injections intra-utérines.

On pourra donc emporter dans sa trousse des flacons contenant chacun :

Sublimé corrosif...............	1 gramme.
Alcool........................	100 grammes.

qu'il suffit d'ajouter à un ou plusieurs litres d'eau bouillie pour obtenir divers titres de solutions.

L'alcool est d'un prix assez élevé : on l'a remplacé, dans bien des cas, par d'autres substances pouvant favoriser la dissolution du sublimé. A défaut d'alcool, voici les substances qui peuvent être employées, le chlorure de sodium :

Bichlorure de mercure........	1 gramme.
Chlorure de sodium..........	5 grammes.
Eau distillée.................	1000 —

solution qu'on peut préparer partout si on emporte sur soi de petits paquets de sublimé.

L'acide tartrique :

Formule de M. Budin (1).

Bichlorure de mercure...........	25 centigrammes
Acide tartrique.................	1 gramme.
Solution alcoolique de carmin d'indigo sec au titre de 5 p. 100....	1 goutte.

M. F. un paquet. Usage externe.

(1) Rapport à l'Académie de médecine.

dont le contenu, mêlé à un litre d'eau donne une solution à 1 p. 4000.

On trouve dans les pharmacies des pastilles comprimées renfermées dans un petit tube en verre (pastilles de sublimé de Monal), dont la composition est la suivante :

Sublimé corrosif...................... 25 centigrammes.
Chlorhydrate d'ammoniaque........ 25   —
Bleu d'aniline...................... 1 centigramme.

d'un usage très commode; ces pastilles se dissolvent très rapidement dans un liquide chaud.

Biiodure de mercure. — Employé comme agent antiseptique par M. Pinard depuis 1883. D'après les tableaux de Micquel ce sel serait trois fois aussi énergique que le bichlorure. M. Pinard l'emploie au titre de 1 p. 4000.

En règle générale, les sels mercuriels doivent être employés sous forme de solutions très étendues, de préférence sous forme de solutions alcooliques.

Dans les cas d'infection, de putréfaction fœtale, on emploie les solutions à 1/2000; il est prudent de les faire suivre d'une injection d'eau bouillie comme lavage, pour entraîner ce qui pourrait rester dans les organes maternels.

Les solutions mercurielles sont contre-indiquées dans les cas d'albuminurie, de néphrite, d'anémie, et chez les femmes qui ont subi un traitement hydrargyrique, l'intoxication mercurielle étant à redouter dans ces conditions.

Acide phénique. — L'acide phénique a été un des premiers antiseptiques employés dans la pratique obstétricale. Lucas-Championnière s'en est fait le défenseur.

Son pouvoir antiseptique est inférieur à celui de beaucoup d'autres substances.

Il a l'inconvénient d'avoir une odeur désagréable pour beaucoup de personnes, de déterminer facilement de l'érythème des parties génitales et de produire une sensation de brûlure pénible.

M. Tarnier a remarqué que l'acide phénique est plus puissant que le sublimé contre le vibrion septique et ses psores et le recommande contre l'infection putride causée par la rétention du placenta et des membranes.

Formule de M. Pinard :

Alcool...................... 45 grammes.
Acide phénique.............. 15 —
Eau bouillie................ 940 —
Essence de thym............. 3 — (pour masquer l'odeur.)

qui donne une solution au titre de 1,5 p. 100.

Les solutions fortes, à 5 p. 100, ne servent qu'à la désinfection des instruments.

On peut emporter dans sa trousse de petits flacons dont le contenu est mêlé à un litre d'eau :

Acide phénique............... 10 grammes.
Alcool....................... 10 —
Essence de thym.............. 1 gramme.

Sulfate de cuivre. — Winckel est le premier accoucheur qui ait employé le sulfate de cuivre en injections à des doses variant de 1 gramme à 30 grammes. M. Charpentier (1) a repris la question en 1883 et employa ce sel à la clinique à la dose de 1 p. 100. En 1890 M. Tarnier a étudié la valeur antiseptique de ce corps.

De ses études cliniques et expérimentales il conclut que les solutions de sulfate de cuivre détruisent les microbes qui peuvent engendrer la fièvre puerpé-

____

(1) Charpentier, *Traité des accouchements*, 2ᵉ édition, Paris, 1890, t. I, p. 328 et 594.

rale, moins bien et moins vite assurément que le sublimé, mais cependant avec une sûreté et une rapidité suffisantes. Il est moins bon que l'acide phénique, et même médiocre, en présence du vibrion septique. Mais, dans les conditions ordinaires, c'est un bon antiseptique.

D'après cet accoucheur il faut l'employer en solution de 5 grammes pour 1000 grammes d'eau, qui est bien supportée. A la dose de 10 p. 1000, recommandée par M. Charpentier, le contact est douloureux pour les femmes qui s'opposent vite à son emploi; il détermine d'ailleurs une inflammation particulière des mains des personnes qui manipulent cette solution forte.

Le sulfate de cuivre a l'avantage d'être peu coûteux et de colorer en bleu les solutions.

Il ne peut être employé en même temps que le savon pour la toilette extérieure.

Acide borique. — C'est un antiseptique faible, mais sans inconvénients; il peut être confié à toutes les mains. Il est très utile pour les cas où il faut faire des irrigations prolongées.

Son maximum de solubilité est de 4 p. 100.

Naphtol β. — Il a, comme l'a démontré M. Bouchard, un pouvoir antiseptique assez énergique. On l'emploie au millième :

Naphtol β......................	1 gramme.
Alcool.........................	50 grammes.
Eau...........................	950 —

Microcidine (*naphtolate de soude*) substance soluble dans trois fois son poids d'eau.

Vis-à-vis des microbes de la suppuration, la microcidine a un pouvoir antiseptique réel, de beaucoup inférieur à celui du sublimé, mais notablement supérieur à celui de l'acide phénique. Sa toxicité est inférieure à celle du sublimé et de l'acide phénique.

M. Tarnier l'emploie en solution 4 p. 1000.

Permanganate de potasse. — Il donne en solution un liquide rouge brun. C'est un assez bon antiseptique mais qui a l'inconvénient de laisser des taches sur le linge et la peau. Solution faible à 1 p. 1000.

Pour terminer, nous donnerons en un tableau le nom et le titre de solution des substances employées par M. Tarnier dans son service :

Sublimé	à	0,20
Sulfate de cuivre	à	5
Microcidine	à	4
Permanganate de potasse	à	0,50
Acide phénique	à	20

pour 1000.

Emploi des antiseptiques. — Nous aurons peu de choses à dire au sujet du *modus faciendi*, connaissant déjà l'appareil à injection et les solutions communément employées.

La toilette extérieure ayant été faite, on ne risquera plus de faire pénétrer des débris septiques en même temps que la canule.

Le liquide antiseptique aura une température de 30 à 40 degrés; dans certains cas (hémorrhagie, inertie utérine) on lui donne une température de 45 à 48 degrés.

Le réservoir sera élevé à 40 ou 50 centimètres au-dessus du niveau occupé par le siège de la femme, pour ne pas donner trop de pression au liquide injecté. La canule étant approchée de la vulve on ouvre le robinet et on laisse écouler la première eau jusqu'à ce que l'appareil soit bien purgé d'air, puis on introduit la canule en lui faisant suivre l'axe du canal génital.

Il faut s'assurer du retour du liquide qui s'écoule dans le bassin ou dans le seau. Il est quelquefois utile de prolonger l'irrigation en ajoutant du liquide au contenu du réservoir.

On retire la canule avant la fin de l'écoulement pour qu'il ne pénètre point d'air dans les organes.

2° *Pendant les opérations.*

Il est prudent de faire plusieurs injections dans le cours d'une opération obstétricale, surtout quand on constate que les liquides utérins présentent de l'odeur, comme dans les cas de putréfaction du liquide amniotique, de putréfaction du fœtus, macération de l'enfant, puisqu'il y a danger d'infection des plaies. On a même proposé de faire une irrigation continue pendant toute la durée des opérations pour empêcher les germes de pénétrer avec l'air.

3° *Après l'opération.*

A ce moment l'irrigation est d'autant plus indiquée qu'on aura rencontré des difficultés sérieuses dans l'intervention. Du liquide amniotique mélangé de méconium fermenté, de débris épidermiques, de débris de caduque peut s'arrêter dans les organes après l'opération. L'injection aura pour effet d'expulser ces produits dangereux et de détruire les germes qui séjournaient dans le canal génital, ou qui ont pu s'introduire avec l'air extérieur.

Après la sortie de l'enfant on fait une première injection vaginale. Après la délivrance on fait une injection intra-utérine en ayant soin de ne pas laisser pénétrer l'air et de donner une faible pression au

liquide injecté pour ne pas s'exposer à faire pénétrer
de l'air ou du liquide dans les sinus utérins. On commence par faire couler le liquide dans le vagin pour
le désinfecter, puis on introduit la canule dans la
cavité utérine et on la retire avant la fin de l'écoulement de tout le liquide.

Si l'utérus présente une tendance à l'inertie on
emploie une solution à 45°.

Nous avons dit dans quels cas on se servait des solutions fortes et ce qu'il fallait faire pour prévenir
l'intoxication.

Redoute-t-on l'infection, il faut faire une irrigation
abondante, c'est-à-dire faire passer dans l'utérus plusieurs litres de liquide, et diriger la canule dans tous
les sens afin de bien laver toute la face interne de
l'utérus ; l'opération étant faite, on fait asseoir l'ac-
couchée quelques instants pour favoriser l'issue complète du liquide.

ARTICLE II. — ANTISEPSIE APPLIQUÉE A L'ACCOUCHEUR.

Nous ne ferons que rappeler qu'il y a nécessité pour
le médecin de prendre un grand bain antiseptique,
de changer de vêtements, quand il a soigné quelque
maladie infectieuse.

Avant toute intervention il doit faire une toilette
soigneuse des bras et des mains. Les simples lavages
au savon ne sont pas suffisants.

Dans sa profession, le médecin est appelé à soigner
différentes affections dont les germes, transportés par
les mains, pouraient contaminer la femme en couches.
il serait même prudent de la part du médecin de
s'abstenir de faire des accouchements quand il soigne
des femmes en couches atteintes d'accidents puerpé-

raux graves ou des sujets offrant des accidents infectieux. De toutes façons il faut faire une désinfection minutieuse des mains.

Comment doit-on faire cette toilette?

En premier lieu le médecin doit couper ses ongles très courts pour ne pas permettre l'accumulation de poussières entre le bord libre et l'extrémité du doigt. On nettoie la sertissure avec une pointe émoussée et on lave le dessous de l'ongle avec un linge imbibé de liquide antiseptique.

Pour le lavage des mains et des bras on suivra autant que possible la méthode recommandée par M. Tarnier dans une leçon, et qu'il fait mettre en pratique dans son service :

1° Savonnage et brossage des mains sous un robinet d'où s'échappe de l'eau contenant 40 centigrammes de sublimé pour 1000 grammes ;

2° Lavage des mains sous le même robinet jusqu'à ce qu'elles soient débarrassées du savon;

3° Toilette des ongles;

4° Lavage à l'alcool;

5° Rinçage sous le robinet de la solution de sublimé;

6° Immersion dans le permanganate de potasse.

Pour se débarrasser de la coloration brune produite par le permanganate de potasse, il suffit, après l'opération, de tremper ses mains dans une solution de bisulfite de soude à 1/10, qui les rend blanches.

Auvard recommande ce procédé :

1° Plonger les mains et les avant-bras dans une cuvette contenant une solution alcoolique de teinture d'iode :

$$\left.\begin{array}{l}\text{Teinture d'iode.}\\\text{Alcool ....}\end{array}\right\}\ \tilde{a}\tilde{a}.$$

2° Savonner et brosser jusqu'à ce que la coloration

de la teinture ait disparu ou laissé seulement une trace légère (2 à 4 minutes).

3° Immersion des mains et des avant-bras dans l'alcool à 80 degrés;

4° Nouveau savonnage pendant une minute;

5° Immersion pendant une minute dans une solution de bichlorure de mercure au 1/2000.

ARTICLE III. — ANTISEPSIE APPLIQUÉE AUX INSTRUMENTS.

Les instruments peuvent transporter les germes : il convient donc de leur faire subir une préparation spéciale avant toute opération.

Les meilleurs instruments sont ceux qui sont composés exclusivement de métal parce qu'ils se prêtent très bien à l'action des hautes températures qui détruisent les germes.

Beaucoup de médecins possèdent encore des instruments dont les poignées sont garnies de bois ou de corne. Ces parties doivent être savonnées, brossées et lavées dans des solutions antiseptiques fortes. Pour la partie métallique il faut employer les hautes températures.

Selon les cas et les conditions dans lesquels on se trouve, on emploie la chaleur sous ces différentes formes :

1° Le bain d'eau bouillante dans lequel les instruments restent plongés pendant un quart d'heure;

2° Le flambage à l'alcool, soit en exposant les parties métalliques à la flamme d'une lampe, soit en versant de l'alcool sur l'instrument et en y communiquant le feu;

3° L'exposition des instruments pendant une demi-heure dans l'étuve sèche à une température de 150 de-

grés ou dans l'autoclave à la vapeur sous pression à
110 degrés pendant un quart d'heure (fig. 6).

Les instruments ainsi préparés sont placés dans un
bain antiseptique phéniqué (solution à 5 p. 100) ou

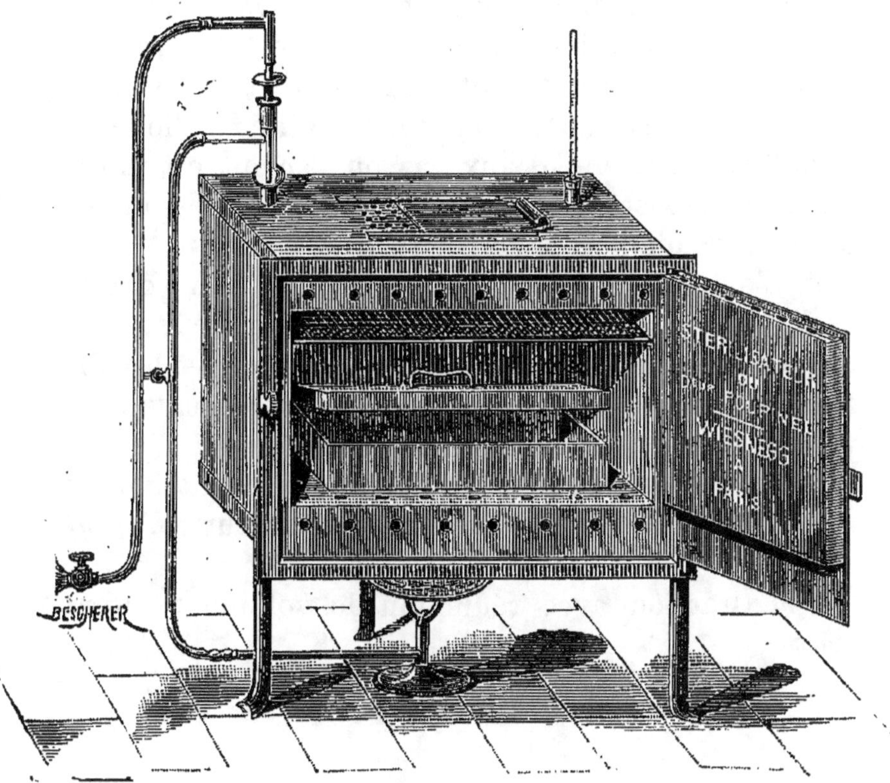

Fig. 6. — Stérilisateur du docteur Poupinel.

enroulés dans une serviette propre et plongés dans la
solution antiseptique avant de s'en servir.

Les précautions antiseptiques à prendre dans les opérations césariennes et la pubiotomie, seront décrites à
l'occasion de ces opérations.

L'extraction de l'enfant pendant l'accouchement se fait dans deux conditions différentes :

A) L'extraction faite avec les moyens de douceur sans réduction du volume de l'enfant, et qui se pratique particulièrement sur l'enfant vivant, dans le but de le soustraire ou de soustraire la mère aux dangers immédiats ou ultérieurs qui les menacent. C'est donc une opération conservatrice. Elle peut s'appliquer également aux cas où l'enfant est mort, quand il n'existe aucune disproportion entre son volume et les diamètres du canal pelvi-génital.

B) L'extraction est faite avec réduction du volume de l'enfant en raison des difficultés résultant soit de disproportion entre le volume de l'enfant et les dimensions de la filière pelvienne, soit de présentations vicieuses.

Donc, au point de vue du but principal à atteindre :

1° Extraction par les moyens de douceur : *Enfant vivant* ;

2° Extraction avec réduction de volume : *enfant mort*.

PREMIÈRE PARTIE

EXTRACTION DE L'ENFANT VIVANT

L'extraction de l'enfant vivant peut se faire :
1° Par les *voies naturelles simples*;
2° Par les *voies naturelles élargies*;
3° Par la *voie abdominale*.

PREMIÈRE SECTION

EXTRACTION DE L'ENFANT VIVANT PAR LES VOIES NATURELLES SIMPLES.

Nous allons étudier l'extraction de l'enfant vivant par les voies naturelles simples dans les différentes présentations : *Sommet, face, siège, épaule.*

CHAPITRE PREMIER
PRÉSENTATIONS DU SOMMET.

ARTICLE Iᵉʳ. — EXTRACTION PAR LE FORCEPS.

Quand l'enfant se présente par le sommet et qu'une intervention devient nécessaire, c'est presque toujours à l'emploi du forceps qu'on a recours.

Dans quelques cas — quand la tête est mobile au détroit supérieur ou facilement mobilisable — la version sur les pieds peut rendre de grands services, dans les cas où il importe d'obtenir une délivrance rapide et quand le forceps ne peut saisir la tête d'une façon régulière.

Nous devrons donc étudier en premier lieu, et d'une façon détaillée, l'emploi du forceps comme moyen d'extraction dans les présentations du sommet.

Mais avant d'aborder les notions pratiques, il sera utile d'exposer les notions théoriques nécessaires pour bien comprendre les applications pratiques de ce mode d'intervention.

§ 1. —Théorie du forceps.

Le forceps est une pince de forme spéciale à l'aide de laquelle on peut saisir le fœtus pendant l'accouchement pour l'extraire des parties génitales.

I. — DESCRIPTION DES FORCEPS.

On peut grouper tous les forceps sous deux types :
1° Forceps croisés;
2° Forceps non croisés.

1° *Forceps croisés.*

Branches. — Il est composé de deux branches qui se croisent au niveau d'une articulation.

Une branche s'appelle *gauche* parce que la partie appelée cuiller se place sur le côté gauche du bassin, parce que son manche se tient de la main gauche de l'opérateur. On l'appelle également branche *mâle*, parce qu'elle porte le pivot de l'articulation.

L'autre branche s'appelle *droite* parce que sa cuiller se place à droite du bassin, parce que le manche se tient de la main droite de l'opérateur. Elle s'appelle également branche *femelle*, parce qu'elle porte une encoche pour l'articulation.

Dans chaque branche on distingue trois parties : la cuiller, l'articulation, le manche.

La *cuiller* est la partie qui s'applique sur la tête fœtale, elle est fenêtrée pour diminuer le volume et le poids de l'instrument, pour obtenir une adaptation plus complète et produire moins de pression sur le crâne.

Elle est convexe dans tous les sens puisqu'elle doit s'appliquer sur une région sphérique ; le rayon de sa courbure est de 14 à 15 centimètres pour les forceps Stoltz, Pajot, Tarnier.

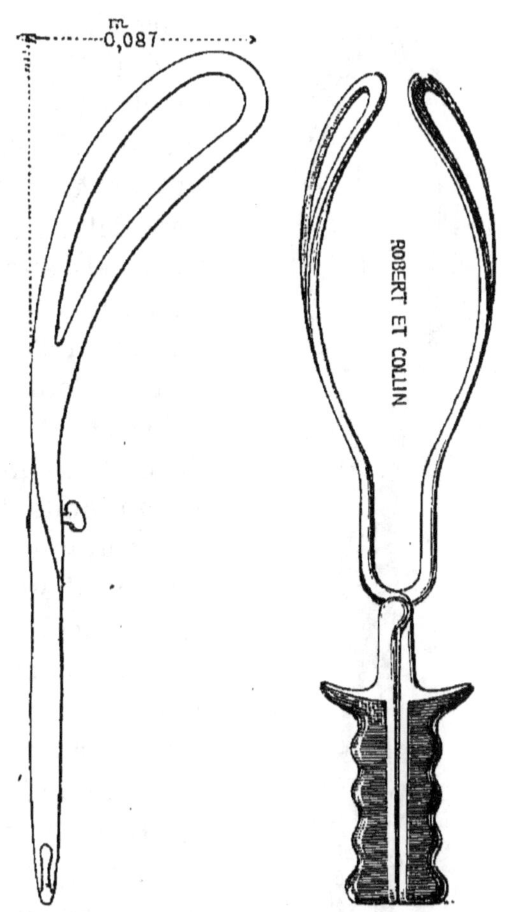

Fig. 7.—Courbure pelvienne du forceps.

Fig. 8.—Forceps de Simpson.

Courbure pelvienne du forceps. — Prenez un de ces forceps, placez-le sur la table, vous remarquez que les cuillers ne sont pas dans la direction des manches et de la partie articulaire, région par lesquelles l'instrument repose sur la table (fig. 7). Vous voyez que les cuillers se relèvent en formant une courbe de 24 centimètres (forceps Pajot, Tarnier) de 30 centimèlres (forceps Stoltz). Cette courbure a été donnée au forceps — qui était primitivement tout à fait droit — par Levret puis par Smellie afin de l'adapter plus exactement à la forme du canal pelvien. Cette courbure s'appelle courbure pelvienne. On a proposé dans ces derniers temps de la remplacer par un angle de 135° (forceps angulaire de Poullet).

Articulation. — Les deux branches de la pince doivent se réunir par un mode de jonction permettant une réunion assez fixe et des mouvements d'ouverture et de fermeture de la pince.

1° Les anciens forceps et les forceps anglais se joignent par emboîtement réciproque (fig. 8);

2° On employa ensuite le système de Grégoire : Sur la branche gauche il y a un pivot à tête aplatie dans le sens vertical. La branche droite est creusée au niveau de l'entablure d'un trou allongé dans lequel on fait pénétrer le pivot qu'on fixe en lui faisant faire un demi tour (fig. 9).

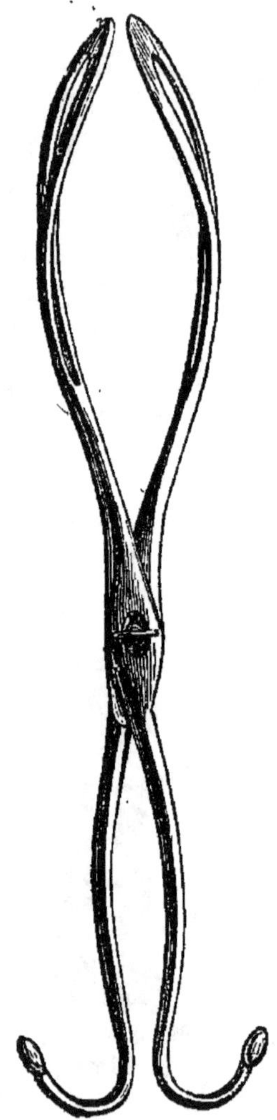

Fig. 9. — Forceps français.

3° Brunninghausen a simplifié le système de jonction en mettant comme pivot sur la branche gauche un clou fixe avec tête volumineuse pour faire arrêt. Il a reporté l'évidement de la branche droite sur le bord interne de l'entablure, donnant ainsi la forme d'une encoche de 3/4 de circonférence dans laquelle vient s'emboîter le pivot (fig. 10).

Ce mode de jonction a été perfectionné par Siebold et c'est cette modification qui a été reproduite sur la plupart des forceps. Le clou devient une vis dont la tête se fixe dans une rainure de l'encoche (fig. 11).

Manches. — Ils sont en métal ou recouverts de bois pour rendre la manipulation plus facile. Ils sont droits, simples, ou munis d'ailettes (Busch, Stoltz) ou bien terminés en forme de crochet, afin de servir encore à d'autres usages. Cette partie de l'instrument n'a qu'une valeur secondaire.

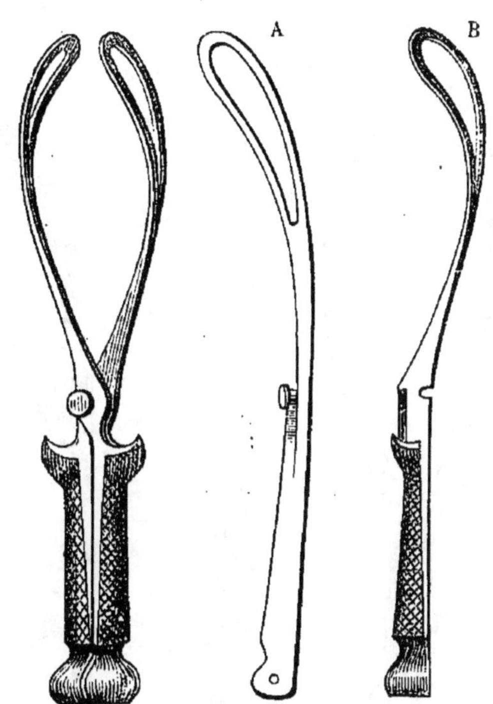

Fig. 10. — Forceps de Naegele. — A. Branche mâle. — B. Branche femelle.

D'une façon générale, les forceps français, à l'exemple de celui de Levret, sont longs; les forceps anglais sont courts, les forceps allemands sont entre les deux autres.

2° *Forceps non croisés ou parallèles.*

Les premiers forceps n'étaient pas croisés. On fit

le croisement pour augmenter la solidité de la prise.
Thenance (fig. 12) proposa de reprendre le parallé-

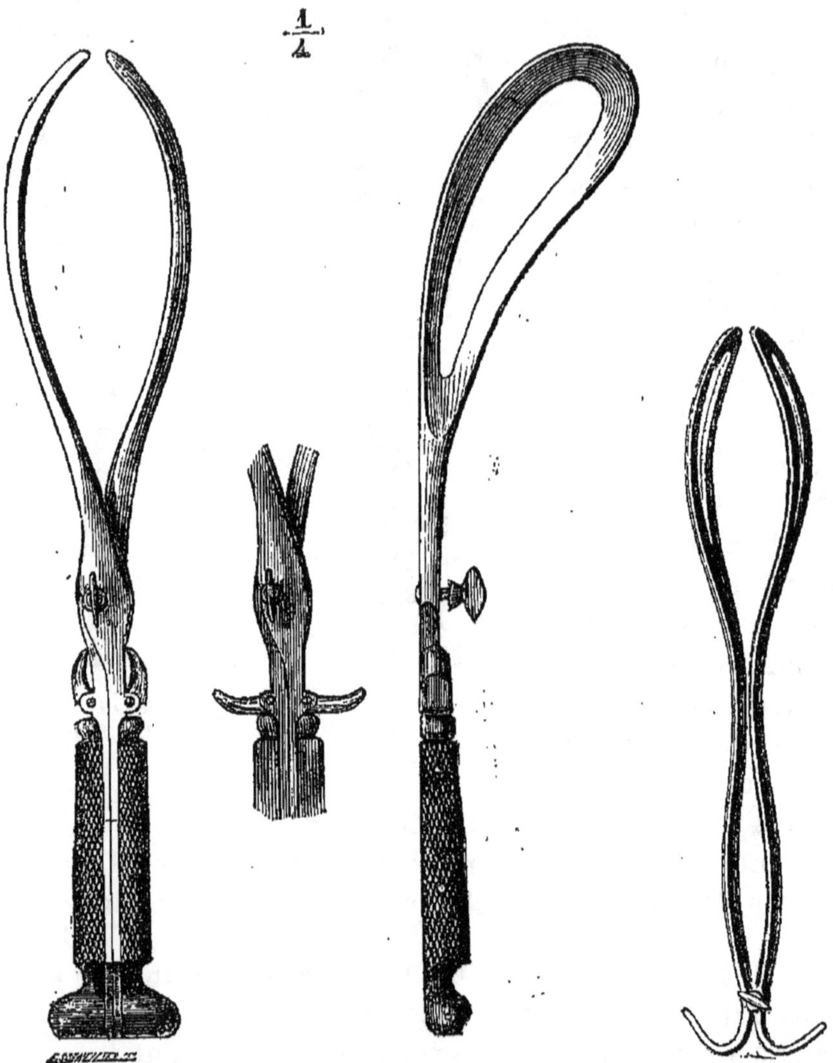

Fig. 11. — Forceps   Articulation branche   Fig. 12. — Forceps
articulé de Stoltz.   mâle.   de Thenance.

lisme des branches afin d'éviter les dangers de la
compression, et les difficultés de l'articulation. Il fut

suivi dans ses idées par Valette (fig. 13), Chassagny, etc.

Les forceps non croisés présentent la courbure pelvienne, à l'exception de celui de Lazarewich qui est droit.

On distingue trois parties dans ces forceps :

Les cuillers analogues à celles du forceps croisé, les branches qui, sur la plupart des forceps, se rapprochent d'une façon plus ou moins angulaire vers le milieu de l'instrument, comme dans les derniers modèles de Chassagny (fig. 14) et de Poullet (fig. 15), afin d'obtenir une adaptation des cuillers à la forme de la tête ;

Une articulation ou jonction vers l'extrémité inférieure de l'instrument.

Pour maintenir les branches de l'instrument, qui tendraient naturellement à s'écarter pendant les tractions, les uns les fixent avec une courroie, les autres par un système de tringle métallique qu'on fixe par une vis.

Chassagny, en attachant des cordons de traction à l'intérieur des cuillers, a eu le mérite d'établir l'utilité de l'application de la force sur le centre de figure et l'indépendance des tractions d'avec les branches de l'instrument.

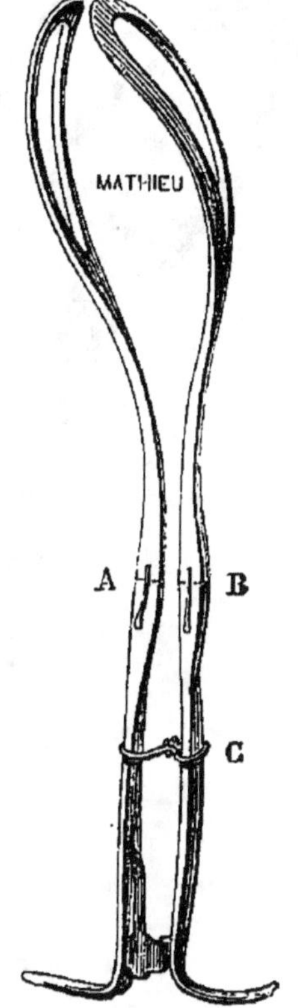

Fig. 13. — Forceps de Valette.

II. — Modes d'action du forceps.

On reconnaît au forceps deux modes d'action :

1° Une action dynamique ;

2° Une action mécanique.

Disons tout de suite que la première a peu d'impor-

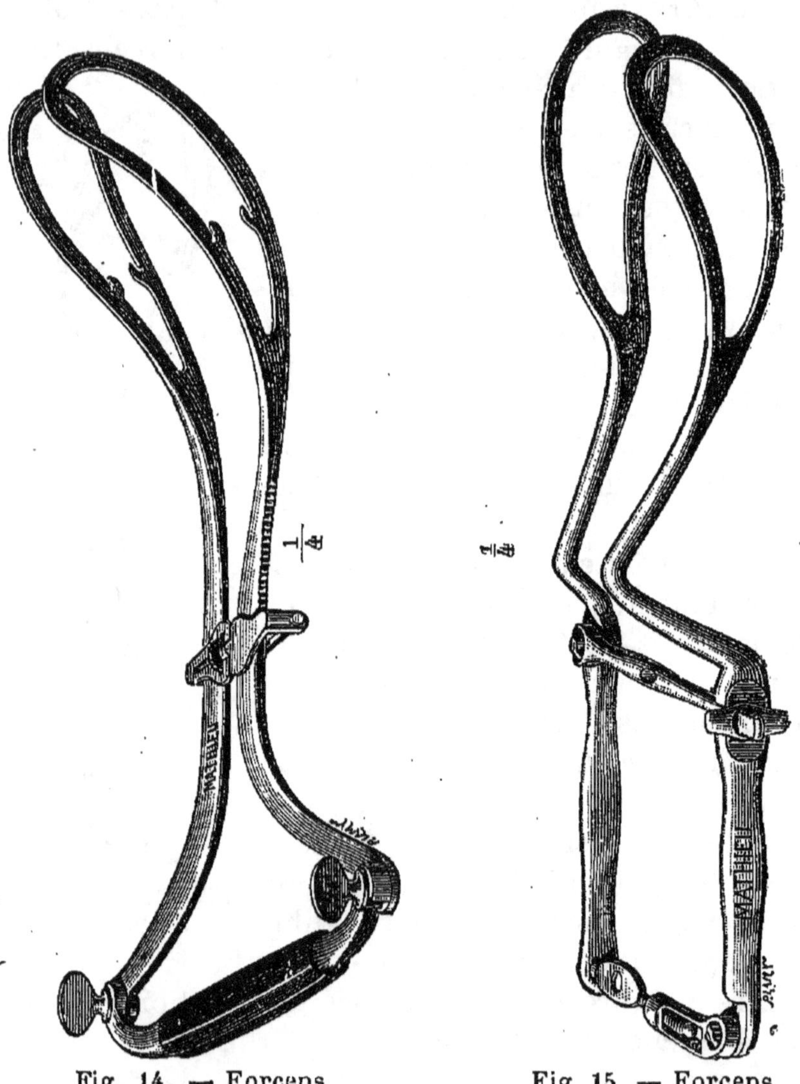

Fig. 14. — Forceps
de Chassagny.

Fig. 15. — Forceps
de Poullet.

tance et ne nous arrêtera que peu d'instants, tandis
que l'étude de l'action mécanique mérite une atten
tion toute spéciale.

Action dynamique. — Quand on applique le forceps dans les cas d'inertie utérine, par exemple, on remarque que l'utérus semble se réveiller ; l'utérus se contracte et la femme fait des efforts d'expulsion. Ce réveil de la contraction sous l'influence de l'introduction de l'instrument, telle est la manifestation de l'action dynamique du forceps. C'est la présence de ce corps étranger qui stimule l'utérus, exactement comme le fait l'introduction de la main dans la cavité utérine.

Cette action dynamique du forceps fut signalée en 1828 par Stein neveu. On eut même l'idée, pour augmenter l'excitation de l'utérus, de porter dans l'utérus un courant électrique par l'intermédiaire du forceps.

Action mécanique. — Le forceps étant une pince destinée à saisir (principalement) la tête fœtale, à la tirer, doit donc être considéré au point de vue de l'action mécanique comme l'application sur la tête d'une force *a fronte.*

C'est une pince qui *saisit* la tête, qui la *tire* au dehors, en lui permettant de faire son *évolution* dans la filière pelvienne.

D'après cette courte analyse il résulte que nous pourrons décomposer l'action mécanique en plusieurs éléments, que nous étudierons en détail, tout en reconnaissant que, en fait, ils sont combinés pour donner comme résultat effectif : la saisie de la tête et sa progression sous l'influence de la traction.

Nous dirons donc :

Le forceps saisit la tête............ = *Préhension,*
  —   —   maintient et fixe la tête = *Compression,*
  —   —   permet à la tête de faire
sa descente, et d'évoluer dans la
filière............................. = *Évolution.*

2.

Tout cela se fait sous l'influence de tractions dirigées dans un sens déterminé...................,..... = *Tractions*.

Préhension. — Les cuillers présentent une courbure céphalique. L'écartement maximum des cuillers, lorsque l'instrument est fermé, est de 54^{mm} dans les forceps français, de 70^{mm} dans le forceps Stoltz.

L'écartement du bec des cuillers est de 1^{cm}.

La jonction de l'instrument assure la préhension.

En pratique, il est impossible que les cuillers s'appliquent exactement par toute leur surface sur la circonférence céphalique saisie. Car, d'une part, la forme des cuillers est invariable; d'autre part, le corps saisi n'est pas toujours de même volume : Il y a des têtes relativement volumineuses; il y en a de petites, de moyennes. La courbure a été calculée d'après des moyennes. La courbure du forceps Stoltz paraît des meilleures. Enfin, on ne saisit pas toujours la tête par la même circonférence.

La prise idéale passe par le diamètre bipariétal, et quand la tête est fléchie, l'extrémité des cuillers s'applique vers

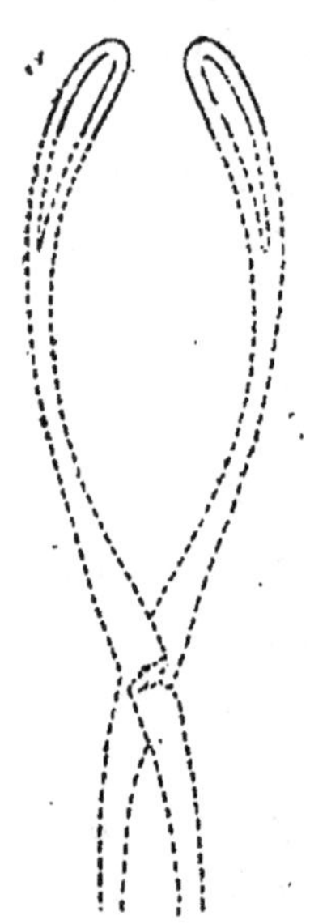

Fig. 16. — Extrémité des cuillers laissant une empreinte sur la tête fœtale.

les apophyses malaires. Combien de fois saisit-on encore la tête d'une bosse frontale à la partie latérale de l'occiput, et même du front à l'occiput.

Recherchez après l'accouchement l'empreinte des cuillers métalliques sur la tête, vous ne trouverez que l'empreinte de l'extrémité de ces cuillers sur un trajet de quelques centimètres, soit devant une oreille, soit sur le front, soit au niveau de la sortie du nerf facial dont la compression produit la paralysie faciale des nouveau-nés.

Aussi Poullet a-t-il raison de dire que le forceps tire la tête par l'intermédiaire de l'angle dièdre formé par l'extrémité des deux cuillers (fig. 16).

Le forceps, dès la première traction, glisse toujours un peu pour s'appliquer exactement sur la partie où il doit prendre son point d'appui. La vis de pression — ou mieux de *fixation* — du forceps Tarnier, maintient la tête une fois saisie. Or, remarquez qu'après la première traction, on peut serrer la vis de quelque tours, ce qui démontre encore le glissement du forceps.

Compression. — Le forceps étant une pince est, au point de vue mécanique, composé de leviers trouvant l'un et l'autre point d'appui au niveau de l'articulation. Donc, chaque fois qu'on tire sur les manches en les tenant rapprochés, on produit une compression dont le degré varie avec la force qui rapproche les manches.

Pour tenir avec une pince il faut serrer, comprimer. C'est par l'extrémité des cuillers que l'on comprime le plus souvent, comme le démontre l'empreinte du bec des cuillers. Tirez sur les crochets du forceps français, fixez les manches du forceps Stoltz avec une serviette, il en résulte une compression au niveau de l'autre extrémité de la pince.

Plus vous rapprochez le point d'application de la force de l'extrémité des manches, plus vous comprimez; plus vous le rapprochez du niveau de l'articulation (ailettes de Busch, de Stoltz, etc.) moins vous comprimez. Conclusion : Tirer sur les manches du forceps, c'est toujours exercer un certain degré de compression sur la tête.

L'avantage de cette compression réside dans la consolidation de la saisie de la tête ; le forceps ne fait qu'un avec la tête qu'il tient plus *sûrement*, la tendance au *dérapement* de l'instrument est évitée.

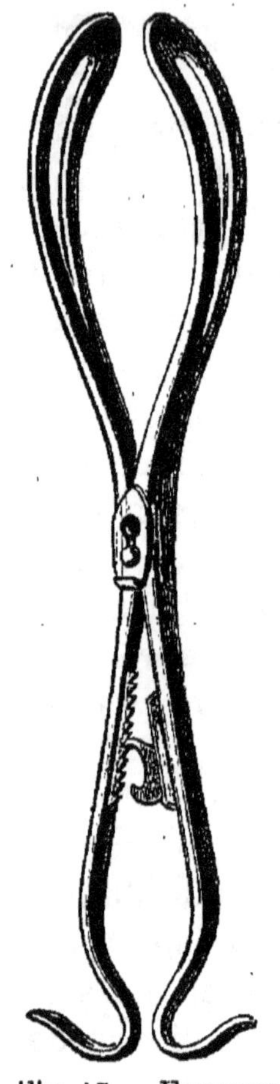

Fig. 17. — Forceps d'Ant. Petit.

Cette compression, à côté de l'effet *utile* que nous venons de signaler, a un effet *nuisible*, la diminution du diamètre saisi, la compression cérébrale. Exemple : La tête est retenue dans le diamètre antéro-postérieur rétréci, placez le forceps dans le diamètre transverse ; la tête est ainsi *comprimée* dans le sens de ses diamètres transverses et de son diamètre fronto-occipital ; l'allongement compensateur ne peut se faire que dans les diamètres verticaux.

Pour diminuer autant que possible l'effet nuisible :

a) On a placé la traction aussi près que possible de l'articulation (ailettes de Stoltz, etc.) ;

b) On a remplacé le croisement des branches par le parallélisme des branches (forceps non croisés) ;

c) On a placé une crémaillère entre les manches (Petit) (fig. 17) ;

d) Dans le même but, M. Tarnier (fig. 18) a donné aux tiges destinées spécialement à la traction, une direction parallèle aux branches du forceps, afin qu'elles soient sans effet sur le rapprochement ou l'écartement des cuillers. Et, pour fixer le degré d'écartement, il a mis sur les manches une vis — vis de fixation — que l'on met au point d'arrêt avant toute traction pour fixer définitivement la tête et empêcher l'écartement pendant l'extraction. Avec les forceps non croisés cette compression existe aussi, jusqu'à un certain point, par l'intermédiaire de la courroie ou de la traverse métallique qui tiennent rapprochées les deux branches.

Signalons encore une autre genre de compression exercée sur la tête — la compression *passive* — signalée par M. Pajot : c'est la compression qu'exerce l'anneau fixe du bassin sur la tête entraînée dans ce cercle fixe par le forceps. Le cercle pelvien joue un rôle comparable à celui de l'anneau qui serre le porte-crayon sur l'objet qu'il enserre.

On s'est demandé s'il pouvait être utile parfois de comprimer la tête avec la forceps ?

A priori, si l'on saisit la tête par le diamètre qui

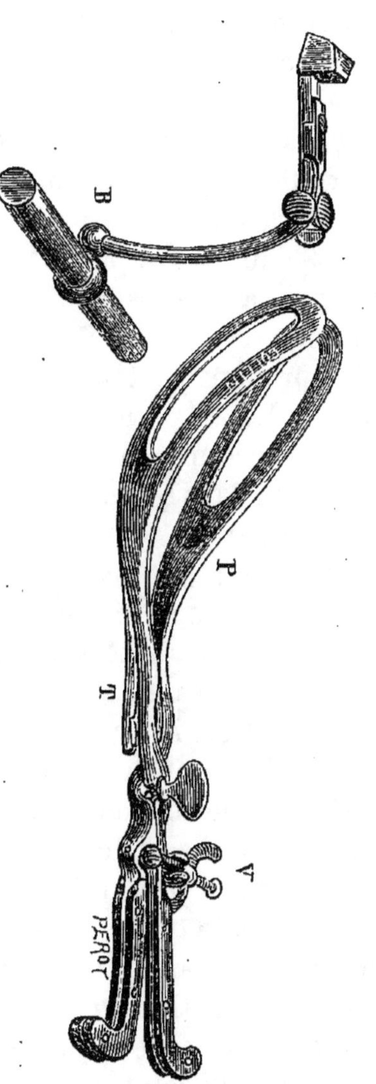

Fig. 18. — Forceps Tarnier.

doit franchir un diamètre rétréci du bassin (le diamètre antéro-postérieur dans les bassins aplatis) la réduction produite dans le même sens sur les diamètres de la tête facilitera l'engagement de celle-ci à travers la région aplatie. C'est ce que cherche à réaliser M. le professeur Pinard, en plaçant le forceps ordinaire dans le sens du diamètre antéro-postérieur du bassin pour saisir la tête par les diamètres bitemporaux, bipariétaux, plus ou moins réductibles.

Dans les mêmes variétés de bassin la saisie de la tête du front à l'occiput est moins favorable, puisque la tête est comprimée à la fois sur quatre points.

En prenant la tête obliquement, il en résulterait, d'après les expériences de Labat, un effet plus favorable, parce que la tête peut se développer par compensation dans le sens des diamètres antéro-postérieur et verticaux.

Évolution. — Le forceps doit permettre à la tête d'accomplir son évolution normale dans la filière pelvienne. Or, la tête a deux sortes de mouvements :

1° Flexion et extension ;

2° Rotation interne.

Dans les conditions normales, la tête augmente sa flexion en descendant dans l'excavation. Si la tête est saisie par son diamètre bipariétal, elle pourra faire sa flexion. Il sera utile de laisser de temps en temps la liberté à la tête en desserrant un peu la vis de fixation ou en abandonnant les manches pendant l'intervalle des tractions. Cette manière de « laisser respirer la tête » est surtout nécessaire quand on tient la tête du front à l'occiput; elle permet à la circulation cérébrale de se rétablir, et donne à la tête la liberté de faire sa flexion.

Quant au mouvement de *rotation interne*, court pour les positions gauche et droite antérieures, long pour les occipito-postérieures, il peut se produire sponta-

nément quand la traction est indépendante des branches de l'instrument, par exemple, dans les cas où le
forceps étant fixé sur la tête, la traction est appliquée
sur le centre de figure, au niveau des cuillers, à l'aide
de cordonnets ; comme dans le forceps de Chassagny.

Le forceps ne faisant qu'un avec la tête suit la tête

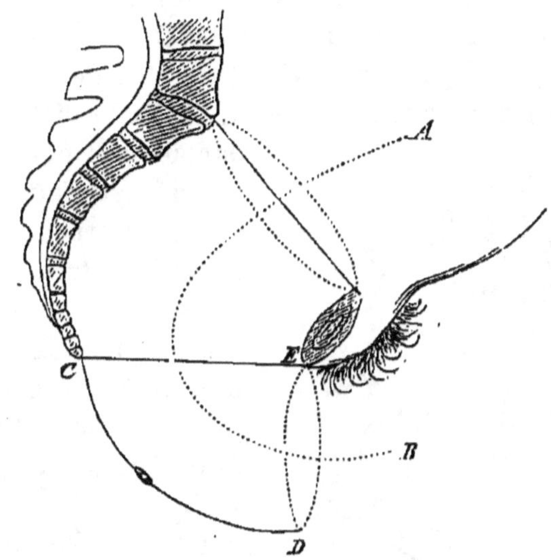

Fig. 19. — Canal vulvo-abdominal au moment du dégagement
de la tête du fœtus.

dans son mouvement de rotation interne, qui s'exécute
sous l'influence des causes naturelles.

Ce mouvement peut encore se produire quand l'opérateur imprime, par l'intermédiaire de l'instrument, un
mouvement de rotation, qui ramène l'occiput sous la
symphyse pubienne.

Direction de la traction. — La tête étant saisie
dans la courbure des cuillers, comment faut-il tirer
pour extraire le mieux possible cette tête sans produire d'effets nuisibles contre les parties internes de
la filière ? Nous devrons supposer que le forceps est
— ou bien droit — ou bien courbe.

Nous devons établir d'abord le sens de l'axe de la filière que l'enfant doit parcourir.

Si nous ouvrons les auteurs classiques, ils décrivent l'axe du bassin comme un axe courbe (courbe de Carus); cet axe serait formé en réunissant le pied des perpendiculaires abaissées sur chacun des plans allant du pubis à la face postérieure de l'excavation (sacrum, coccyx et périnée) (fig. 19). Cet axe donnerait une ligne courbe se tenant à égale distance de la paroi antérieure et de la paroi postérieure (Muller, Bang, Carus, Choulant, Naegele, etc.).

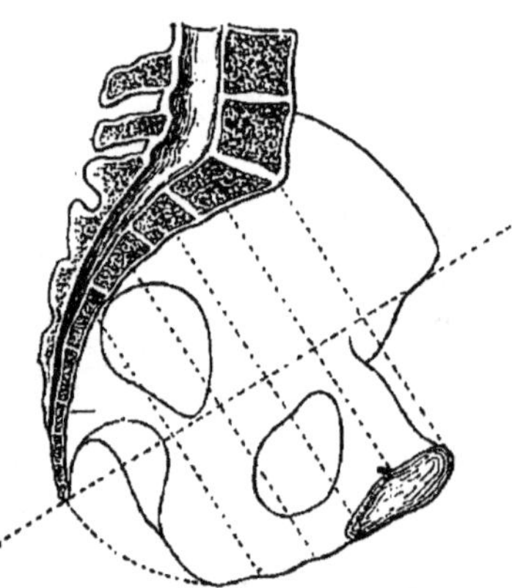

Fig. 20. — Axe de l'excavation.

Est-ce bien ainsi qu'il faut concevoir l'axe du bassin? Nous ne le croyons pas. Nous acceptons, pour notre compte, la nouvelle opinion soutenue par Fabri, Sabatier, Poullet, Boissard. D'après cette opinion, voici comment il faut admettre les choses :

La cavité pelvienne forme une aumônière dont l'ouverture supérieure est limitée par le détroit supérieur, dont la paroi antérieure, est constituée par le pubis, les deux branches ischio-pubiennes, l'arcade sous-pubienne fermée par les parties molles présentant la fente vulvaire. La paroi postérieure est formée par le sacrum. Inférieurement elle est fermée par le coccyx et le périnée tendu entre les deux ischions (ligaments, aponévroses et muscles).

La tête est sollicitée à descendre également entre le plan postérieur sacré et le plan antérieur pubien et sous-pubien, jusque sur le plancher de l'excavation.

Elle suit un axe droit qui se tient à égale distance de la paroi antérieure et de la paroi postérieure (fig. 20).

Cet axe est la prolongation de l'axe du détroit supérieur jusqu'à sa rencontre avec le coccyx. Il coupe perpendiculairement tous les plans de l'excavation qui sont parallèles entre eux. Arrivée sur le plancher, jusqu'au niveau des deux ischions, la tête subit le mouvement de rotation qui ramène l'occiput en avant.

Ainsi dirigée, la tête toujours poussée dans le sens de cet axe contre le plancher pelvien qui résiste, se trouve

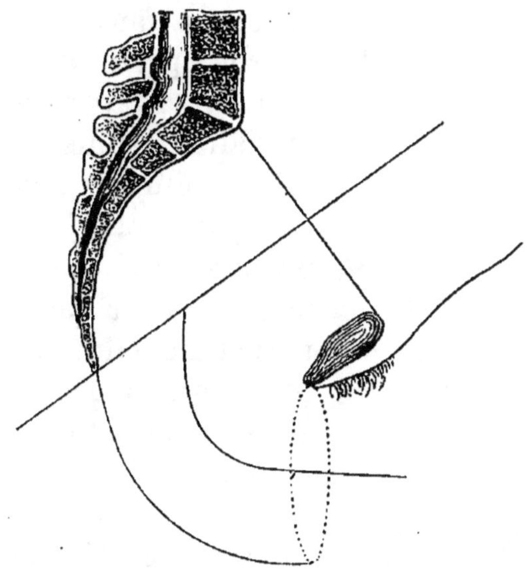

Fig. 21. — Direction de l'axe de sortie.

prise entre deux forces. Le plancher périnéal se laisse refouler jusqu'au moment où l'occiput arrive au-dessous du pubis. Il repousse alors la tête en avan t sous l'arcade pubienne c'est-à-dire vers la fenêtre de la paroi antérieure. La direction de l'axe change ; elle devient à peu près perpendiculaire à la direction première (fig. 21). En suivant cette nouvelle direction la tête exécute son mouvement de déflexion qui la dégage peu à peu de la poche périnéale.

Cette deuxième partie de l'axe pelvien doit être légèrement courbe, en raison de la courbure du canal musculo-aponévrotique du périnée et du mouvement de déflexion de la tête autour d'un point fixe, la partie inférieure du pubis, contre laquelle l'occiput prend point d'appui.

Pour résumer la question, nous dirons que pour tirer la tête, selon l'ancienne interprétation du mécanisme de progression de la tête, il faut lui faire suivre un axe courbe à partir du détroit supérieur jusqu'à son dégagement à travers l'anneau vulvaire; tandis que, d'après la dernière opinion, il faut abaisser la tête en ligne droite jusque sur le plancher pelvien, puis, quand la tête refoule le périnée, tirer dans un sens à peu près perpendiculaire, pour dégager la tête par dessous du pubis, par la fenêtre située dans la paroi antérieure de l'excavation.

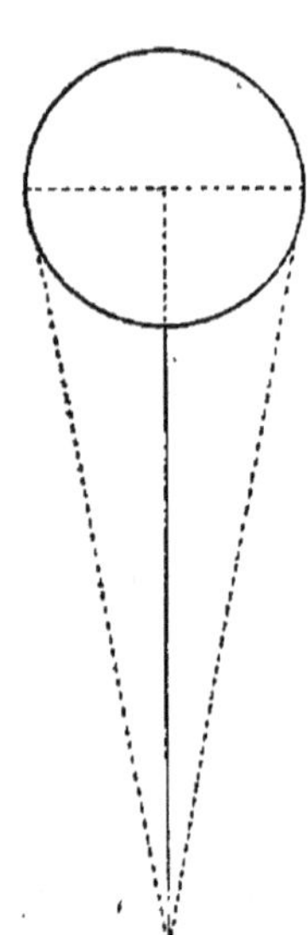

Fig. 22.—Tractions sur le centre et sur les extrémités d'un diamètre passant par le centre de figure.

Deux méthodes, en pratique, permettent de faire suivre à la tête l'axe de progression :

La première consiste à imprimer à la tête, à l'aide du forceps, la direction qu'elle doit suivre. L'accoucheur *dirige* la tête, connaissant d'avance la forme de la filière, l'axe de progression. C'est ce qu'il fait quand il tire avec le forceps Levret.

Par l'autre méthode, on laisse à la tête la liberté d'évoluer à son aise. C'est le bassin qui dirige la tête, qui lui impose la progression dans le sens de son axe. La forme du contenant impose la direction au corps contenu. Pour cela, il faut appliquer la traction

sur le centre de figure de la tête ou bien aux extré-
mités d'un diamètre qui passe par le centre de figure (fig. 22). C'est ce que tendent à réaliser les forceps à branches parallèles dans lesquels la traction se fait au moyen de cordons insérés dans les fenêtres des cuillers (fig. 23). C'est ce que réalise aussi le forceps Tarnier avec ses branches de traction insérées près de la fenêtre des cuillers.

Avec ces instruments la pince ne fait *qu'un* avec la tête qui garde sa liberté d'évolution, entraînant avec elle le forceps qui traduit au dehors, comme une *véritable aiguille indicatrice*, les mouvements qu'exécute la tête dans l'excavation pelvienne. Pendant que la tête tourne, pendant qu'elle s'engage sous le pubis, pendant qu'elle se défléchit pour se dégager,

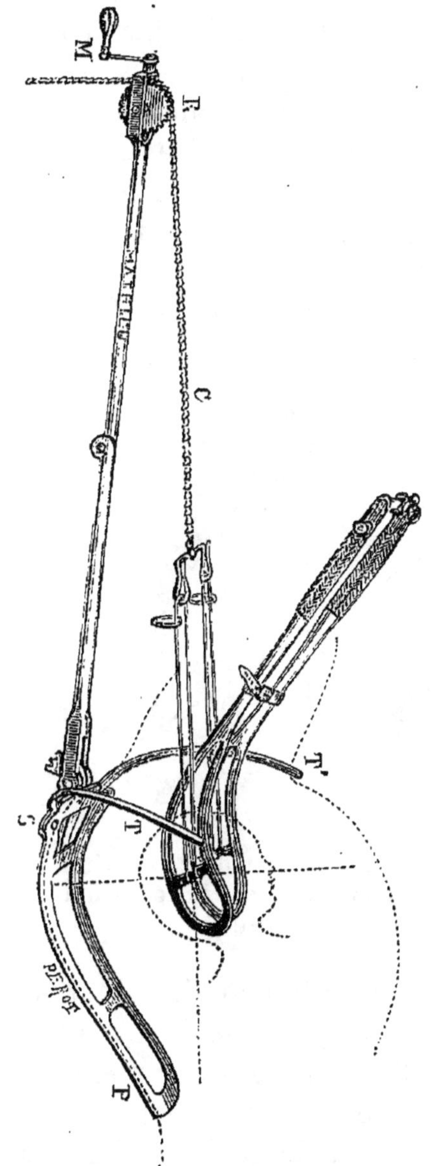

Fig. 23. — Forceps à tractions
soutenues de Chassagny.

les manches du forceps décrivent une courbe, se relèvent vers l'abdomen indiquant au dehors les mouvements accomplis par la tête.

Ces deux procédés de traction étant indiqués, nous devons rechercher sur quel point il faut appliquer la force pour tirer aussi normalement que possible.

Nous allons examiner à ce point de vue différents forceps.

Forceps droits. — Suppo-

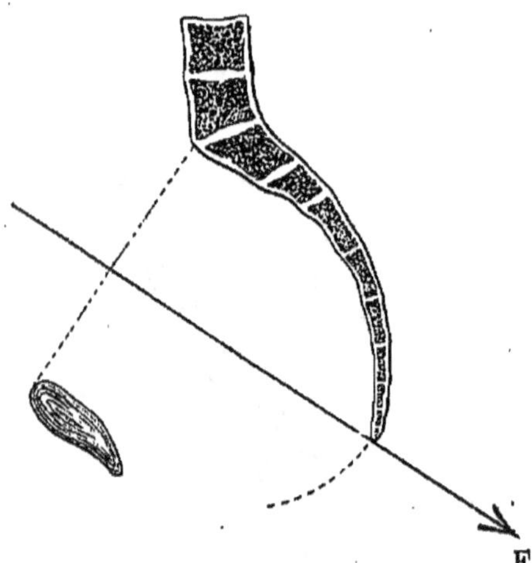

Fig. 24. — Effet d'une traction dans l'axe de l'excavation (Forceps droit.)

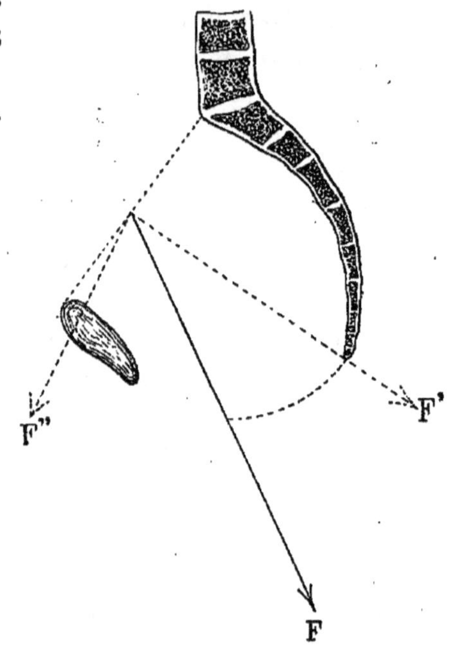

Fig. 25. — Traction avec le forceps droit en avant de l'axe de l'excavation.

sons la tête au détroit supérieur; la tête doit descendre selon l'axe de l'excavation, c'est-à-dire dans le sens d'une ligne qui traverse perpendiculairement le plan du détroit supérieur et aboutit au coccyx. Si je pouvais placer le forceps dans la direction de cet axe, ma traction serait tout à fait normale, elle se confondrait avec la ligne de descente, il n'y aurait alors aucune pression nuisible, toute la force servirait à faire descendre la tête (fig. 24).

Mais cela n'est pas possible, parce qu'à cause du périnée, je suis obligé de ramener les manches en avant ; je tire donc non plus dans le sens normal,

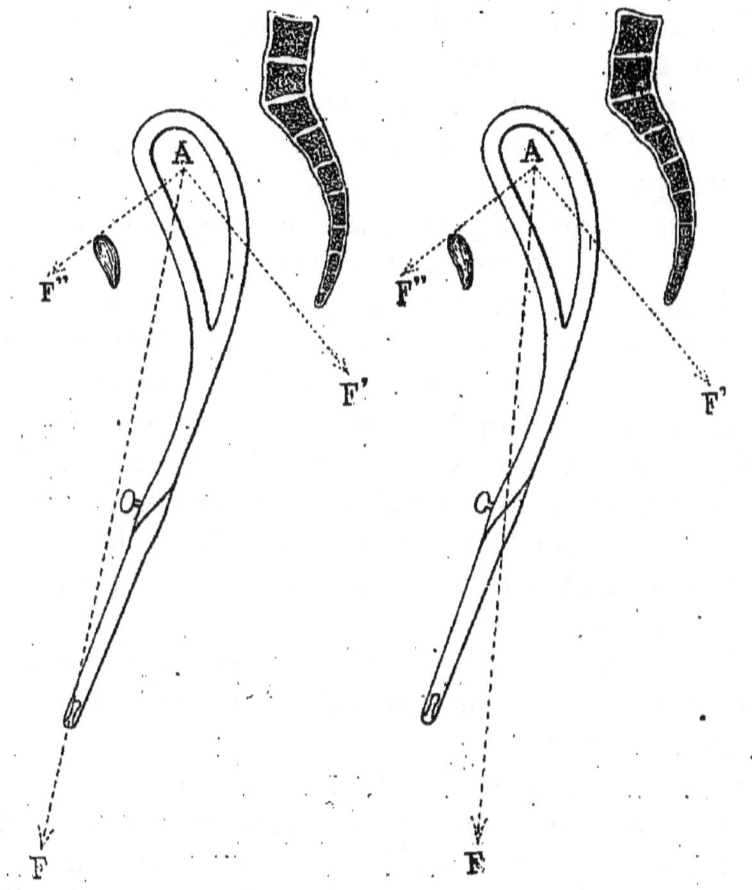

Fig. 26. — Traction exercée au niveau des crochets d'un forceps courbe.

Fig. 27. — Traction exercée au niveau des ailettes (forceps Stoltz.)

mais plus en avant, alors ma force F se décompose en deux forces, F' qui représente la ligne de descente, et F″ qui tire la tête contre le pubis, c'est une force *nuisible* (fig. 25).

Forceps courbe. — Le forceps fut courbé par Levret,

puis par Smellie, dans le but de lui donner une conformation plus en rapport avec la forme du canal pelvien.

Étudions le résultat d'une traction appliquée sur les crochets qui terminent les manches.

Tirer avec un instrument courbe, c'est tirer dans le sens d'une ligne droite qui réunit les deux extrémités de cette courbe.

Or cette ligne AF passe bien en avant de la ligne de l'axe de l'excavation; elle forme un angle avec l'axe de l'excavation; ce n'est donc pas le sens de la traction normale. Cette force AF va encore se décomposer en deux *résultantes* : AF' qui sera la ligne de progression de la tête dans l'axe du bassin, c'est le résultat *utile* de la traction; AF″ ou sens d'une force *nuisible* qui tire la tête contre le pubis. Plus la traction est dirigée en avant, plus grande sera cette *résultante nuisible* comme le démontrerait le parallélogramme des forces (fig. 26).

Tirons maintenant sur les ailettes des forceps de Busch, de Stoltz, nous trouverons encore les deux résultantes (fig. 27).

La force AF représentant la traction ne sera plus aussi inclinée en avant, mais elle fait encore un angle avec la ligne de l'axe de l'excavation. Elle se décomposera donc en deux résultantes AF', *résultante utile*, qui fait descendre la tête dans le sens de l'axe pelvien; et AF″, *résultante nuisible*, qui tire la tête contre le pubis. Cette force nuisible est moins grande que celle obtenue dans le cas précédent.

En résumé, en tirant à l'aide des manches des forceps droits ou courbes, en tirant sur les ailettes, on fait progresser la tête dans le sens de l'axe pelvien, mais en même temps on exerce une pression nuisible contre l'arc antérieur du bassin. Cette pression nuisible peut aller jusqu'à déterminer la diastase de la symphyse pubienne.

C'est pour ce motif que des accoucheurs cherchèrent le moyen de reporter la traction en arrière dans le sens de la prolongation de l'axe pelvien. C'est ce que tentèrent Mulder, Yung, Hubert (fig. 28), Moralès

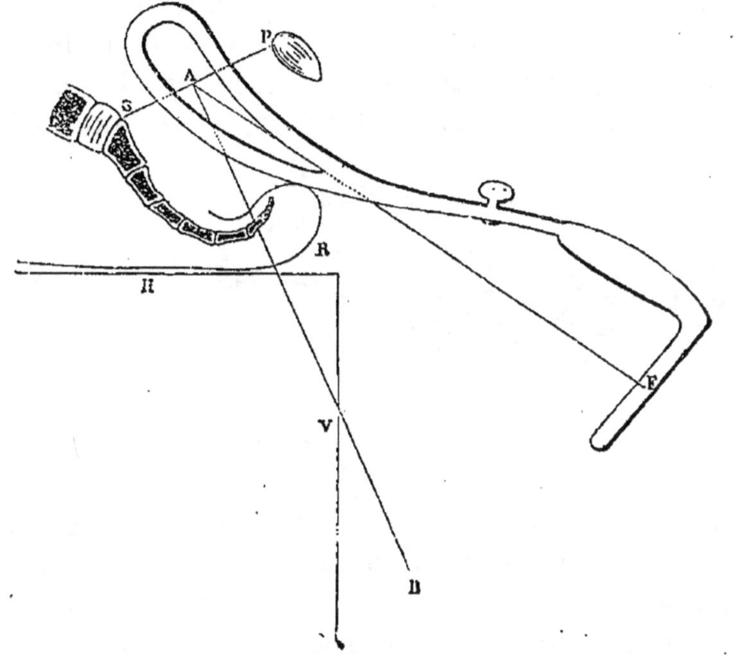

Fig. 28. — Forceps de Hubert.

(fig. 29), etc. Ils disposèrent l'instrument de façon à pouvoir tirer en arrière du périnée. Ils donnèrent à l'instrument, par des dispositifs divers, une nouvelle courbure, une courbure périnéale qui devait permettre de tirer dans le sens de la direction des cuillers, et partant dans le sens de l'axe pelvien. M. Tarnier adopta ces idées et construisit un forceps à courbure périnéale, qui d'ailleurs a subi beaucoup de modifications.

Son forceps avait d'abord la courbure périnéale, mais présentait en outre deux tiges de tractions fixées à la partie postérieure des fenêtres des cuillers, pour exercer une traction indépendante.

Dans le modèle actuel, M. Tarnier a conservé au forceps sa forme ordinaire, mais a courbé en arrière les branches de traction de façon à reporter en arrière du périnée le point d'application de la force.

De cette façon se trouvent obtenues et la liberté du forceps et l'application de la force dans le sens de l'axe des cuillers qui se confond avec l'axe du bassin.

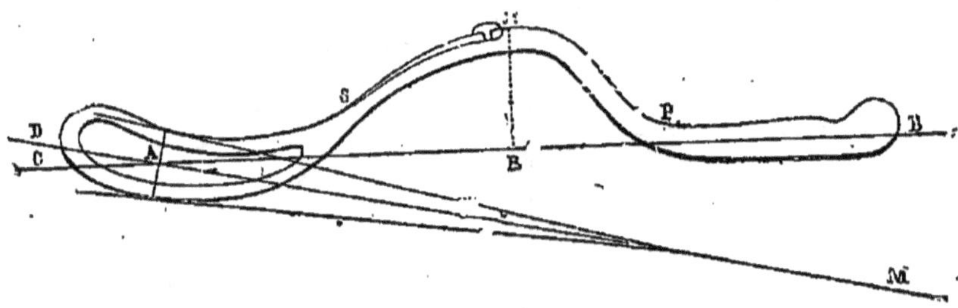

Fig. 29. — Forceps de Moralès.

La tête reste ainsi dirigée par la filière du bassin, quand elle change de direction, le forceps, fixé sur elle grâce à la vis de fixation, ne faisant *qu'un* avec elle, indique toujours par ses mouvements le sens des mouvements de la tête.

Il suffit de suivre avec l'appareil à traction la direction des manches, pour toujours tirer dans la direction des cuillers, partant dans la direction de l'axe occupé par la tête.

Étudions maintenant un autre mode de traction.

« Quand vous retirez une sonde uréthrale chez l'homme après le cathétérisme vésical, vous ne la retirez pas selon une ligne droite, de peur de déchirer le canal avec le bec de la sonde qui butterait continuellement contre la paroi antérieure du canal, mais vous suivez avec cette sonde une courbe qui amène la sonde sur le ventre du patient. Vous continuez avec votre sonde la circonférence commencée dans la région

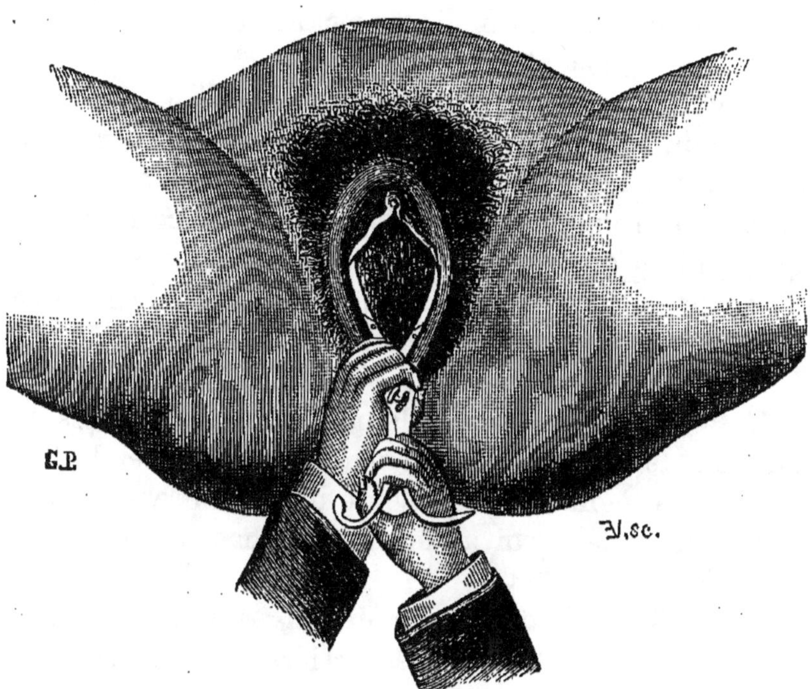

Fig. 30. — Position des mains pour exécuter la manœuvre de Pajot.

profonde. De cette façon la sonde s'échappe tout naturellement de l'urèthre sans produire de lésions.

Or, pour extraire la tête saisie par le forceps, à travers un canal également courbe, vous devez imiter ce que vous avez fait pour le cathétérisme. Imprimez donc à votre instrument un mouvement qui le fasse cheminer dans le sens de la circonférence formant l'axe pelvien (ancienne opinion) » (Pajot).

Pour arriver à ce but vous tenez à pleine main (main gauche) le forceps au niveau de l'articulation, et vous saisissez les crochets avec l'autre main. Alors vous imprimez à l'instrument un mouvement de descente combiné à une progression dans le sens d'une courbe, pour cela, la main qui est sur les crochets tire en relevant les manches, la main qui est au niveau de l'entablure tire en bas et en avant (fig. 30).

De cette façon, en imprimant à la tête la direction *connue* du canal pelvien, vous évitez (au point de vue idéal) les compressions nuisibles contre les parois du bassin ; autrement dit, connaissant d'avance anatomiquement le couloir courbe à suivre, vous y dirigez un corps comme la tête sans presser plus à droite qu'à gauche, plus en avant qu'en arrière.

En résumé :

I. — Si vous tirez simplement sur les crochets ou bien sur les ailettes des manches, vous laissez la tête déterminer pendant sa descente une compression nuisible contre la paroi antérieure du bassin *le long de laquelle glisse la tête.*

II. — Si vous tirez avec des tiges indépendantes qui reportent la traction en arrière dans le sens de la direction de la cuiller même, vous tirez directement sur le diamètre céphalique saisi entre les cuillers. La tête évolue, ayant conservé sa liberté, c'est le canal qui dirige la tête ; celle-ci progresse sous l'influence de la traction appliquée presque à son centre de figure.

III. — Si vous tirez en imprimant à votre instrument un trajet courbe (ou angulaire), vous faites cheminer la tête dans le sens d'un canal *supposé exactement connu,* en lui communiquant la direction vraie, imitant en cela l'opération du cathétérisme vésical.

Après cette étude d'analyse, il ressort que les méthodes de traction II et III sont les meilleures. Dans

la pratique obstétricale actuelle on se sert beaucoup
du forceps Tarnier.

Si on a à sa disposition un forceps Levret (dans une
de ses modifications) il vaut mieux s'en servir selon
les principes de la 3ᵉ méthode (III) parce qu'elle est
mécaniquement supérieure à la première, et plus douce
pour les organes.

§ 2. — Conditions nécessaires pouvoir appliquer le forceps.

Quelles sont les conditions requises pour pouvoir
faire une application de forceps?

Il faut :

1° Que l'orifice utérin soit dilaté ou dilatable, c'est-
à-dire que, la dilatation n'étant pas encore complète,
les bords de l'orifice soient assez souples pour se laisser reporter jusqu'à la paroi de l'excavation.

Par l'application de ce principe on ne s'exposera
jamais à faire un accouchement forcé ou à produire
une rupture utérine qui pourrait en être la conséquence.

Dans quelques cas, qui forment l'exception, l'accoucheur, pour obtenir un passage qui ne se fait pas assez
vite, eu égard aux dangers menaçant la mère ou l'enfant, fait des incisions sur la portion vaginale du col,
afin d'obtenir l'espace nécessaire à l'engagement du
fœtus.

2° Que la poche des eaux soit rompue, sinon il faut
la rompre à ce moment; car, en saisissant la tête
coiffée des membranes, on s'exposerait à décoller le
placenta pendant les tractions.

3° Il est bon que la région fœtale soit fixée. Cette
condition n'est pas nécessaire d'une façon absolue;

avec de l'expérience on arrive à saisir une tête encore mobile.

4° Le bassin né doit pas être trop rétréci.

Si le forceps est destiné particulièrement à saisir la tête (sommet ou face), il n'en est pas moins vrai qu'il a donné des résultats heureux dans certains cas de présentation du siége en permettant de faire l'extraction de l'enfant.

§ 3. — Prise ou saisie de la tête.

Le forceps ne doit pas saisir la tête d'une manière indifférente. La manière dont le forceps s'applique à la tête s'appelle *prise* ou *saisie* de la tête.

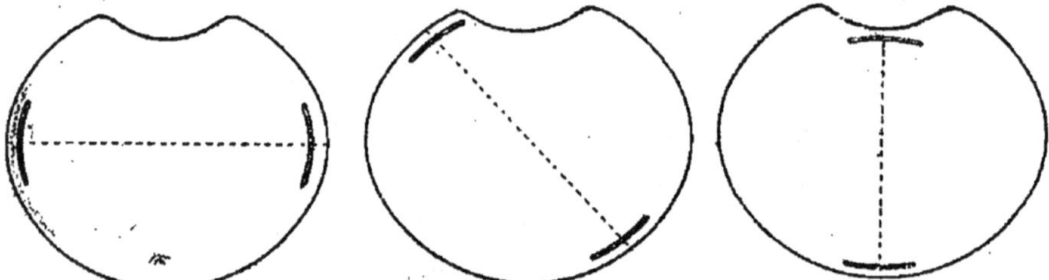

Fig. 31. — Dessins représentant la position des cuillers dans la saisie directe quant à la tête.

La prise *directe* ou *normale* ou *idéale* de la tête a lieu quand le forceps tient la tête d'une bosse pariétale à l'autre, l'extrémité des cuillers s'appuyant sur la région pré-auriculaire. On l'appelle dans la pratique *prise directe quant à la tête.*

Plusieurs accoucheurs cherchent à obtenir cette application *directe quant à la tête* dans toutes circonstances, c'est-à-dire, aussi bien quand la tête occupe les diamètres obliques et le diamètre transverse que quand elle est orientée antéro-postérieurement, dût pour cela le forceps être placé obliquement ou perpendiculairement (une branche derrière le pubis, une branche devant le sacrum) par rapport au bassin.

Donc, conclusion : pour obtenir une prise directe quant à la tête, il faut pour les occipito-iliaques gauche et droite antérieures, placer le forceps obliquement = application oblique quant au bassin — il faut pour les occipito-transverses droite ou gauche, mettre le forceps antéro-postérieurement = application antéro-postérieure quant au bassin.

D'autres accoucheurs ne s'occupant pas de la direction qu'affecte la tête dans le bassin, mettent toujours le forceps dans le sens du diamètre transverse, une branche bien à

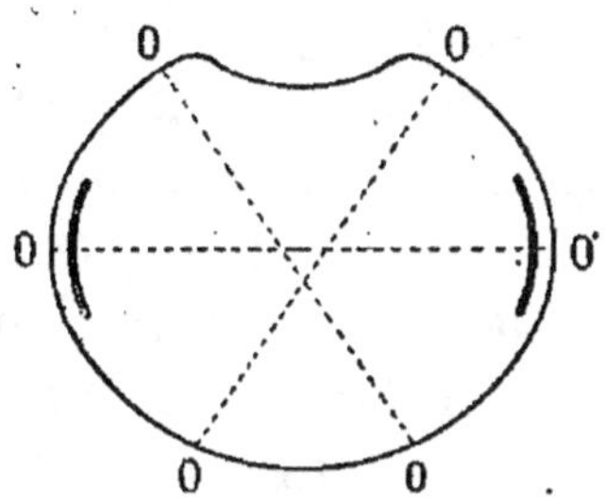

Fig. 32. — Dessin montrant la position des cuillers dans la position directe quant au bassin.

droite, l'autre bien à gauche, et comme la tête n'a pas toujours la même orientation, il en résulte que cette application — si elle est toujours *directe quant au bassin* — devient oblique quant à la tête, lorsque celle-ci est orientée selon les diamètres obliques (OIGA et OIDA) et devient fronto-occipitale dans les (OIGT, OIDT) (fig. 32).

Quand on veut appliquer le forceps il faut bien reconnaître : 1° à quel niveau est la tête ; 2° où se trouve l'occiput (position).

1° La tête peut être arrivée dans la *région tout inférieure* de son trajet et pour désigner des degrés un peu variables de cette situation relative dans le canal pelvien, on emploie diverses expressions : la tête est à la vulve, — la tête est au détroit inférieur, — la tête repose sur le plancher pelvien.

Entre toutes ces expressions il peut y avoir une

question d'application plus ou moins immédiate de la tête sur le plancher, une question de rotation interne plus ou moins effectuée, de dilatation périnéale plus ou moins avancée.

2° La tête plonge dans l'excavation, elle a fait une grande partie de sa descente dans le bassin, mais elle ne repose pas encore sur le plancher pelvien. Ne pas se laisser induire en erreur par le développement prononcé de la bosse sanguine qui peut donner l'apparence d'un engagement profond.

Dans ces cas on trouve le plus souvent la tête dans le diamètre transverse (OIGT et OIDT).

3° La tête est au détroit supérieur. On peut encore établir des degrés : la tête est mobile, — la tête est amorcée, — la tête est engagée, — expressions qui indiquent les degrés de mobilité ou de fixation de la tête.

Si nous envisageons actuellement l'orientation de la tête dans l'excavation, nous trouverons des différences importantes basées sur la situation relative de l'occiput en rapport avec les différents points du cercle pelvien.

Aussi, au moment de placer l'instrument, nous constaterons que :

1° Ou bien l'occiput est en rapport avec un des points de l'arc antérieur du bassin. (Positions : occipito-pubienne; occipito-iliaques gauche et droite antérieures.)

2° Ou bien l'occiput est à l'extrémité droite ou gauche du diamètre transverse. (Positions : occipito-iliaques droite et gauche transverses.)

3° L'occiput est en rapport avec l'un des points de l'arc postérieur du bassin. (Positions : occipito-iliaques droite et gauche postérieures; occipito-sacrée.)

Ce qui peut se résumer ainsi : le forceps s'applique soit sur une occipito-postérieure, — soit sur une occipito-transverse, — soit sur une occipito-postérieure.

Dans certaines positions la rotation interne mesure un arc de longueur minime, dans les postérieures un arc de grande longueur. Ces notions doivent être présentes à l'esprit de l'opérateur.

§ 4. — Application du forceps.

I. — Tête au détroit inférieur.

A. Position occipito-pubienne. — On peut dire que l'application de forceps dans cette position est l'opération la plus simple. La rotation étant faite il n'y a plus qu'à dégager la tête sous le pubis.

Cette position de la tête se rencontre souvent dans la pratique; la tête n'avance plus parce que le plus souvent il y a inertie ou insuffisance des forces expulsives; ou bien parce qu'il y a résistance au niveau de la vulve ou du périnée, ou quelquefois une direction défectueuse des forces expulsives.

Avant d'intervenir avec l'instrument, essayez de faire disparaître ces causes d'arrêt de la tête; si vous ne réussissez pas, prenez votre forceps.

Je devrais dire tout de suite ce qu'il faut faire; mais comme je me propose de justifier notre mode d'intervention il m'arrivera parfois d'entrer dans d'assez longs détails.

Opération. — 1° Choix de la branche à introduire la première.

C'est ici le cas de commencer par la branche gauche, autrement dit d'employer « le procédé de la branche gauche ». Certains accoucheurs prennent toujours

pour commencer la branche gauche. Le motif qu'ils
invoquent, et que nous invoquons pour cette position directe, est celui-ci : l'instrument étant une pince

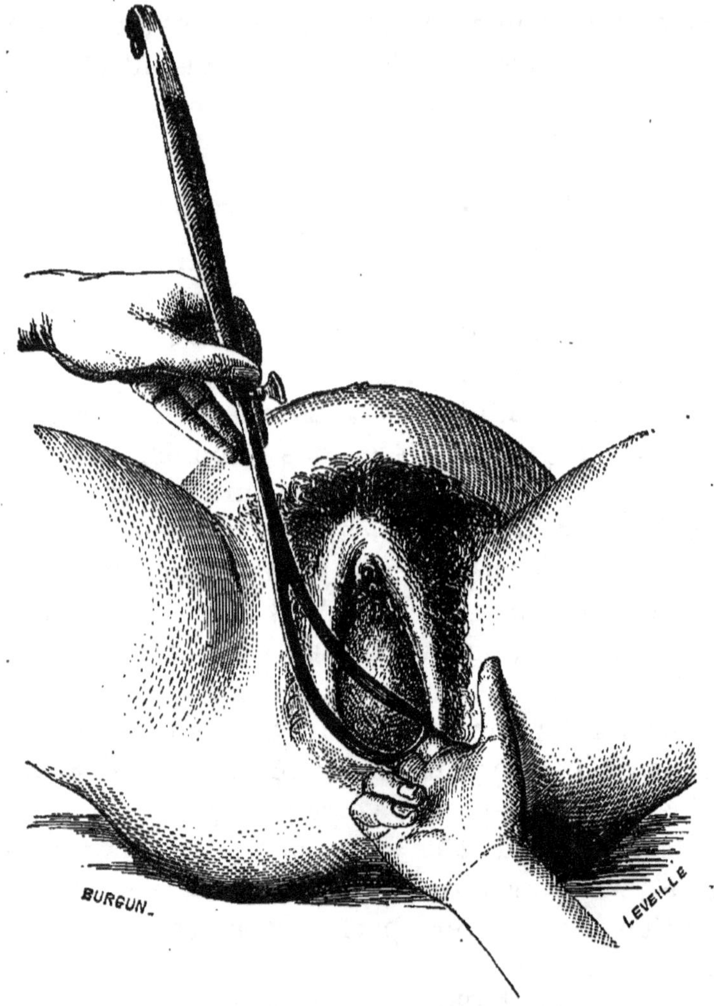

Fig. 33. — Application de la branche gauche.

composée de deux branches, la branche gauche étant
celle qui porte le pivot sur lequel doit venir s'emboîter l'encoche de la branche droite, il est donc tout

naturel de placer d'abord cette branche à pivot, pour placer ensuite par-dessus la branche droite.

2° Application de la première branche (gauche).

On tiendra la branche gauche de la main gauche soit en saisissant le manche à pleine main (le pouce tourné vers l'extrémité en crochet, soit avec trois doigts (pouce, index, médius) comme on les place pour tenir une plume, un archet (fig. 33). Par la première méthode on tient plus solidement.

Main conductrice. — On glisse dans les organes génitaux, dans l'intervalle des douleurs, les quatre derniers doigts de la main droite, sur le côté gauche du bassin, un peu en arrière, sur le ligament sacrosciatique. Ces doigts s'assureront qu'ils sont bien sur la tête, et qu'il y a ni col, ni partie fœtale autre que la tête qui puissent être pincés. Cette main doit donc assurer la mise en place régulière de la cuiller sur la tête.

Placement de la cuiller. — On couche alors la branche gauche sur le pli de l'aine droite, l'extrémité de la cuiller gauche vient alors s'appuyer sur la face palmaire de la main conductrice. En la faisant progresser, le bec de la cuiller suivra naturellement cette face palmaire jusqu'au bout des doigts, en contournant ainsi la surface convexe de la tête. Jusque-là l'instrument ne porte que sur la main conductrice. Il faudra faire cheminer un peu plus loin le bec de la cuiller pour qu'il dépasse l'équateur de la tête. Ce mouvement s'achèvera avec la plus grande douceur, sans forcer, avec autant de précautions que dans le cathétérisme vésical. Tout en abandonnant l'extrémité de la cuiller on la ramène plus en avant (sur l'extrémité du diamètre transverse) par un léger mouvement de circumduction le long de la paroi pelvienne, pendant que le manche est abaissé jusque sur

la commissure postérieure, placé un peu à droite de
la ligne médiane. On fait tenir le manche à cette
place aussi rigoureusement que possible par la main
d'un aide.

Placement de la deuxième branche (droite). — On la

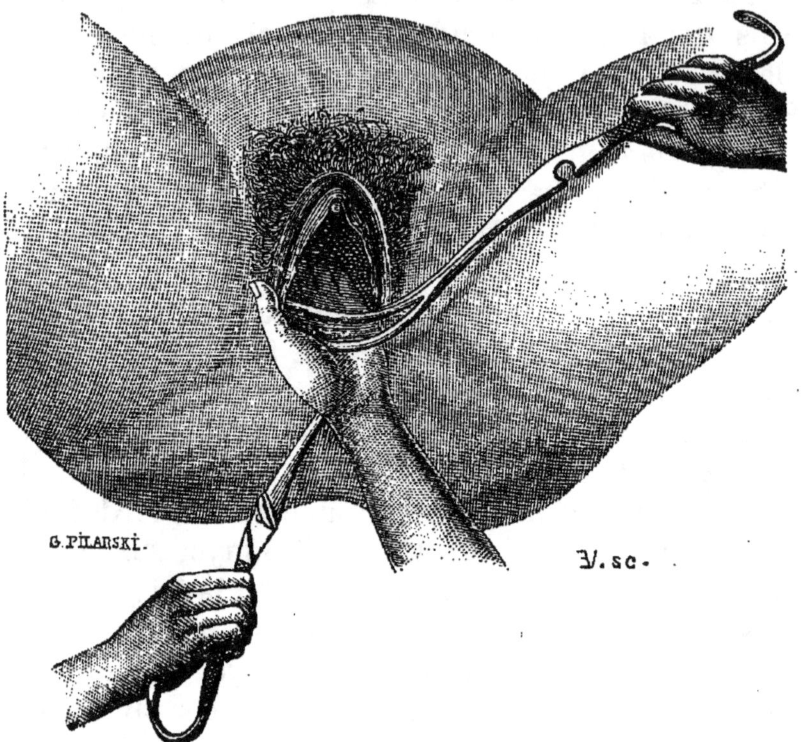

Fig. 34. — Application de la branche droite.

tient de la main droite (même procédé que celui qui
est décrit plus haut). On introduit quatre doigts de la
main gauche à droite, entre la tête et la paroi pelvienne, aussi haut que possible, par-dessus la
branche introduite et devant le ligament sacro-sciatique droit (fig. 34).

On couchera la branche droite sur le pli de l'aine
gauche, le bec va rencontrer la face palmaire de la

main conductrice. Même douceur pour l'introduction,
même surveillance exercée par la main conductrice.
Une fois cette cuiller introduite assez profondément.
on abaisse le manche, tandis que la cuiller est

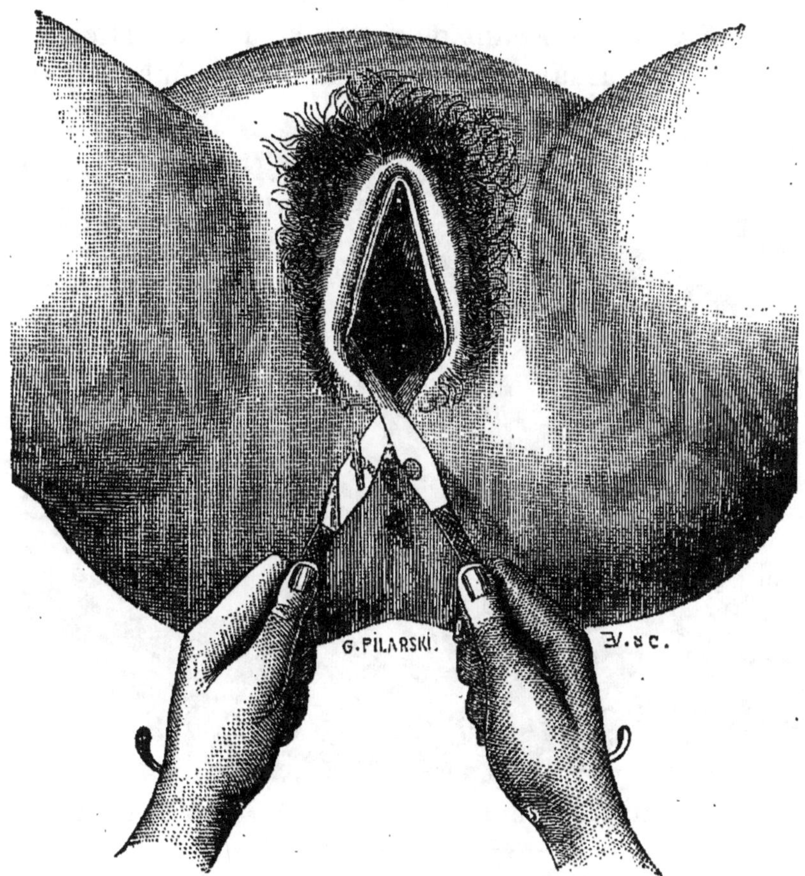

Fig. 35. — Articulation des branches.

amenée au niveau de l'extrémité du diamètre transverse. L'entablure de la branche droite vient s'appliquer sur l'entablure de la branche gauche. En les
faisant glisser l'une sur l'autre, l'encoche vient s'emboîter sur le pivot; il n'y a plus qu'à fermer la vis
pour assurer la jonction de l'instrument (fig. 35). Si

on s'est servi du forceps Tarnier, on place la vis de
fixation dans l'écrou et l'on serre cette vis jusqu'à
fixation des deux branches. On articule alors l'appareil de traction.

Vérification. — Avant de procéder à l'extraction il
est bon de s'assurer de la prise. On promènera le

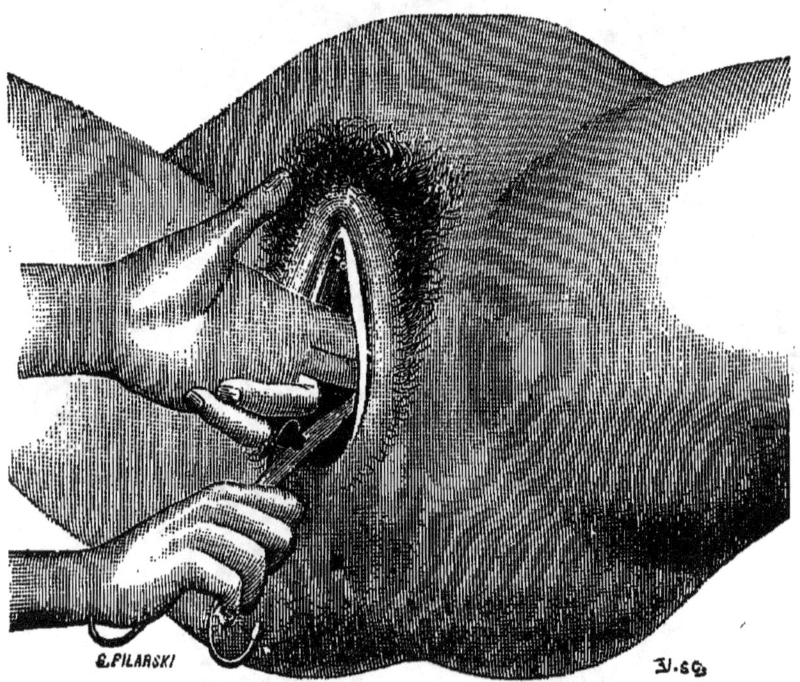

Fig. 36. — Introduction des doigts pour s'assurer de l'application exacte de l'instrument.

doigt dans l'excavation pour se rendre compte si la
tête est *bien prise*, si elle est *seule saisie*. Rechercher si le col, le cordon, une main ne sont point
pincés (fig. 36).

On peut encore tirer prudemment, faire ce qu'on
appelle une traction d'essai.

Extraction. — On met les deux mains sur le bâton
de l'appareil tracteur (fig. 37), et l'on tire principale-

ment au moment des contractions utérines (à moins qu'il y ait urgence à aller vite). On imite autant que possible la nature qui s'y prend à de nombreuses reprises pour faire franchir à la tête l'anneau vulvaire.

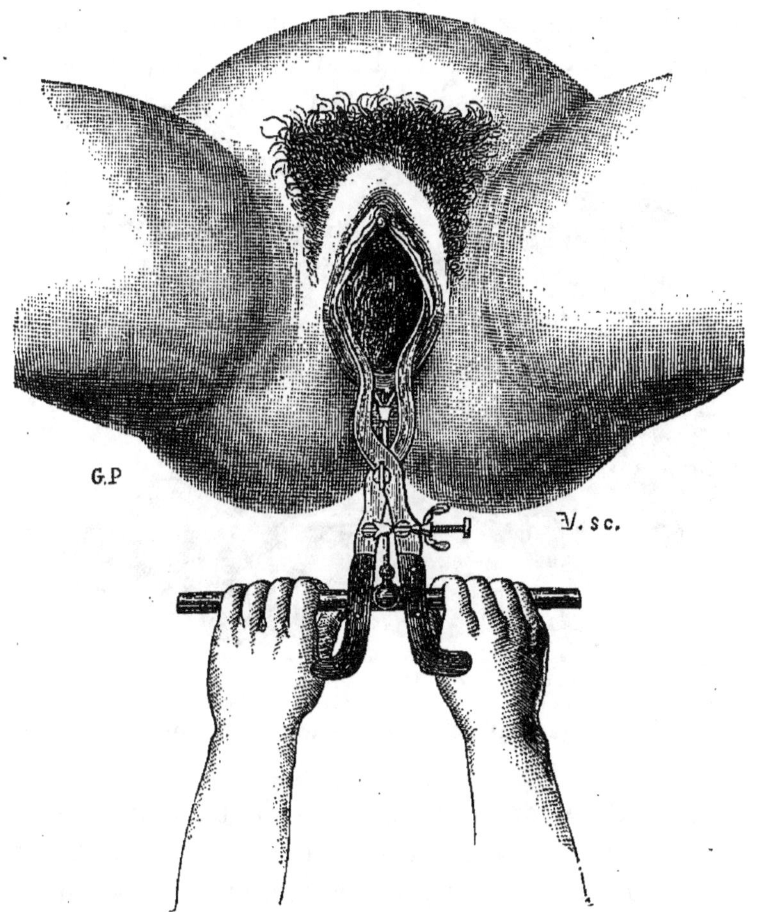

Fig. 37. — Tractions à l'aide du forceps Tarnier.

Comment doit-on tirer? — Supposons qu'on ait entre les mains un forceps Tarnier. On maintient l'appareil de traction à la *distance d'un centimètre* du forceps. Quand le forceps se relève on le suit toujours à la même distance; le forceps par ses mouvements indique les mouvements accomplis par la tête. Quand les manches se relèvent vers l'abdomen, ce mouvement indique que la tête opère son mouvement de déflexion sous le pubis.

Or, les premières tractions faites sur la tête saisie sur le plancher, se font d'abord vers le sol, parce que la tête doit encore descendre en refoulant le périnée,

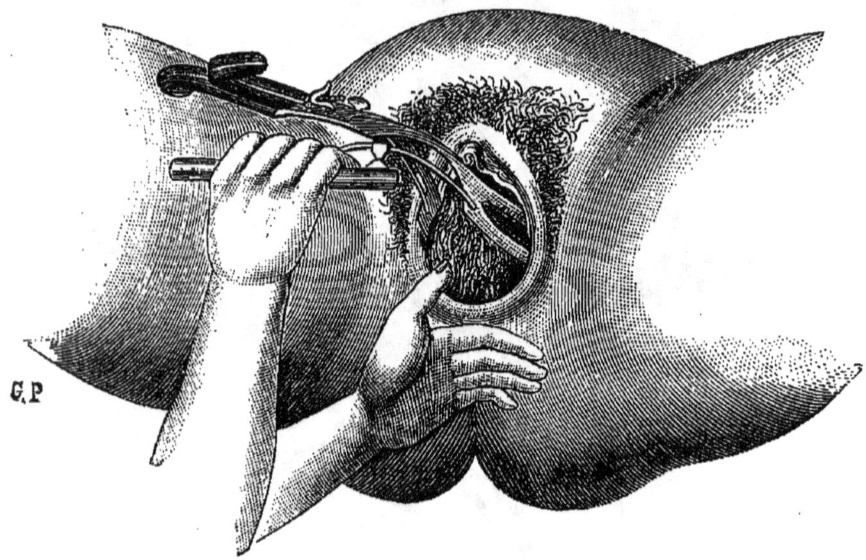

Fig. 38. — Dégagement de la tête à l'aide du forceps de Tarnier.

progressant encore dans le sens de l'axe du détroit supérieur qui se confond avec celui de l'excavation.

La tête descend ainsi jusqu'à ce que l'occiput puisse venir se loger sous la symphyse pubienne.

Quand on a vaincu la résistance du périnée, quand l'occiput a pu se dégager, sous le pubis pendant la traction même (car dans l'intervalle de repos la tête reprend sa position primitive, refoulée qu'elle est par la sangle périnéale), la direction du forceps change, ses manches se relèvent de plus en plus, deviennent d'abord horizontaux, puis au fur et à mesure que la tête se défléchit, et qu'elle tend à se dégager à travers l'anneau vulvaire, le forceps se relève encore plus haut vers l'abdomen de la parturiente (fig. 38). L'opérateur devra suivre cette direction des manches, parce que, d'après la construction du forceps Tarnier, tirer sur les tiges de traction c'est tirer dans la direction même des cuillers, par conséquent dans la direction même de l'axe pelvien occupé par la tête.

Au fur et à mesure que la tête se défléchit en se dégageant entre les deux branches ischio-pubiennes et les tubérosités ischiatiques,

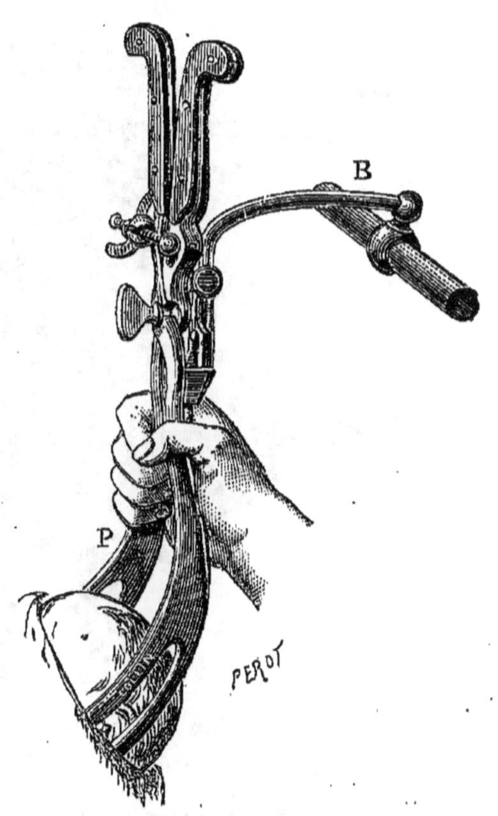

Fig. 39. — Forceps saisi à pleine main.

elle ouvre la vulve, dilate le périnée et l'on voit se dégager, sur la commissure postérieure, les deux pariétaux, la grande fontanelle, le frontal, la face et enfin le menton.

Au moment où les bosses pariétales (c'est-à-dire l'équateur de la tête) franchissent l'orifice vulvaire, il faut tenir forceps et tracteur d'une seule main, au niveau de l'articulation, afin de dégager la tête le plus lentement possible et surveiller et soutenir de l'autre main le périnée qui menace de se rompre à ce moment de grande distension (fig. 39).

Quand la tête est dégagée, on désarticule le forceps,

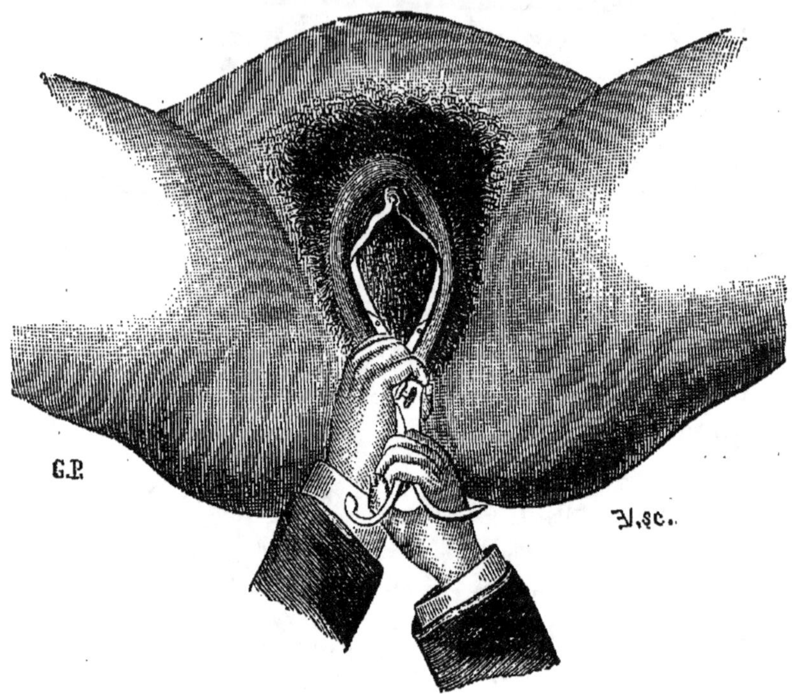

Fig. 40. — Position des mains pour exécuter la manœuvre de Pajot.

et on achève l'extraction du tronc d'après les procédés ordinaires.

Si on emploie un forceps Levret ou un de ses dérivés, on ne tirera pas sur les crochets, ni sur les ailettes seules, mais on appliquera les deux mains de cette façon, afin de tirer dans une direction courbe : La main gauche est appliquée en dessous de l'instrument et l'embrasse avec ses doigts au-dessus du point articulaire. La main droite saisit les manches au-dessus des crochets (fig. 40). Par cette double applica-

tion des mains on peut agir comme avec un levier
qui a son point d'appui dans la main droite, et l'application de la force au niveau de l'articulation par
l'intermédiaire de la main gauche. L'effet se mani-
feste au niveau des cuillers.

On peut, en outre, imprimer à cette pince-levier

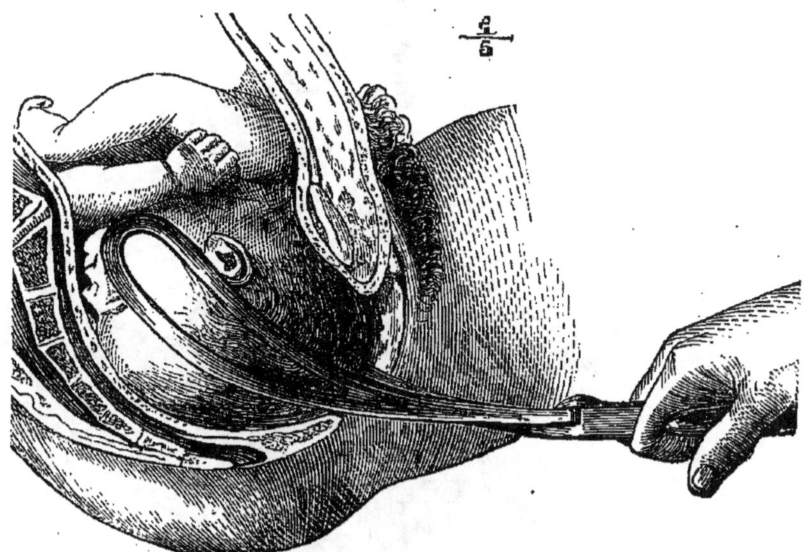

Fig. 41. — Direction du forceps au moment où l'occiput est
arrivé sous le pubis.

une progression dans le sens d'une ligne courbe considérée comme axe de l'excavation.

Après ce que nous avons dit sur le dégagement de
la tête et sur l'axe de sortie du bassin, on se figurera
aisément comment il faut opérer pour conduire
l'extraction vers un résultat favorable : Ainsi, en premier lieu, on abaisse d'abord la tête en refoulant le
périnée, et l'on tire vers le sol, au niveau surtout de
l'articulation par l'intermédiaire de la main gauche.
Quand l'occiput s'est montré sous le pubis, on tire
vers les genoux (de l'opérateur). Les manches sont

ensuite amenés horizontalement (fig. 41) ; et quand la
tête franchit l'orifice, on relève les manches vers le
plan abdominal pour faire accomplir à la tête son mou-

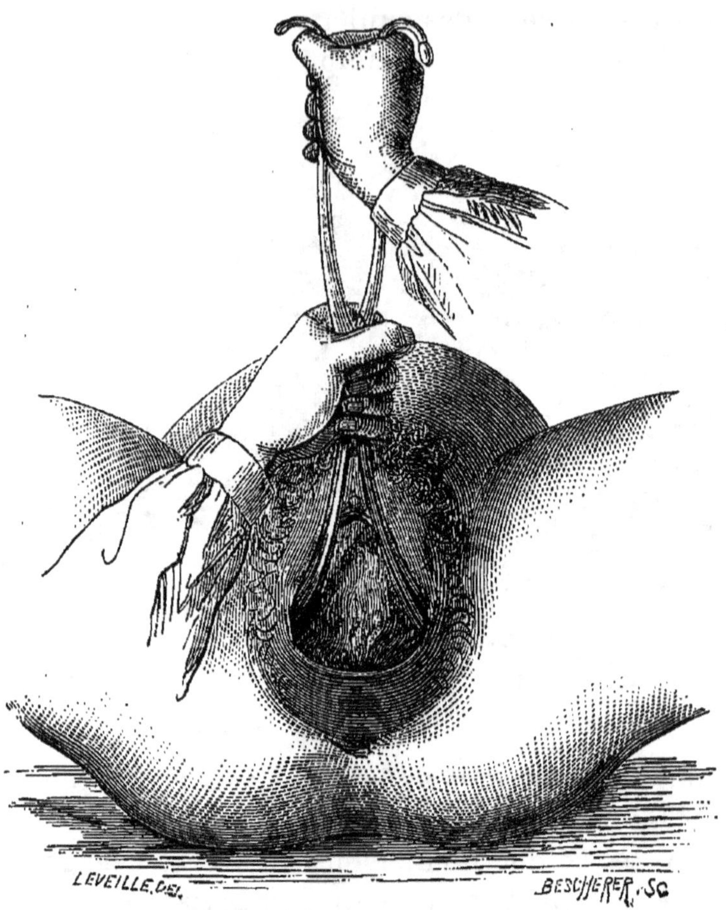

Fig. 42. — Direction du forceps au moment du dégagement de
la tête.

vement de déflexion (4ᵉ temps) et l'on voit se dégager
sur la commissure postérieure les pariétaux, le bregma,
le front, les yeux, le nez et le menton (fig. 42).

B. **Position occipito-iliaque gauche antérieure.** —
La tête est arrivée au bas de l'excavation, mais la

rotation interne (3ᵉ temps) n'est pas accomplie. O
trouve la petite fontanelle en avant et à gauche,
derrière le trou obturateur.

Saisie de la tête. — Il y a deux procédés :

1° Celui qui consiste à faire simplement une appli-

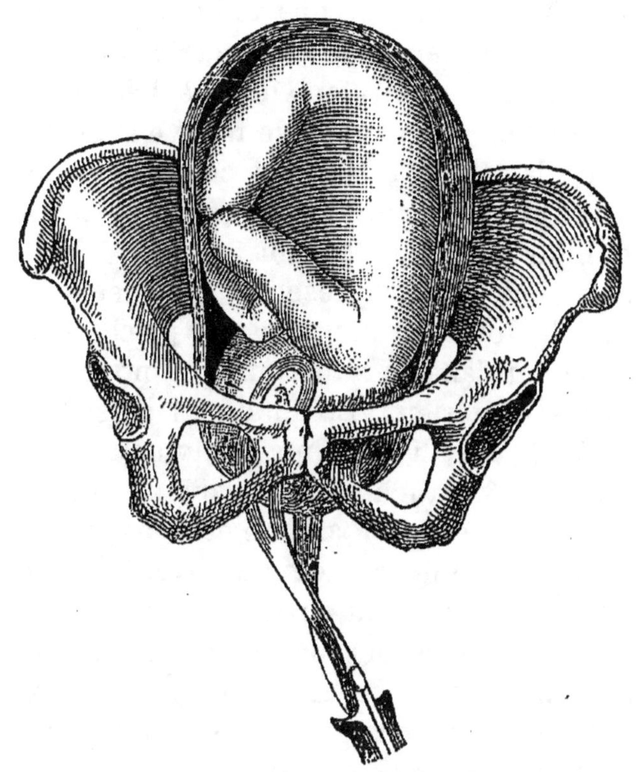

Fig. 43. — Application du forceps en OIGA.

cation directe quant au bassin, en agissant exactement de la même façon que s'il s'agissait du cas précédent. Naturellement le forceps ainsi placé dans le
diamètre transverse du bassin saisira la tête obliquement, de sorte que la cuiller droite s'applique sur la
bosse frontale droite, la cuiller gauche derrière
l'oreille gauche du fœtus.

Je n'ai plus à entrer dans les détails de cette application ; il faut se reporter au cas précédent. Il faut ajouter que la rotation en se produisant fera incliner légèrement le forceps vers la droite.

2° Le second procédé, plus correct, plus classique, consiste à placer le forceps obliquement, c'est-à-dire à placer les cuillers dans le diamètre oblique droit du bassin (du trou obturateur droit à l'échancrure sciatique gauche), dans lequel se trouve le diamètre bipariétal de la tête (fig. 43). De cette façon nous obtenons une prise directe de la tête, mais notre application est oblique quant au bassin.

Pour bien nous représenter la direction que doit prendre le forceps, nous devons placer *à l'extérieur* l'instrument dans la situation que nous voulons lui donner à l'intérieur. En inclinant ainsi l'instrument du côté gauche, la courbure pelvienne étant dirigée en avant et à gauche, nous voyons que la cuiller gauche devra rester en arrière et à gauche, tandis que la cuiller droite devra venir en avant, à droite, derrière le trou obturateur droit.

Nous commencerons par placer la cuiller gauche en suivant en cela la règle posée par Mme Lachapelle, qui dit de commencer toujours par la branche qui doit rester le plus en arrière.

Faisons le placement de la cuiller gauche selon le procédé décrit, mais laissons cette cuiller en arrière, sur le ligament sacro-sciatique ; abaissons le manche vers la commissure postérieure et constatons que le manche n'est pas de champ, mais incliné de telle sorte que le crochet du manche regarde obliquement en haut et à droite, et que le pivot est incliné à gauche.

Faisons tenir cette branche par un aide aussi exactement que possible, dans la situation que nous venons de lui donner.

Par-dessus se fera l'application de la cuiller droite. Une fois introduite, il s'agit d'amener cette cuiller en avant, vers le trou obturateur droit. Pour y parvenir quelques opérateurs, imitant en cela Levret, se contentent de saisir les deux manches, puis, sur la branche gauche tenue immobilisée, de faire peser la branche droite jusqu'à ce que les entablures s'appliquent l'une sur l'autre et que la mortaise s'emboîte sur le pivot. Cette manœuvre, qui fait agir la branche droite comme un levier, peut être dangereuse. C'est pourquoi il vaut mieux amener la cuiller droite vers le trou obturateur droit en faisant ce qu'on appelle *le mouvement de spirale* de Mme Lachapelle. Voici comment s'exécute cette manœuvre :

La cuiller est conduite jusqu'au-devant du ligament sacro-sciatique, puis, à mesure qu'on l'enfonce, on abaisse le manche qu'on ramène peu à peu entre les cuisses, jusqu'à l'incliner fort bas au-dessous de l'anus. Par ce mouvement on fait décrire à l'extrémité de la cuiller un mouvement en spirale, que les doigts introduits dans le vagin dirigent et perfectionnent. Ce mouvement porte la cuiller en même temps en avant et en haut.

L'entablure droite vient ainsi s'appliquer sur l'entablure gauche; il ne reste plus qu'à faire la jonction.

On s'assure de la position par la recherche de la petite fontanelle. On remarque que dans certains cas, sous l'influence des manœuvres pour introduire le forceps, la rotation de la tête s'accomplit, et la position devient ainsi une occipito-pubienne. L'opération se trouve par le fait même simplifiée.

Extraction. — Supposons placé le forceps Tarnier.

4.

Avec le nouveau modèle de tracteur, on peut, grâce à une articulation située au niveau de son incurvation, ramener la traction sur la ligne médiane du corps. On commencera par faire les tractions selon les préceptes donnés plus haut, pour abaisser suffisamment la tête. Il faut ensuite que la rotation interne se fasse, que la fontanelle occipitale vienne tout à fait en avant. Il peut arriver ceci : Pendant qu'on exerce les tractions on voit le forceps tourner, par exemple passer de son inclinaison gauche à une position directe, et passer, du côté gauche où il se trouvait, vers la ligne médiane du corps.

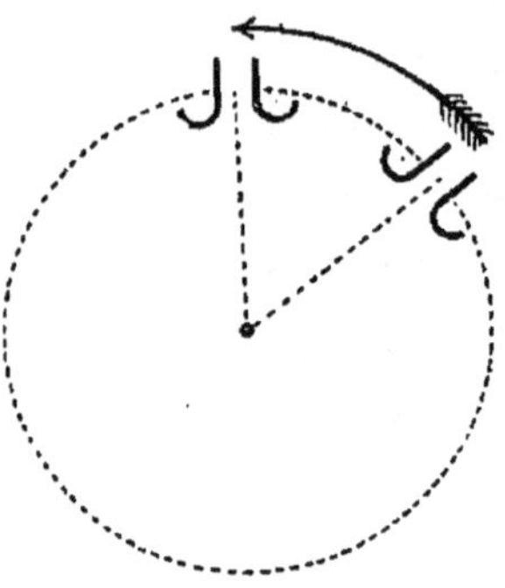

Fig. 44. — Dessin montrant la rotation l'arc décrit par les manches.

Si cette rotation ne se faisait pas d'elle-même, il serait utile de la provoquer en se servant pour cela du forceps : pour cela on tient de la main gauche le milieu du bâton tracteur, on l'*immobilise,* puis avec la main droite on imprime une impulsion à l'extrémité des manches, de la gauche vers la droite, pour lui faire décrire un arc de cercle dont le centre est représenté par la partie du tracteur qu'on tient immobile (fig. 44).

Quand cette rotation est faite, le reste de l'extraction s'exécute comme dans les occipito-pubiennes.

C. **Position occipito-iliaque droite antérieure.** — Cette position, qui est des plus rares au détroit supérieur, se rencontre de temps en temps sur le plancher pelvien. A ce niveau elle est le résultat, dans la généralité des cas, d'une conversion encore inachevée d'une occipito-droite postérieure, ou d'une occipito-transverse. La rotation interne est en train de s'accomplir, mais l'occiput n'est pas encore arrivé derrière le pubis.

Application du forceps. — Comme nous le disions

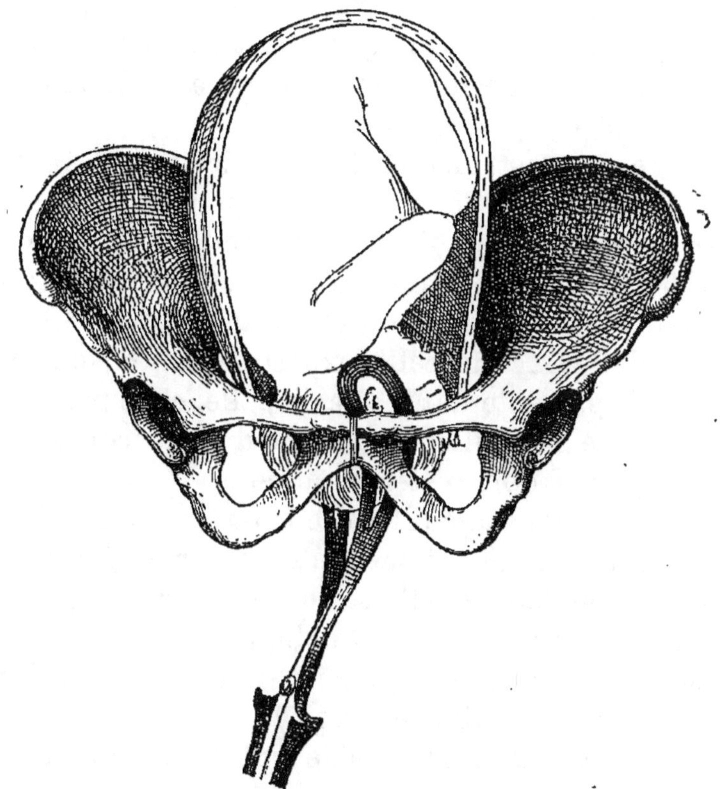

Fig. 45. — Application du forceps en OIDA.

pour l'OIGA, on pourra faire — ou bien une application directe quant au bassin qui saisira la tête dans un sens oblique (du frontal gauche à la région postérieure de l'oreille droite) — ou bien, une application oblique quant au bassin, qui devient alors directe quant à la tête (dans le diamètre bipariétal). Cette application est plus classique, plus correcte.

Si l'on veut s'en tenir à une application directe quant au bassin, on fera l'opération comme pour une occipito-pubienne en commençant par la branche gauche.

Si on veut faire une application directe quant à la tête, par conséquent oblique quant au bassin, on commencera par s'orienter en simulant au dehors l'application qu'on désire réaliser.

Le forceps est incliné du côté droit pour recevoir l'occiput du côté de la courbure pelvienne : on voit par ce moyen que la cuiller droite doit rester en arrière et à droite, tandis que la cuiller gauche doit se trouver derrière le trou obturateur gauche (fig. 45). Il résulte donc de cette expérimentation, que pour suivre le précepte de Mme Lachapelle, c'est par l'introduction de la cuiller droite qu'il faut commencer, parce qu'elle doit rester en arrière.

Donc, plaçons la cuiller droite en arrière et laissons-la devant le ligament sacro-iliaque droit. Le manche est donc incliné de telle sorte que le crochet, qui termine le manche, regarde obliquement en haut et à gauche, l'entablure regardant en haut vers la droite. Le manche est abaissé vers la commissure postérieure, est confié à un aide qui le maintient bien exactement.

Il faut placer ensuite la branche gauche par-dessus la branche droite. La cuiller est d'abord introduite en arrière et à gauche et ramenée par un mouvement de circumduction (*en spirale* de Mme Lachapelle) derrière le trou obturateur gauche, en même temps que le manche, abaissé en arrière et à droite, et tourné vers la droite croise la branche droite et s'applique sur elle. Mais alors la jonction n'est pas possible puisque la branche à pivot (gauche) est par-dessus la branche à mortaise (droite); il faut alors opérer ce qu'on appelle le *décroisement*. Pour cela on saisit le manche droit de la main droite, le manche gauche de la main gauche, puis, sans changer l'inclinaison des branches qui existe vers la droite, on les écarte dans les deux sens, jusqu'à ce qu'on puisse ramener la branche gauche sous la branche droite puis les articuler dans cette nouvelle situation, mettre la vis de fixation et faire la vérification.

C'est en particulier pour cette position OIDA qu'on

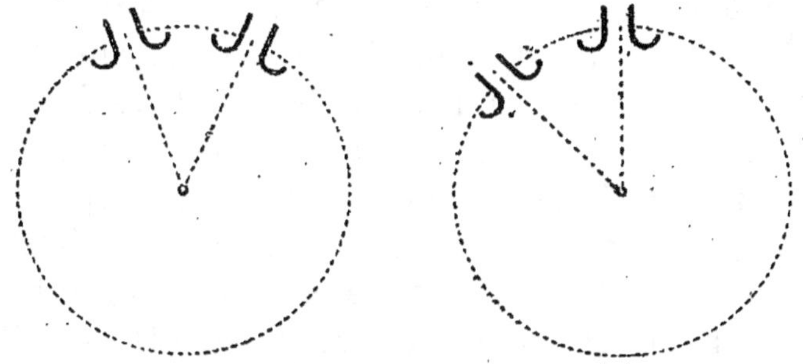

Fig. 46 et 47. — Dessins montrant l'arc décrit par les manches du forceps.

peut faire l'application des branches d'après le procédé de M. Stoltz. Ce maître commence toujours par l'introduction de la branche droite, comme première branche. Il l'introduit donc avec les précautions habituelles, mais, au lieu d'abaisser le manche sur la commissure postérieure, il le fait maintenir contre la commissure antérieure. De cette façon il laisse de la place par dessous, entre elle et la commissure postérieure, pour opérer le placement selon les règles de la branche gauche, dont cette fois il abaisse le manche sur la commissure postérieure. Il confie le manche à l'aide et procède à l'achèvement de la mise en place de la branche droite dont il abaisse le manche jusqu'en contact avec la gauche et articule.

Extraction. — Si la prise est directe quant au bassin, oblique quant à la tête, on tire d'abord pour abaisser la tête, puis la rotation se fera d'elle-même, si la traction est indépendante ; on verra les manches décrire un petit arc de cercle, de droite à gauche, en s'inclinant vers la gauche ; ou bien, on imprimera ce mouvement aux manches, en immobilisant le tracteur, l'occiput étant arrivé sous le pubis, on termine comme dans les occipito-pubiennes (fig. 46).

Si l'application est oblique quant au bassin, directe quant à la tête, on tire d'abord, les manches décrivent alors un petit arc de cercle, de droite à gauche, jusque sur la ligne médiane ; sinon, on imprime au forceps ce mouvement qui ramène l'occiput en occipito-pubienne, et l'on achève l'extraction (fig. 47).

D. **Position occipito-transverse droite.** — Nous commencerons par cette position droite parce qu'elle est plus fréquente que la gauche.

Cette position transverse est quelquefois primitive, c'est-à-dire qu'au détroit supérieur la tête occupait déjà le diamètre transverse (bassins aplatis, antéversion utérine).

Le plus souvent elle est secondaire, la position primitive étant une occipito-iliaque droite postérieure. Il y a eu un commencement de rotation interne ; l'occiput a quitté l'extrémité postérieure du diamètre oblique gauche et s'est arrêté sur le diamètre transverse, soit parce qu'il y a eu insuffisance des contractions, soit parce que la flexion ne s'est pas complétée, soit parce que la lèvre antérieure de l'utérus tuméfiée a fait l'office d'un coin qui a enclavé la tête dans le diamètre transverse.

Quand, par suite de la prolongation du travail ou l'état de souffrance de la mère ou de l'enfant, il y a lieu d'intervenir, il faut chercher, avant de recourir à l'usage du forceps, à améliorer la position de la tête par certains procédés.

Amener l'occiput plus en avant, transformer cette occipito-transverse en occipito-iliaque droite antérieure, ou même en occipito-pubienne, voilà ce qu'on doit chercher à obtenir.

Comment faut-il s'y prendre pour obtenir cette rotation? On peut essayer en premier lieu la manœuvre de M. Tarnier, qui consiste à glisser l'index de la main gauche derrière le pubis, à la recherche du pavillon de l'oreille gauche. On place ce doigt derrière ce pavillon qui est tourné vers la droite ; le doigt prenant ainsi point d'appui à ce niveau pousse cette oreille de droite à gauche, pendant une douleur ou dans le temps de repos, et communique ainsi à la tête un mouvement de rotation qui amène l'occiput en avant.

Si on ne réussit pas par cette manœuvre, on glissera quatre doigts de la main gauche en arrière et à droite devant le ligament sacro-sciatique droit. Ces doigts pénétrant entre la paroi droite postérieure du bassin et la région occipitale pourront parvenir à désenclaver l'occiput et à le faire tourner en avant, surtout au moment de la contraction utérine renforcée de l'effort expulsif provoqué par la présence des doigts.

Il y a encore un troisième moyen qui peut parfois faire tourner l'occiput en avant : c'est l'introduction d'une branche de forceps. En y procédant on exerce en quelque sorte un mouvement de levier qui repousse l'occiput en avant. Il n'est pas rare de voir une position postérieure se convertir en une antérieure pendant l'introduction de la première branche du forceps.

Quoi qu'il en soit, on vérifiera par le toucher l'effet produit par ces manœuvres, et l'on agira en conséquence.

Supposons maintenant le cas de position transverse droite non transformée.

Il y a trois modes d'application du forceps :

1° La méthode directe quant à la tête, qui saisit celle-ci par son diamètre bipariétal;

2° La méthode de l'application oblique dans laquelle le forceps est placé obliquement quant au bassin et obliquement quant à la tête;

3° La méthode d'application directe quant au bassin, qui saisit la tête du front à l'occiput.

I. *Méthode d'application directe quant à la tête.* — Recommandée surtout par M. Pinard. Voici la méthode, comme elle est décrite par un de ses élèves, Bataillard[1].

Il faut introduire la main gauche tout entière dans la concavité du sacrum, ce qui est facile, même chez une primipare, à la condition de procéder avec douceur et d'avoir une main tant soit peu faite pour les opérations obstétricales. Cette main, introduite *complètement*, ira à la recherche de l'oreille postérieure; celle-ci sera plus ou moins élevée et rapprochée de la ligne médiane, suivant le degré de flexion de la tête.

Il y a tout avantage à essayer, à l'aide de la main inclinée latéralement vers l'occiput et exerçant à ce niveau une pression de haut en bas, à essayer de compléter cette flexion. Si, comme c'est la règle, on réussit, on sentira souvent l'occiput, en même temps

____

1. Thèse de Pasis, 1889.

qu'il descend, quitter le diamètre transversal pour gagner l'extrémité antérieure du diamètre oblique correspondant. L'application sera simplifiée d'autant. Il n'y a pas lieu de prolonger ou de multiplier ces tentatives. L'essentiel est de bien délimiter l'oreille postérieure pour conduire à son niveau, avec l'autre main, la branche postérieure du forceps. Cette branche est la *droite*. La cuiller doit croiser obliquement l'oreille ; son extrémité la dépasser et s'avancer sur la joue jusqu'à l'apophyse malaire. Il faut éviter que la fenêtre encadre exactement le pavillon de l'oreille : dans ces conditions, on tendrait à entraîner la tête incomplètement fléchie et à la forcer à présenter son diamètre occipito-frontal au lieu de son diamètre sous-occipito-frontal.

Le manche se trouve tourné du côté de la cuisse droite. La direction à lui donner sera variable suivant le degré de flexion de la tête obtenu ; le manche devra être d'autant plus incliné vers la cuisse droite que la tête sera moins fléchie.

La première branche ainsi placée doit être solidement fixée par le main d'un aide. Tout déplacement ultérieur compromettrait le succès de l'opération.

Application de la seconde branche. La main droite va servir de guide à la cuiller gauche. L'extrémité de cette cuiller doit être poussée aussi en arrière que possible, c'est-à-dire jusqu'à ce qu'elle rencontre la paroi postérieure du bassin. Alors seulement on commencera à abaisser le manche de cette branche, pendant que les doigts-guides, restant en contact avec le bord convexe de la cuiller, la conduisent peu à peu en haut puis en avant jusqu'à ce que l'*articulation se fasse sans difficulté*.

Si la première branche, bien placée, a été exactement maintenue dans sa position; si la seconde branche, ramenée directement en avant et suffisamment enfoncée, vient facilement s'emboîter dans la postérieure, la prise est sûrement régulière : le forceps se présente de champ, l'articulation regardant directement à droite (fig. 48).

La vis de pression étant modérément serrée, — le forceps ne saurait déraper, si la prise est régulière — on libère les branches de traction et on applique le tracteur brisé. Celui-ci permet de tirer selon le plan

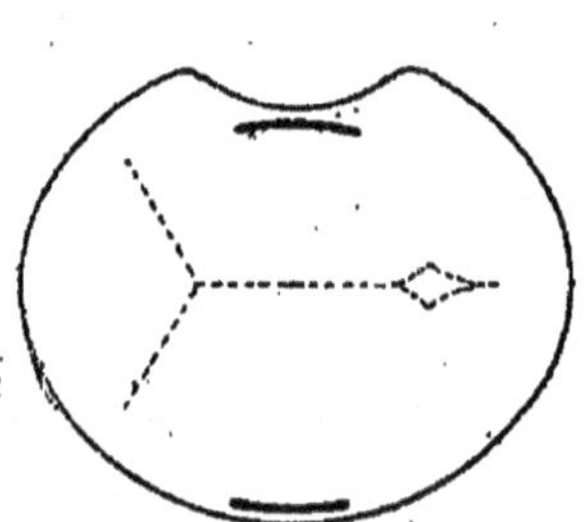

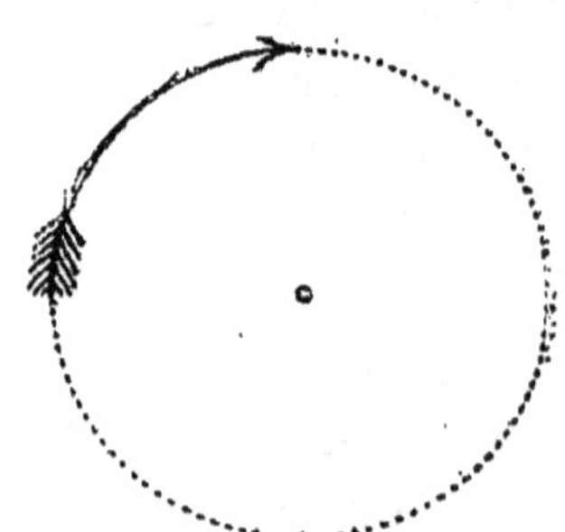

Fig. 48. — Dessin montrant une prise directe de forceps sur OIDT.

Fig. 49. — Dessin montrant la courbe décrite par les manches.

médian du corps, malgré la situation de champ du forceps. Tirer en se laissant guider par les branches. Les premières tractions déterminent généralement la flexion complète de la tête, en même temps que sa rotation. On en est averti par le changement de direction des manches de l'instrument qui quittent le côté droit pour venir directement en avant. Il ne reste plus qu'à achever l'extraction en occipito-pubienne (fig. 49).

II. *Méthode oblique* (application oblique). — C'est la méthode décrite dans les classiques. Elle consiste à placer l'instrument obliquement dans le bassin en l'orientant du côté droit, c'est-à-dire du côté où se trouve l'occiput. La tête elle-même sera saisie obli-

quement, de la bosse frontale gauche à la région
mastoïde droite. L'écartement des cuillers sera plus
notable que dans les applications normales (fig. 50).

L'application se fait de tous points comme pour

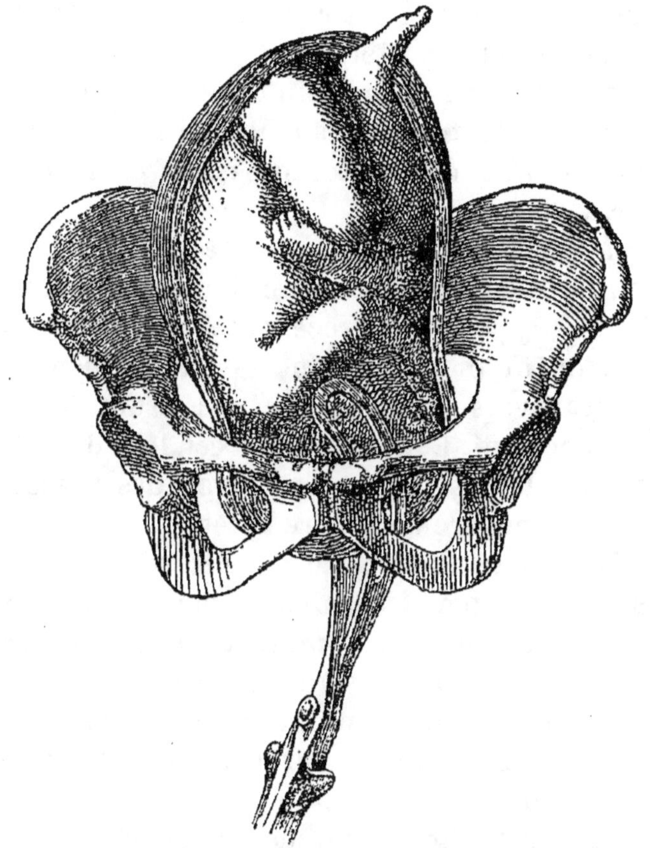

Fig. 50. — Application de forceps sur une OIDT.

une application oblique dans les OIDA, la branche
droite en arrière, la branche gauche derrière le trou
obturateur gauche.

L'extraction se fait par le procédé ordinaire. Le forceps accomplira avec la tête le mouvement de rotation, il tournera d'abord directement en avant, puis il

s'inclinera un peu vers la gauche, au moment où l'occiput viendra se loger sous l'arcade pubienne (fig. 51). On achèvera ainsi l'extraction de la tête, la cuiller droite se dégagera au-dessous de la branche ischiopubienne droite, la cuiller gauche sur le côté gauche de la commissure postérieure.

Vous trouverez l'empreinte de la cuiller gauche marquée sur le frontal gauche. Le nerf facial droit pourra souffrir de la compression exercée par la cuiller droite.

III. *Méthode de l'application directe quant au bassin.* — Ceux qui ne sont pas familiarisés avec les deux méthodes opératoires précédentes placent volontairement ou involontairement le forceps dans le diamètre transverse du bassin et saisissent la tête du front à l'occiput. Cette méthode est loin de valoir les deux précédentes; cependant, avec des précautions, elle permet encore d'extraire la tête.

Le forceps se place donc dans le sens du diamètre transverse. On peut commencer par le placement de la cuiller gauche. En commençant par la branche droite, le décroisement serait nécessaire.

Disons un mot de la situation des cuillers par rapport à la région fœtale sur laquelle elles prennent point d'appui.

La cuiller droite s'applique sur l'occiput même et l'extrémité peut aller jusqu'à la nuque.

La cuiller gauche s'applique sur le frontal, son bec s'arrêtant à la racine du nez. Il faut savoir que, dans les cas où la tête est peu fléchie, la cuiller gauche (pour notre OIDT) peut aller jusque sur la face et saisir le nez dans l'encadrement de la cuiller. On comprend l'utilité d'employer une grande douceur.

Extraction. — Les premières tractions ont pour

effet d'abaisser davantage la tête, abaissement qui s'accompagnera d'un complément de flexion. Aussi, pensons-nous qu'il est utile de desserrer après chaque traction la vis de pression, ce qui produira un certain écartement des cuillers. Par cette manière de « laisser respirer la tête » on permet à la tête de se fléchir, et à la circulation cérébrale de se rétablir.

Vient ensuite le mouvement de la rotation interne qui doit ramener l'occiput sous le pubis. Pendant que

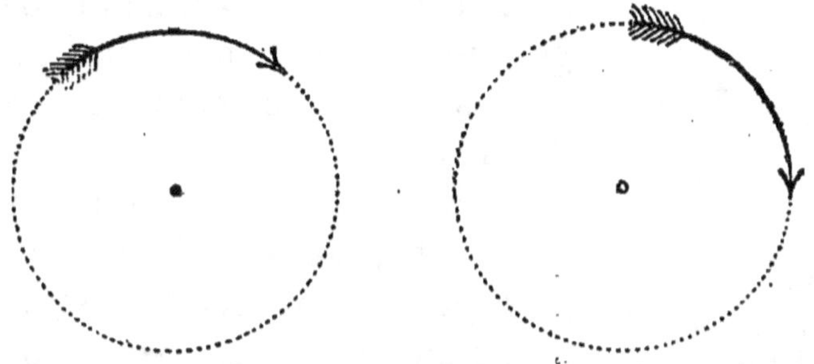

Fig. 51 et 52. — Dessins montrant une courbe décrite par les manches.

la tête exécute son mouvement de rotation, elle le traduit au dehors par le mouvement de cercle décrit par les manches.

Les manches tournent à gauche, décrivant un quart de cercle autour du centre représenté par le bouton de la tige de traction tenu immobile (fig. 52).

Le forceps s'est ainsi placé de champ, une cuiller sous le pubis, l'autre sur la commissure postérieure, l'extrémité des manches dirigée du côté de la cuisse gauche.

Il est quelquefois utile d'imprimer à l'instrument un commencement de rotation pour voir celle-ci s'accomplir. La tête est alors arrivée en occipito-pubienne. On peut retirer le forceps, et le réappliquer comme on le ferait pour une *occipito-pubienne primitive.*

On peut aussi, mais avec une grande prudence, terminer l'extraction en laissant le forceps placé de champ, comme il se trouve tourné. Pour cela, on dégage doucement l'occiput sous le pubis en agissant sur la cuiller qui l'embrasse ; puis on tire sur la cuiller postérieure dans le but de dégager lentement le front et la face sur la commissure postérieure. Avant le dégagement complet, on désarticule, et l'on engage la parturiente à terminer l'expulsion par ses efforts. Le périnée demande dans ces cas une surveillance spéciale.

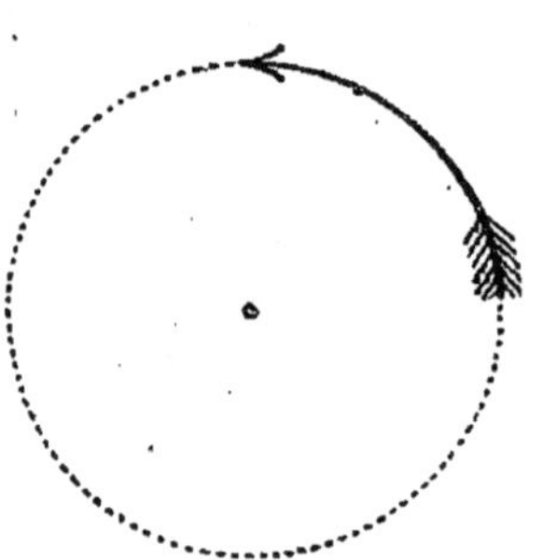

Fig. 53. — Dessin montrant une courbe décrite par les manches.

E. **Position occipito-transverse gauche.** — Nous pourrions répéter pour cette position tout ce que nous venons de dire pour la précédente. Nous le ferions sans utilité. Il nous suffira de dire qu'on peut décrire également les trois méthodes.

Pour la première (méthode d'application directe quant à la tête), on placera la branche gauche en arrière, en la conduisant sur la main droite. L'extrémité du manche est tournée vers la cuisse gauche de la parturiente. La branche droite est introduite ensuite, en arrière et à droite, puis ramenée en avant, jusque derrière le pubis, en lui faisant suivre la paroi droite interne de l'excavation. Pendant l'extraction le forceps tournera de gauche à droite pour s'arrêter sur la ligne médiane du corps (fig. 53).

Pour la méthode de l'application oblique, on placera la branche gauche en arrière et la première, puis on ramènera la branche droite en avant derrière le trou obturateur droit (comme s'il s'était agi d'une OIGA).

Les manches du forceps sont inclinés vers la cuisse gauche, mais pas autant que dans la méthode précédente (fig. 54).

La tête est saisie de la bosse frontale droite à la région mastoïdienne gauche. Pendant le mouvement de rota-

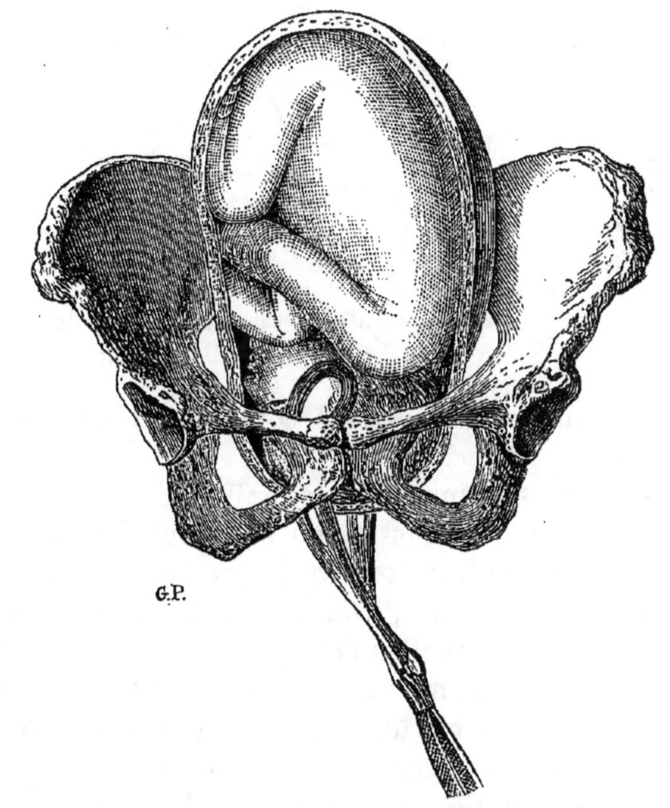

Fig. 54. — OIGT Application de forceps.

tion les manches décrivent un quart de cercle (fig. 55).

Pour la troisième méthode d'application, fronto-occipitale, l'application est directe quant au bassin. Il faut bien se figurer le mouvement que doivent décrire les manches, se portant de la ligne médiane vers la cuisse droite (fig. 56).

F. Position occipito-iliaque droite postérieure.
— Nous étudions de préférence la position droite plus
explicitement que la position gauche, en raison de la
fréquence relative de l'OIDP. Connaissant bien l'extraction dans les droites postérieures il sera facile de

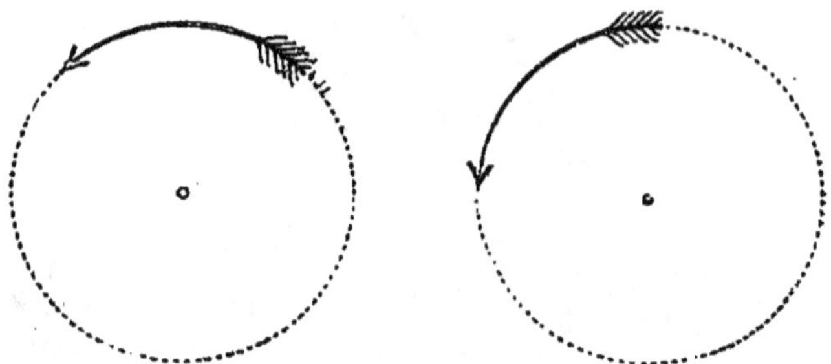

Fig. 55 et 56. — Dessins montrant une courbe décrite par les
manches.

se représenter par analogie comment il faut traiter
les gauches postérieures.

Quand on est appelé à intervenir dans une occipito-
iliaque droite postérieure, on doit toujours, à notre
sens, essayer de transformer au préalable cette position en une antérieure, plus favorable ; parce que les
positions dans lesquelles l'occiput est en rapport avec
l'arc postérieur du bassin tendent, dans les accouchements terminés par le forceps, à se dégager en arrière,
ce qui ne peut être considéré comme favorable, tandis que les occipito-antérieures se dégagent toujours
sous le pubis, ce qui simplifie bien l'opération et allège
le pronostic.

Si ces tentatives de transformation ne réussissent
pas, on opère alors sur l'occipito-postérieure considérée comme définitive.

Comment donc obtenir cette transformation d'une
OIDP en une occipito-antérieure ?

1° Par le procédé de M. Tarnier qui recommande

d'insinuer l'index derrière le pubis, pour aller à la recherche du pavillon de l'oreille antérieure (la gauche), et de prendre un point d'appui derrière ce pavillon, et de pousser, dans le temps de repos, cette oreille vers le côté gauche du bassin, afin de communiquer un mouvement de rotation à la tête sur son axe, mouvement qui reporte la face en arrière et à gauche, et l'occiput en avant et à droite ;

2° Par le procédé de la rotation à l'aide de plusieurs doigts (John Parry, Blanc). Pour cela, la main gauche est introduite dans le vagin et portée sur l'occiput.

Ce dernier bien empoigné est parfois facilement ramené en avant. La main droite restée libre aide à la manœuvre à travers les parois abdominales ;

3° Par l'introduction d'une cuiller de forceps conduite sur la main au niveau de la symphyse sacro-iliaque droite. Ce moyen peut désenclaver l'occiput qui tourne en avant. On peut encore repousser le front.

Dans tous les cas, il faut bien s'assurer de la position actuelle de la fontanelle occipitale, car l'occiput après ces manœuvres retourne quelquefois en arrière.

Si la rotation est obtenue, se conduire d'après le résultat obtenu.

Nous devons nous placer maintenant dans l'hypothèse d'une occipito-postérieure droite persistante et passer en revue les moyens d'extraire la tête à l'aide du forceps.

Il faut savoir que les conditions ne sont pas toujours aussi favorables une fois que l'autre. Il est des cas où la tête étant bien fléchie est facilement mobilisable, tandis que, d'autres fois, la tête est plus défléchie, et s'enclave dans le bassin, rendant ainsi l'extraction difficile.

Dans les conditions ordinaires, on place toujours le

forceps de telle sorte que la courbure pelvienne du forceps soit tournée du côté de l'occiput. Cela n'est plus possible avec les occipito-postérieures, parce qu'alors le forceps serait appliqué renversé, la courbure pelvienne dirigée en arrière. Puisqu'on ne peut le mettre dans cette position, on a changé la méthode. Au lieu de tourner le forceps du côté de l'occiput, on le met du côté du front qui se trouve derrière le trou obturateur gauche. L'application se fera dans le sens du diamètre oblique droit comme s'il s'agissait d'une OIGA. Le forceps sera donc incliné vers le côté gauche. Pour cela, on introduira la cuiller gauche la première, on la laissera devant le ligament sacro-sciatique gauche. La cuiller droite sera ensuite introduite en arrière et à droite, puis ramenée par le mouvement de spirale en avant, derrière le trou obturateur droit (fig. 57).

Vient ensuite le temps de l'extraction. Il est utile de savoir comment peut se terminer cet accouchement. Reportons-nous à ce qui arrive dans l'accouchement spontané.

Dans la généralité des cas, le mouvement de rotation ramène l'occiput en avant et le fait passer par les positions OIDT puis OIDA jusqu'à ce qu'il arrive en occipito-pubienne. Voilà le mouvement de rotation que le forceps doit laisser accomplir pour que l'accouchement soit aussi régulier que possible.

Mais parfois l'occiput, au lieu de faire sa rotation vers le pubis, tourne vers la concavité du sacrum, autrement dit, tourne en arrière, puis, sous l'influence d'efforts soutenus et répétés, descend devant le coccyx, le périnée et vient se dégager en arrière, sur la commissure postérieure. Cet accouchement est plus long, plus pénible et plus dangereux pour le périnée.

Pendant l'extraction, trois choses pourront donc se présenter :

1° L'occiput ou la tête accomplira son mouvement

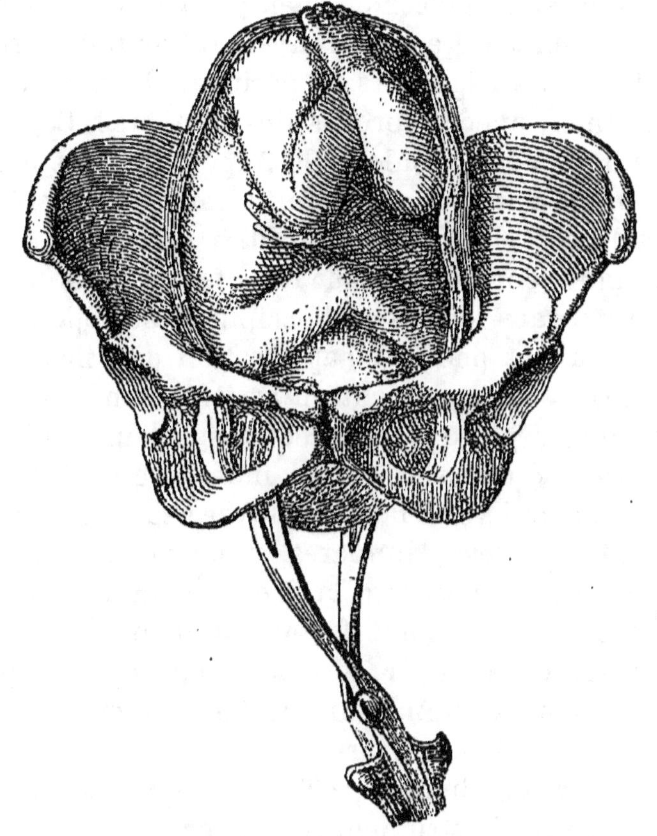

Fig. 57. — Application de forceps sur la tête en OIDP.

de rotation en avant et l'opérateur s'appliquera à suivre ce mouvement favorable ;

2° L'occiput tournera en arrière et sera dégagé en occipito-postérieur ;

3° L'opérateur imprimera à la tête le mouvement de rotation qui amène l'occiput sous le pubis.

1er *cas*. — Pendant les tractions, qu'elles soient faites avec le tracteur de M. Tarnier ou directement sur les manches du forceps simple, on voit l'instrument tourner et s'incliner vers la cuisse gauche de la parturiente, se placer de champ, et si l'on continue, se porter en arrière en se renversant de telle sorte que le pivot est dirigé vers le périnée. On peut faire le dégagement avec le forceps ainsi renversé. Cependant on indique aussi d'enlever le forceps dès que le mouvement de rotation est à moitié fait et de le réappliquer du côté de l'occiput, en OIDT ou OIDA.

Ce mouvement spontané de rotation nous paraît se produire dans les cas où l'occiput s'est déjà porté un peu en avant pendant l'application de l'instrument.

2ᵉ *cas.* — Dégagement en arrière. Pendant la traction, le forceps se place directement dans le diamètre transverse du bassin, ce qui indique que l'occiput a tourné en arrière. Il faut employer beaucoup de force, surtout chez les primipares, pour vaincre les résistances qui s'opposent à la progression de la tête. Le périnée se dilate d'une façon inquiétante, on voit le front venir s'appuyer sous le pubis, et l'occiput se dégager sur la commissure postérieure très exposée à ce moment à la déchirure.

Si on se sert du forceps Tarnier pour faire l'extraction, on voit l'instrument se relever beaucoup vers le plan abdominal de la femme. Dès que l'occiput est dégagé, le mouvement contraire se produit : on voit l'instrument s'abaisser de nouveau au moment où la face se dégage sous le pubis. On doit suivre ces mouvements avec l'appareil tracteur. Pendant cette manœuvre le forceps peut déraper, glisser vers la région frontale moins large que la région occipitale et lâcher prise. Il faut se méfier du relèvement des manches quand il ne s'accompagne pas de l'abaissement de l'occiput. Il est prudent de maintenir les manches dans leur position primitive pendant qu'on exerce les premières tractions.

Si on se sert du forceps ordinaire, il faut imiter ce que nous venons de voir se produire pendant les tractions avec le forceps Tarnier. Pour obtenir ce résultat

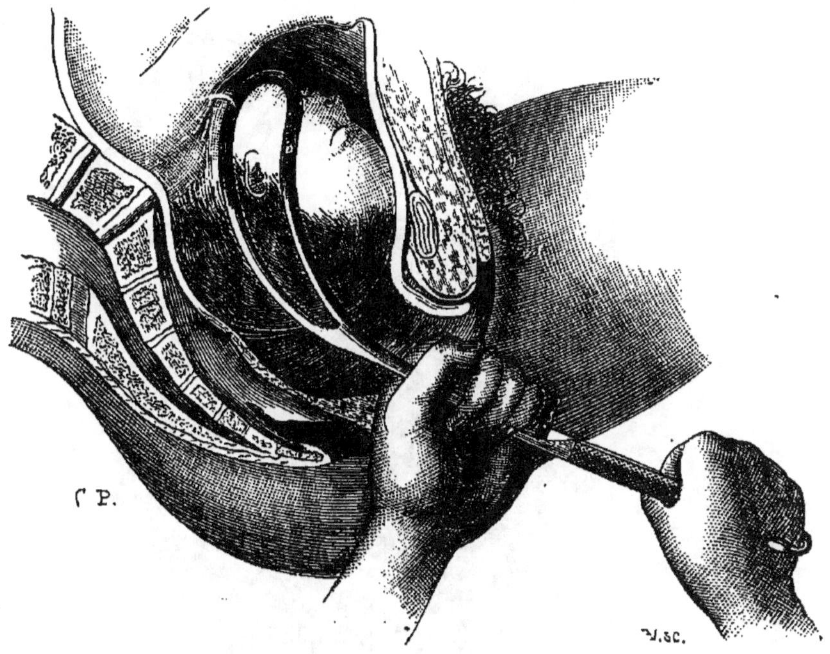

Fig. 58. — Dégagement de l'occiput en arrière.

on doit d'abord abaisser l'occiput en le tirant en arrière, surtout par l'intermédiaire de la main fixée au niveau de l'entablure (fig. 58), on l'abaisse ainsi jusque sur la commissure postérieure, en même temps qu'on relève les manches vers le plan abdominal de la femme (fig. 59). Quand l'occiput est dégagé, on abaisse de nouveau les manches et par ce moyen on dégage la face sous le pubis (fig. 60).

Pour bien abaisser l'occiput quelques opérateurs

appuient les manches sur un point fixe et tirent seulement au niveau de l'entablure; de cette façon on

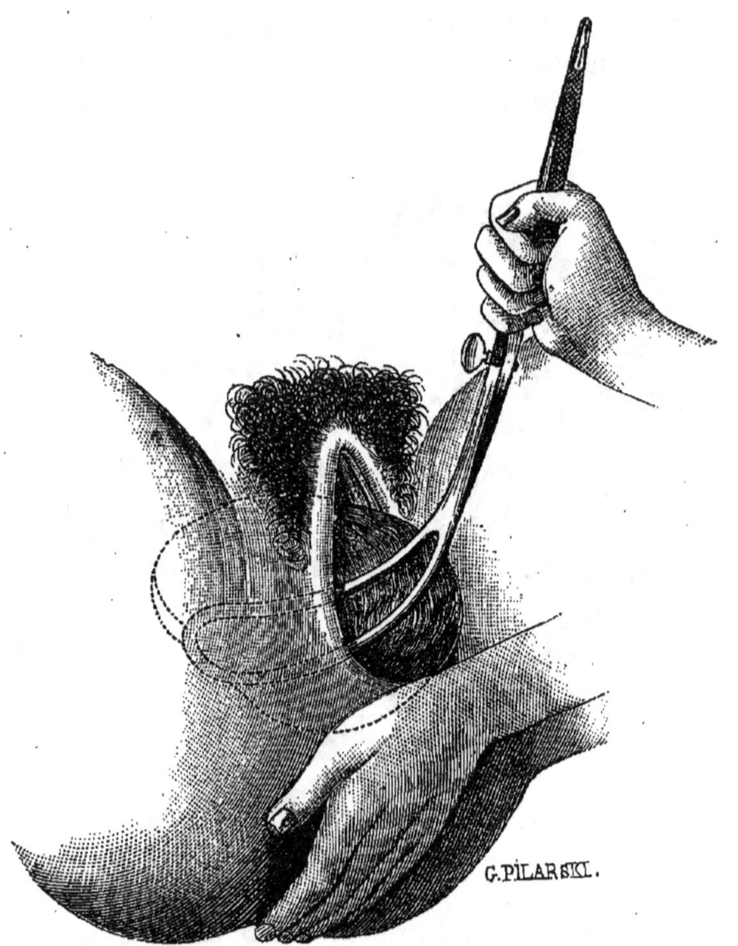

Fig. 59. — Dégagement de l'occiput en arrière.

fait décrire à l'extrémité des cuillers un trajet courbe qui tire l'occiput en arrière et en bas.

Les dangers de cette extraction résident, du côté de la mère, dans l'attrition des parties molles, dans l'énorme distension du périnée qui l'expose à la déchirure complète, — du côté de l'enfant, dans les compressions exercées sur le crâne.

3ᵉ *cas*. — L'accoucheur imprime à la tête, par

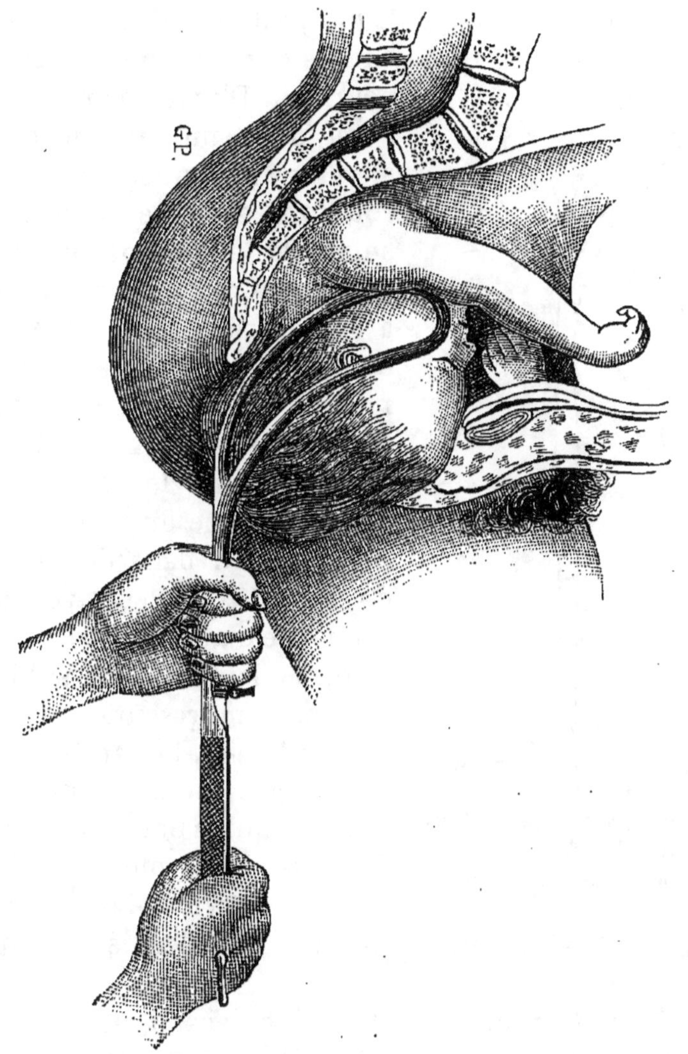

Fig. 60. — Dégagement de l'occiput en arrière

l'intermédiaire du forceps, le mouvement de rotation qui amène l'occiput en avant. Les partisans de cette

méthode sont nombreux. On a fait à cette méthode
le reproche de tordre à l'excès le cou du fœtus. Or,
on peut répondre que les dangers que l'on redoutait
ne sont pas réels, puisque pratiquement ces accoucheurs ont obtenu des résultats
heureux. D'autre part, Budin
a vu dans un accouchement
spontané la tête accomplir cette
rotation sans que celle-ci soit
suivie de la rotation des épaules. Ensuite l'expérimentation
a démontré à M. Tarnier que
la colonne cervicale du fœtus
pouvait subir une aussi grande
torsion sans augmentation de
pression dans le canal rachidien (mesurée au manomètre).

Ribemont, dans des coupes
de fœtus congelés avec cette
torsion exagérée du cou, a fait
voir que la moelle ne subissait
aucune compression.

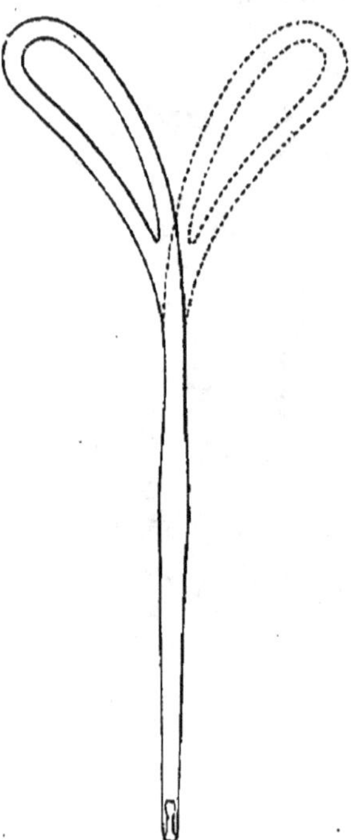

Fig. 61. — Dessin mon-
trant l'inconvénient
qu'il y a à faire tour-
ner le forceps selon
l'axe des manches.

En résumé, l'opération n'entraîne pas pour l'enfant les
dangers qu'on pouvait redouter
du côté de la moelle et de la
colonne cervicale. Donc, si elle
est réalisable, elle reproduit le mécanisme naturel
de l'accouchement.

On se tromperait fort, si l'on pensait que pour pratiquer cette rotation artificielle il suffit de faire tourner le forceps sur l'axe de ses manches.

Il suffit de réfléchir un instant; si vous imprimez
un mouvement de rotation au forceps sur l'axe de ses

manches, ceux-ci tournent sur eux-mêmes, mais les cuillers accomplissent un mouvement de cercle assez large ; le bec suit une circonférence d'environ 7 centimètres de rayon. Or ce mouvement ne peut se produire dans l'excavation où l'espace est limité (fig. 61).

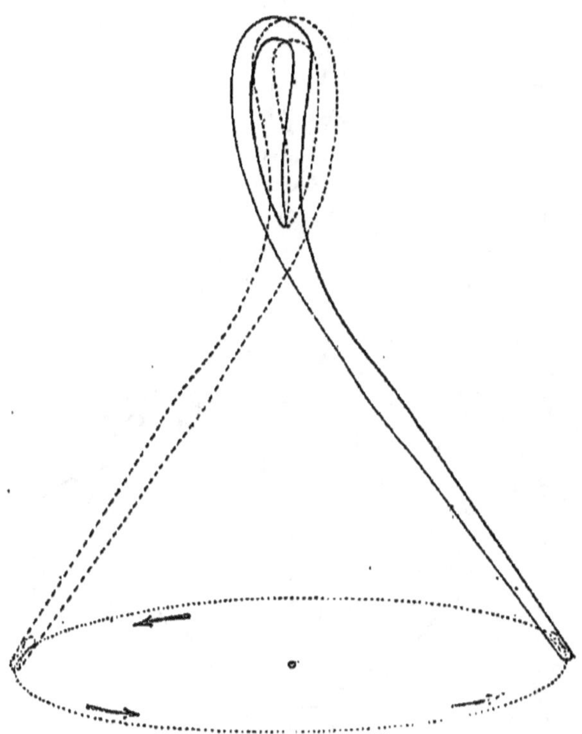

Fig. 62. — Dessin montrant comment il faut faire décrire une courbe aux manches.

Il faut imprimer à l'instrument un mouvement tel que ce soient les cuillers qui tournent sur place autour d'un axe fictif, lequel passe par le centre du corps saisi dans la cavité des cuillers. Et comme les manches n'ont pas la même direction que les cuillers, mais forment avec celles-ci un angle obtus, il en résulte que l'extrémité des manches doit décrire une circonférence autour de l'axe des cuillers prolongé. Si l'instrument employé est le forceps Levret, il faut connaître approximativement le trajet du cercle à décrire (fig. 62).

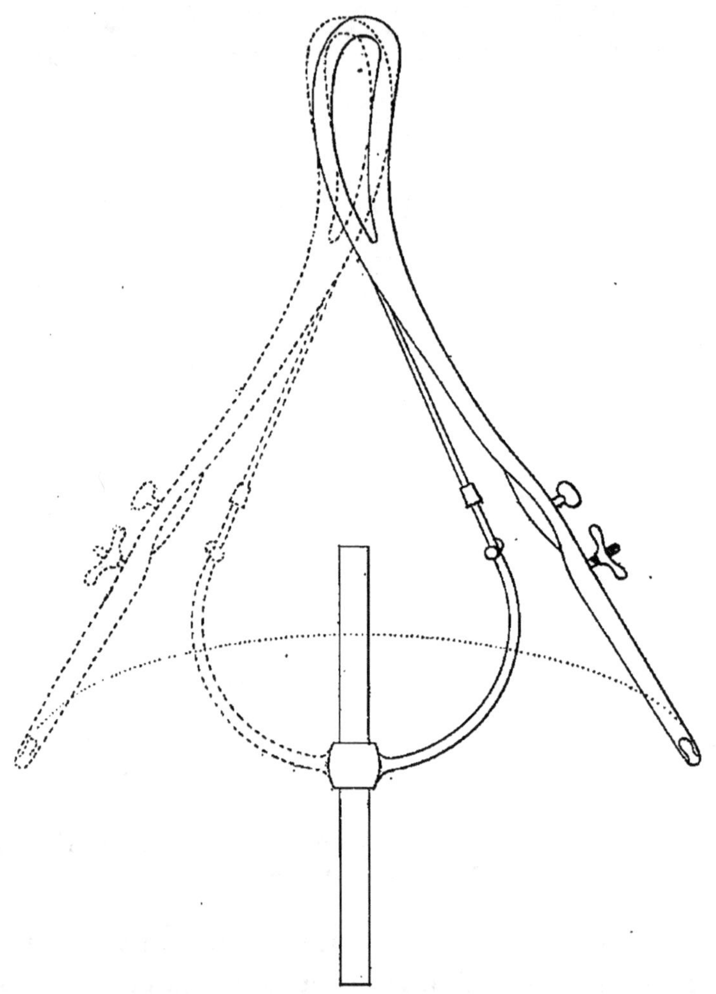

Fig. 63. — Comment on fait la rotation avec le forceps Tarnier.

Les choses sont beaucoup plus simples avec le forceps Tarnier et l'opération devient facile pour tous : voici pourquoi. L'axe des cuillers, celui-là même qui doit exécuter sur place sa révolution, passe par le bouton de la tige de traction (d'après la construction de l'instrument). Or, c'est autour de cet axe fictif que doit s'accomplir le mouvement de rotation du forceps. Pour que cet axe ne dévie pas, je n'ai qu'à maintenir fixement le bouton de la tige du tracteur et faire accomplir aux manches leur rotation ; le tracteur tournera, mais le point B restera fixe. Dans cette révolution du forceps les cuillers ont tourné sur elles-mêmes, avec la tête qu'elles contenaient (fig. 63).

Donc, l'écart d'un centimètre étant maintenu entre le forceps et le tracteur, je saisis à pleine main le milieu du bâton, et je maintiens ferme la main au point où elle est; avec l'autre main, je mobilise les manches que je fais cheminer dans le sens connu d'avance. Pour faire avancer l'occiput d'arrière, côté droit jusqu'en avant vers le pubis, il faut, ainsi qu'on se le figure facilement, faire aller en sens contraire les manches, c'est-à-dire d'avant en arrière, et sur le côté gauche.

Pour exécuter l'opération de la rotation artificielle, il faut avoir soin d'abaisser d'abord la tête jusque sur le plancher pelvien ; seulement alors on imprime la rotation.

Quand l'occiput est amené en avant, le forceps est renversé complètement, les manches regardent en arrière : on peut dégager la tête avec le forceps ainsi placé, ou désarticuler et réappliquer comme dans l'occipito-pubienne.

Pour obtenir encore une rotation de l'occiput en avant on peut essayer la manœuvre de Fochier. Il applique le forceps de la bosse frontale gauche à l'apophyse mastoïde droite; il tire sur la cuiller postérieure par l'intermédiaire d'un lacs afin de tirer l'occiput en avant.

On obtient cette prise oblique de la tête en OIDP en appliquant le forceps directement quant au bassin.

G. **Position occipito-iliaque gauche postérieure.** — Tout ce que nous venons de dire pour la droite postérieure, s'applique exactement à la gauche postérieure.

L'occiput doit tourner sur la face interne de l'os iliaque gauche jusqu'au pubis.

Donc, en premier lieu, il faut essayer par les manœuvres décrites de transformer la position postérieure en position antérieure.

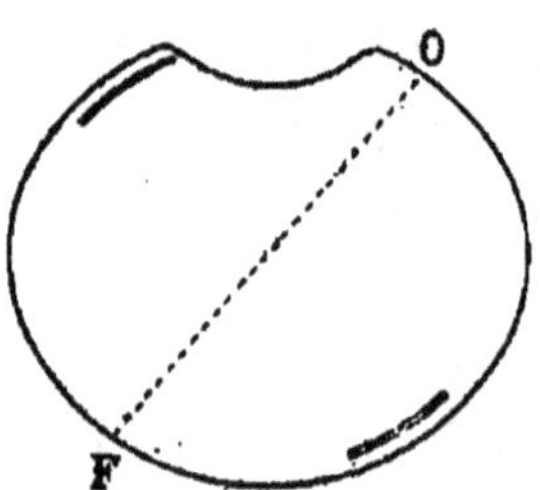

Fig. 64. — Dessin montrant la disposition des cuillers dans les OIGP.

Extraction par le forceps OIGP :

Application directe quant à la tête (du côté du front). Il faut placer le forceps dans le sens du diamètre oblique. gauche, en commençant par la branche droite qui doit rester en arrière, et en amenant la branche gauche en avant derrière le trou obturateur gauche (fig. 64).

Pour l'extraction, mêmes méthodes que pour la position droite. Si on fait la rotation on se souviendra que l'occiput devant progresser *sur la gauche, d'arrière en avant*, les manches devront cheminer sur *la droite, d'avant en arrière*.

H. **Position occipito-sacrée.** — Cette position n'est pas primitive ; elle est la conséquence de la rotation en arrière d'une OIDP ou OIGP. On ne parle pas pour cette position de rotation artificielle exécutée à l'aide du forceps, elle a cependant déjà été tentée avec succès.

La courbure pelvienne du forceps ne pouvant être

tournée du côté de l'occiput, on la tourne en avant, c'est-à-dire du côté du front. C'est donc une application simple comme en occipito-pubienne.

Nous n'avons pas à revenir sur la manière de dégager l'occiput en arrière, nous renvoyons pour les détails à l'occipito-iliaque droite postérieure.

II. — Tête arrêtée vers le milieu de l'excavation.

Devons-nous passer en revue toutes les positions à l'occasion de l'étude de cette situation de la tête ? Nous ne le pensons pas. Parce que, d'abord, il n'y a pas de limite bien déterminée pour marquer le point où est arrivée la tête. Car la progression de la tête dans l'excavation ne constitue, à proprement parler, que des degrés plus ou moins prononcés d'engagement de la tête au détroit supérieur. D'ailleurs le langage usuel des accoucheurs marque ces degrés variables d'engagement de la tête par ces termes : « La tête est amorcée... la tête est engagée... la tête plonge... la tête plonge profondément... la tête est presque sur le plancher pelvien. »

Dans cette période de descente ou complément d'engagement de la tête, celle-ci peut occuper les différentes positions décrites, les occipito-pubienne et occipito-sacrée exceptées, parce que la rotation ne se fait que sur le plancher. On trouvera des OIGA, OIDP, OIDA, OIGP selon leur fréquence relative. On trouvera assez souvent des OIDT et OIGT, parce que ces présentations en position transverse sont fréquentes dans les bassins aplatis et dans les inclinaisons utérines prononcées. C'est justement en raison de l'aplatissement du bassin que la tête glissant, à frottement entre le promontoire et le pubis, s'arrête souvent à moitié chemin.

De ce que nous venons de dire, il résulte que selon le degré de descente de la tête on opère tantôt comme au détroit inférieur, tantôt comme au détroit supérieur.

C'est pourquoi il y a peu à dire de particulier sur chacun des cas.

OIGA. — Application directe quant à la tête, et l'application oblique quant au bassin. Cuiller gauche la première et laissée en arrière.

Application directe quant au bassin ou saisie oblique de la tête.

Abaisser d'abord la tête jusque sur le plancher, faire la rotation puis le dégagement selon les règles.

OIDA. — Application oblique quant au bassin, cuiller droite en arrière, la première; application oblique quant à la tête : la tête est saisie de la bosse frontale gauche à l'apophyse mastoïde droite.

OIDP. — Agir comme nous l'avons exposé pour les cas semblables au détroit inférieur. Se souvenir que la tête doit être d'abord abaissée jusqu'au bas de l'excavation avant de pouvoir obtenir la rotation.

OIGP. — Mêmes considérations.

OIDT et *OIGT*. — Sont constituées le plus souvent par des cas d'engagements avec arrêt au moins momentané de la tête à ce niveau dans les bassins aplatis.

En général, une forte bosse sanguine ajoute encore à l'apparence d'un engagement plus prononcé qu'il ne l'est en réalité. Souvent, par suite d'un certain degré de déflexion de la tête, la fontanelle bregmatique est plus accessible que la fontanelle occipitale.

L'intervention sera la même que pour ces mêmes positions au détroit supérieur.

III. — Tête au détroit supérieur.

Il est utile de faire une distinction basée sur la fixation ou l'absence de fixation de la tête au détroit supérieur. Quand la tête est fixée, l'opération est relativement plus facile que lorsqu'elle est mobile au détroit supérieur, parce que celle-ci tend à se déplacer vers l'un ou l'autre côté pendant l'introduction des branches ; aussi, quelques accoucheurs avaient-ils conclu qu'avec une tête mobile il fallait employer la version comme procédé d'extraction. Cependant le forceps étant moins dangereux pour l'enfant que la version, on doit toujours tenter d'appliquer l'instrument, et au cas où l'on ne réussit pas, terminer l'accouchement par la version.

Nous devons donc, avant d'aborder l'étude de chaque position en particulier, dire quelques mots de l'application de l'instrument à ce niveau élevé.

Pour conduire la cuiller du forceps à la hauteur du détroit supérieur, il faut avoir soin d'introduire tout entière la main conductrice, le pouce compris, afin de conduire sûrement la cuiller sur la tête. Il faut s'assurer avec les doigts qu'on est bien en dedans de l'orifice utérin, qu'il n'y a aucune procidence du cordon ou d'un bras. On glissera dans tous les cas les doigts aussi haut que possible sur la tête pour conduire la cuiller avec la plus grande sécurité.

On arrive assez facilement à introduire la première branche, mais il n'en est pas toujours de même pour la branche placée en second lieu, parce qu'on est gêné par la présence de la première branche, parce que celle-ci, mal tenue par l'aide, fait l'office d'un levier qui refoule la tête de l'autre côté. Il faut donc surveiller l'action de l'aide et glisser la main très haut.

Quand la tête est *mobile*, il peut être très utile de la faire fixer de l'extérieur par les mains d'un aide.

On a proposé dans ces cas de faire l'application en se servant d'une seule main (Hatin, Hubert). Ce procédé décrit en détail dans le traité de Hubert n'a guère la faveur des accoucheurs.

Les positions occipito-pubienne et occipito-sacrée ne se rencontrent pas au détroit supérieur. Nous aurons à étudier les positions gauche et droite dans leurs trois variétés : antérieure, transverse et postérieure.

A. **Position occipito-iliaque gauche antérieure**. — Classiquement il faut faire une application oblique, la courbure antérieure du forceps dirigée du côté gauche, les cuillers placées dans le diamètre oblique droit. Donc, commencer par la branche gauche, qui est laissée devant la symphyse sacro-iliaque gauche ; introduire la branche droite, la ramener en avant derrière l'éminence pectinée.

Dans le procédé de l'application directe quant au bassin, la tête est saisie de la bosse frontale droite à l'apophyse mastoïde gauche.

Pour l'extraction il faut premièrement abaisser la tête jusqu'au bas de l'excavation ; pendant tout ce temps la petite fontanelle reste tournée en avant et à gauche, descend de l'éminence pectinée derrière le trou obturateur gauche, puis derrière la branche ischio-pubienne gauche. Pendant ce temps de descente la traction est dirigée très en arrière. Avec le forceps Tarnier on se laisse guider par les manches. Ceux-ci reviendront ensuite sur la ligne médiane (rotation interne), puis, quand l'occiput se dégagera, les manches se relèveront, mouvement que l'opérateur suivra avec le tracteur.

B. Position occipito-iliaque droite postérieure.
— On ne peut plus parler ici de tentatives de rotation
avant de recourir au forceps, comme c'était le cas
pour la même position au détroit inférieur, parce que
la rotation interne ne s'accomplit pas à ce niveau
élevé.

Ne pouvant diriger la courbure pelvienne du côté
de l'occiput qui est en arrière, on la place du côté du
front qui est à gauche, en avant. On fera donc une
application comme s'il s'agissait d'une OIGA, le forceps sera donc dans le diamètre oblique droit, cuiller
gauche en arrière, placée la première, la branche
droite est ramenée derrière l'éminence pectinée droite.

Pour l'extraction il faut premièrement faire descendre la tête jusque sur le plancher du bassin toujours en OIDP, et le cas à traiter devient en tout semblable à celui que nous avons traité pour OIDP au
détroit inférieur.

C. Position occipito-iliaque gauche postérieure.
— Mêmes considérations que pour la précédente. Le
front est derrière la branche pectinée droite. Le forceps est placé dans le diamètre oblique gauche,
incliné vers la droite, courbure pelvienne du côté du
front. Application comme pour une OIDA. Première
branche, la droite qui sera laissée en arrière. La
branche gauche est ramenée derrière l'éminence pectinée gauche, décroisement.

Pour l'extraction, abaisser d'abord la tête jusque
sur le plancher périnéal, et achever comme il a été
dit pour le cas d'OIGP au détroit inférieur.

D. Position occipito-iliaque droite antérieure. —
Le forceps est placé dans le diamètre oblique gauche,
incliné vers le côté droit. Commencer par la branche
droite laissée en arrière. Ramener la cuiller gauche der-

rière l'éminence pectinée gauche, décroiser, articuler.

Si l'application est faite directement quant au bassin, la tête est saisie de l'apophyse mastoïde droite à la bosse frontale gauche.

E. **Positions occipito-transverses.** — Ces positions, avons-nous déjà dit, s'observent particulièrement dans les bassins aplatis et, pour cette raison, donnent assez souvent lieu à une application de forceps pour terminer un accouchement trop long.

On pourra décrire trois modes d'application :

1° Une application qu'on peut appeler normale ou directe quant à la tête qu'elle saisit par ses diamètres transverses, c'est-à-dire dans le sens du bipariétal, — mode d'application qui est surtout recommandé par M. Pinard ;

2° Une application oblique, forceps placé obliquement du côté où est l'occiput et saisissant la tête par un diamètre oblique, d'une bosse frontale à une apophyse mastoïde, — mode décrit dans les classiques ;

3° Une application directe quant au bassin, c'est-à-dire dans le diamètre transverse, dite *à l'allemande*, saisissant la tête du front à l'occiput.

Nous aurons à voir ces trois modes pour les variétés gauche et droite.

F. **Position occipito-iliaque gauche transverse.** — Lepage[1] conseille d'introduire *toute la main* droite pour aller à la recherche de l'oreille postérieure se rendre compte de la situation de la tête, du degré d'engagement, et pour chercher à abaisser l'occiput et à relever le front en haut, et abaisser l'oreille postérieure, s'il y a une inclinaison antérieure.

En faisant le simulacre à l'extérieur de l'application

1. Lepage, Thèse de Paris, 1888, p. 32.

de l'instrument, les manches tournés à gauche, on voit que c'est la cuiller gauche qui doit être placée en arrière (fig. 65).

Donc on l'introduit suivant les règles habituelles, jusqu'à ce qu'elle touche à l'oreille, coupant son extrémité supérieure et venant par son extrémité au niveau de l'apophyse malaire. On donne au manche une direction variable suivant le degré de flexion ; si la tête est peu fléchie, on incline le manche du côté où se trouve l'occiput de manière que : 1° l'axe de la cuiller se rapproche le plus possible de l'axe occipito-mentonnier ; 2° les tractions aient pour résultat d'abaisser l'occiput.

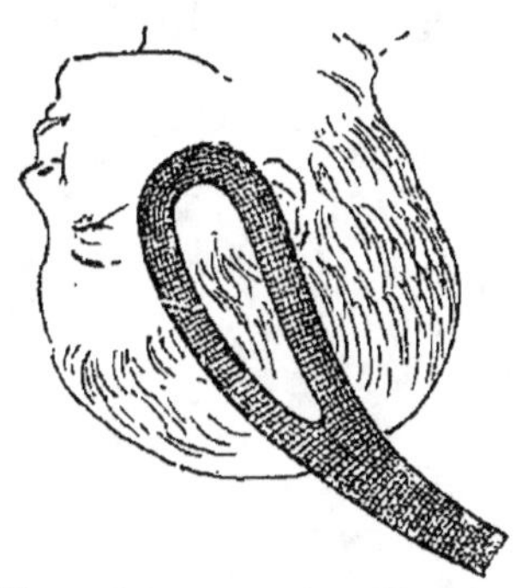

Fig. 65. — Application directe quant à la tête OIGT.

La main-guide est alors retirée doucement, tandis que l'autre main fixe la branche et l'empêche de dévier. Cette branche ne doit pas bouger ; c'est elle qui servira de point de repère pour placer l'autre branche, l'antérieure. On la confie à un aide qui la saisit solidement par le manche et avertit l'opérateur s'il survient le moindre déplacement.

Introduction de la deuxième branche. — L'accoucheur introduit la main gauche vers la symphyse sacro-iliaque droite. L'extrémité de la cuiller doit être poussée aussi en arrière que possible. C'est alors seulement qu'on commence à abaisser un peu le manche de cette branche, en même temps qu'avec les doigts de la main enfouie dans les parties génitales on presse sur le bord convexe de la cuiller, que l'on ramène ainsi peu à peu en avant jusqu'à ce qu'elle ait atteint ou à peu près la ligne médiane. Généralement la branche antérieure est enfouie dans l'utérus, ce qui tient à l'inclinaison de la tête. Le forceps agissant un peu en levier fera descendre l'oreille antérieure. On articule, on serre la vis de pression, on applique le tracteur.

Extraction. — Il suffit de se laisser guider par les branches du forceps : c'est le bassin qui oriente l'instrument. Les manches s'inclinent d'abord peu à peu en arrière jusqu'à ce que la bosse pariétale inférieure ait franchi le détroit supérieur.

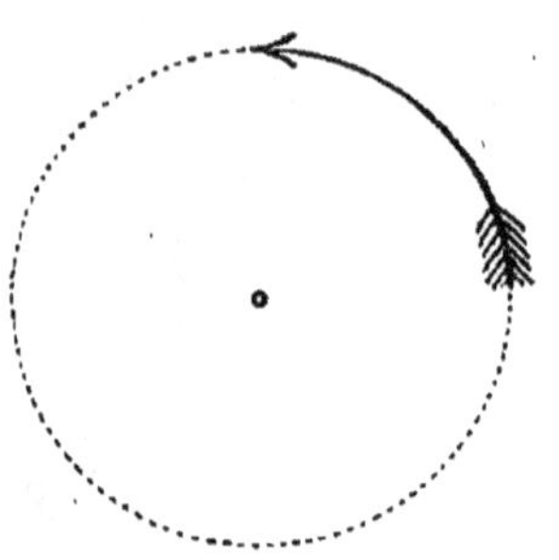

Fig. 66. — Dessin montrant une courbe décrite par les manches.

Il est bon quelquefois d'un peu serrer la vis de pression pour éviter le dérapement qui se produit facilement si la tête est peu fléchie. Il faut savoir réappliquer à temps l'instrument qui agit mieux, la tête étant plus fléchie.

La tête descend jusqu'au plancher pelvien; à un moment donné le forceps tourne en avant, traduisant le mouvement interne de la tête; finalement la tête est en occipito-pubienne (fig. 66).

Application oblique. — L'occiput étant à gauche il faut placer le forceps obliquement dans le diamètre oblique droit de façon que la courbure pelvienne du forceps soit tournée du côté de l'occiput. On commencera par la branche gauche qu'on laisse devant la symphyse sacro-iliaque gauche. La cuiller droite sera ramenée derrière l'éminence pectinée droite. Abaissez la tête jusque sur le plancher et le forceps tournera en avant, puis s'inclinera à droite, la tête sera alors en occipito-pubienne (fig. 67). Elle a été saisie de l'apophyse mastoïde gauche au frontal droit.

Application dans le diamètre transverse du bassin. — En plaçant ainsi le forceps bien à droite et à gauche, on saisit la tête du front à l'occiput. Par ce procédé on comprime la tête dans ce sens, alors qu'elle est déjà serrée dans son sens transversal (bitemporal) par le promontoire et le pubis. Cette méthode *à l'allemande* est considérée comme défavorable en raison de la compression crânienne qui en résulte.

Pour laisser la tête achever sa flexion pendant la

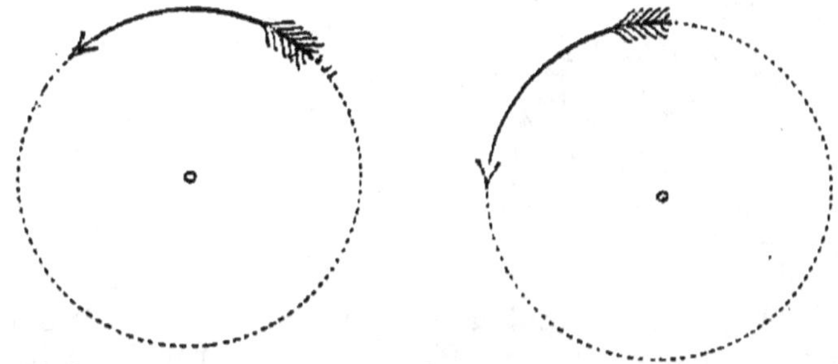

Fig. 67 et 68. — Dessins montrant une courbe décrite par les manches.

descente, il faut avoir soin de desserrer la vis de pression de temps en temps pour que cette flexion puisse s'accomplir dans l'intérieur des cuillers, pour laisser le temps à l'articulation crânienne de se rétablir. Arrivée sur le plancher pelvien la tête devra faire son mouvement de rotation, les manches s'inclinent par un trajet courbe vers le côté droit, l'instrument se plaçant de champ, une cuiller en avant, une cuiller en arrière (fig. 68). On peut à ce moment enlever le forceps et le réappliquer comme pour l'occipito-pubienne ; ou bien, dégager avec grande précaution la tête ainsi saisie du front à l'occiput en faisant glisser d'abord l'occiput sous le pubis, puis en dégageant le front et la face sur le périnée en tirant sur la cuiller postérieure.

G. Position occipito-iliaque droite transverse. — Ce que nous aurions à dire serait la répétition de ce que nous venons de décrire. Donc nous serons court.

Application directe quant à la tête. — L'occiput étant tourné à droite, le forceps sera tourné du côté droit (fig. 69). C'est la cuiller droite qui sera en arrière et

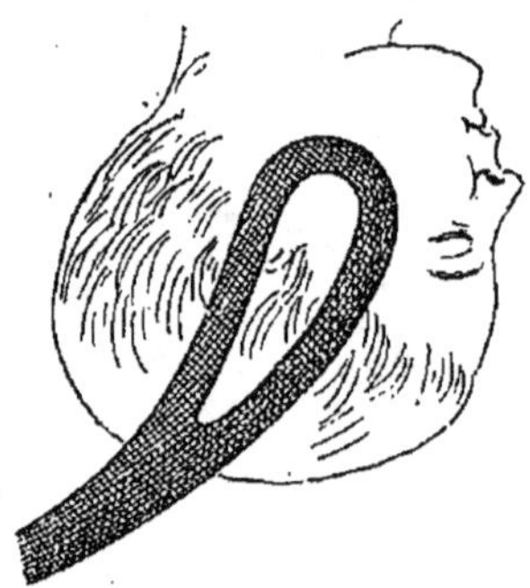

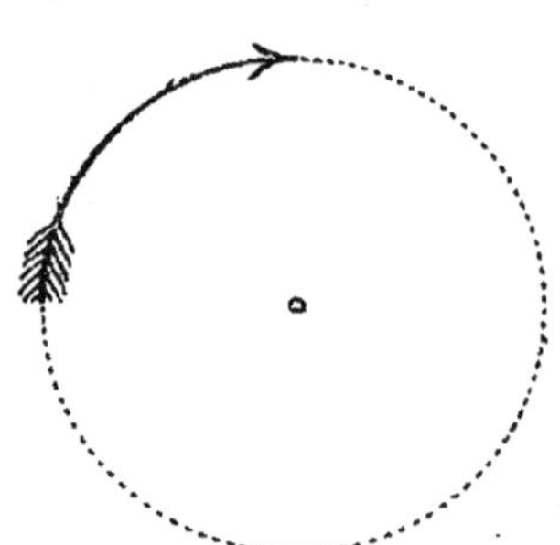

Fig. 69. — Une application directe quant à la tête OIDT.

Fig. 70. — Dessin montrant la courbe décrite par les manches.

conduite sur la main gauche guide. Cette main va à la recherche de l'oreille postérieure, place la cuiller devant l'oreille sur la joue, le manche plus ou moins abaissé selon le degré de flexion. Cette branche sera tenue bien fixe par un aide.

Introduction de la branche gauche, en arrière et à gauche, puis ramenée jusque derrière le pubis.

Articulation. — Abaisser la tête jusque sur le plancher pelvien, puis rotation qui ramène l'occiput vers le pubis, les branches reviennent directement en avant (fig. 70).

Dans une séance récente de la Société obstétricale de Paris, Porak et Budin ont montré, par des exemples cliniques, le danger que peuvent présenter ces appli-

cations de forceps dans le diamètre antéro-postérieur
de bassins aplatis. Ils ont observé la déchirure du
cul-de-sac de Douglas, une déchirure du péritoine à la
moitié supérieure du col, des taches ecchymotiques
dans le cul-de-sac de Douglas, des lésions sur la face
interne de l'utérus, une ouverture qui faisait communiquer l'utérus avec la cavité vésicale, des plaques
ecchymotiques et violacées sur la face postérieure et
le bas-fond de la vessie.

Avec Pajot, Charpentier et Guéniot ils se pro-

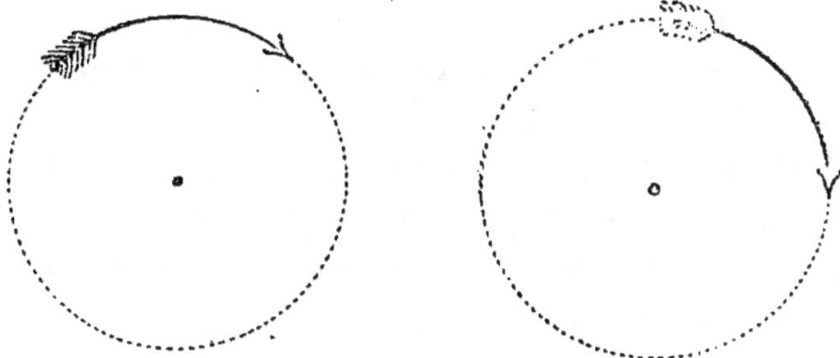

Fig. 71 et 72. — Dessins montrant une courbe décrite par les
manches.

noncent contre ces applications de forceps dans le
sens du diamètre antéro-postérieur.

L'application dans le sens d'un diamètre oblique présente plus de sécurité et donne des résultats avantageux.

Application oblique. — Le forceps est appliqué dans
le diamètre oblique gauche, incliné vers la droite. Il
saisit la tête de l'apophyse mastoïde droite au coronal
gauche.

Commencer par la branche droite, laissée en arrière;
ramener la branche gauche derrière l'éminence pectinée gauche; décroiser et articuler. Abaisser la tête
sur le plancher pelvien; rotation interne qui ramène
les manches du forceps d'abord directement en avant,
puis un peu vers la gauche (fig. 71).

Application directe quant au bassin. — Tête saisie
du front à l'occiput, commencer par la branche
gauche. Abaisser la tête en desserrant de temps en
temps la vis de pression. Rotation interne qui fait
tourner le forceps de champ sur la gauche (fig. 72).
Dégagement de la tête comme nous avons dit plus
haut.

ARTICLE II. — EXTRACTION PAR LA VERSION.

Les indications de cette opération sont limitées
dans les présentations du sommet, parce qu'une condition nécessaire pour faire la version est que la tête
soit mobile ou mobilisable. L'engagement de la tête
est donc une contre-indication à la version, à moins
que cette tête puisse encore être facilement déplacée
pour laisser passer la main.

C'est particulièrement dans les cas d'accidents
(hémorrhagie, éclampsie, procidence du cordon, etc.)
qu'on a recours à la version, la tête étant mobile, afin
de soustraire rapidement la mère ou l'enfant au danger pressant.

Les *conditions nécessaires pour opérer la version* sont
que la dilatation soit complète ou que l'orifice externe
soit dilatable, que la partie fœtale ne soit pas ou peu
engagée, que l'utérus ne soit pas rétracté.

Pour opérer il faut faire le choix de la main à introduire. Or le dos étant tourné soit à droite soit à
gauche, la main qui saisira le plus facilement les
pieds sera celle qui, placée entre la pronation et la
supination, aura sa face palmaire tournée du côté du
plan ventral de l'enfant; c'est la main droite pour les
positions occipito-droites, c'est la main gauche pour
les occipito-gauches. Comme moyen facile à retenir,

on prend cette formule : occiput à gauche, main gauche; occiput à droite, main droite.

A. Position occipito-iliaque gauche. — Décrivons l'opération pour une occipito-gauche. Nous avons à décrire : 1° l'introduction de la main; 2° la version proprement dite; 3° l'extraction qui est le complément de la version.

Introduction de la main gauche, d'abord à travers la vulve en formant un coin avec les doigts, dans l'intervalle des douleurs. — La main arrêtée dans l'excavation attendra le moment de repos pour rompre la poche des eaux, si elle ne l'est pas, et pour pénétrer à travers l'orifice utérin du côté du plan ventral de l'enfant, en refoulant prudemment la tête vers la fosse iliaque.

Si on opère au temps d'élection, c'est-à-dire au moment où la dilatation vient de se parfaire, l'œuf étant intact, la main qui pénètre peut aller d'autorité jusqu'aux membres inférieurs en passant devant le plan ventral.

Si les eaux sont écoulées depuis quelque temps, on fera cheminer lentement la main dans la période de repos, en suivant le plan latéral du corps pour arriver plus sûrement jusqu'aux jambes (fig. 73).

Saisie des membres inférieurs. — Les jambes étant fléchies sur les cuisses, les genoux se présenteront souvent en premier lieu aux doigts de l'opérateur; ils offriront d'ailleurs une excellente prise. Deux ou trois doigts permettront de les saisir d'une façon solide et d'opérer la version par leur intermédiaire.

Il pourra arriver que les jambes se présentent sous les doigts, alors en les étendant sur les cuisses, on les saisira de cette façon : le médius est placé entre les deux pieds, au niveau des malléoles internes, l'index et le médius prendront point d'appui sur les malléoles externes.

Quelquefois une seule jambe est saisie ; dans ce cas

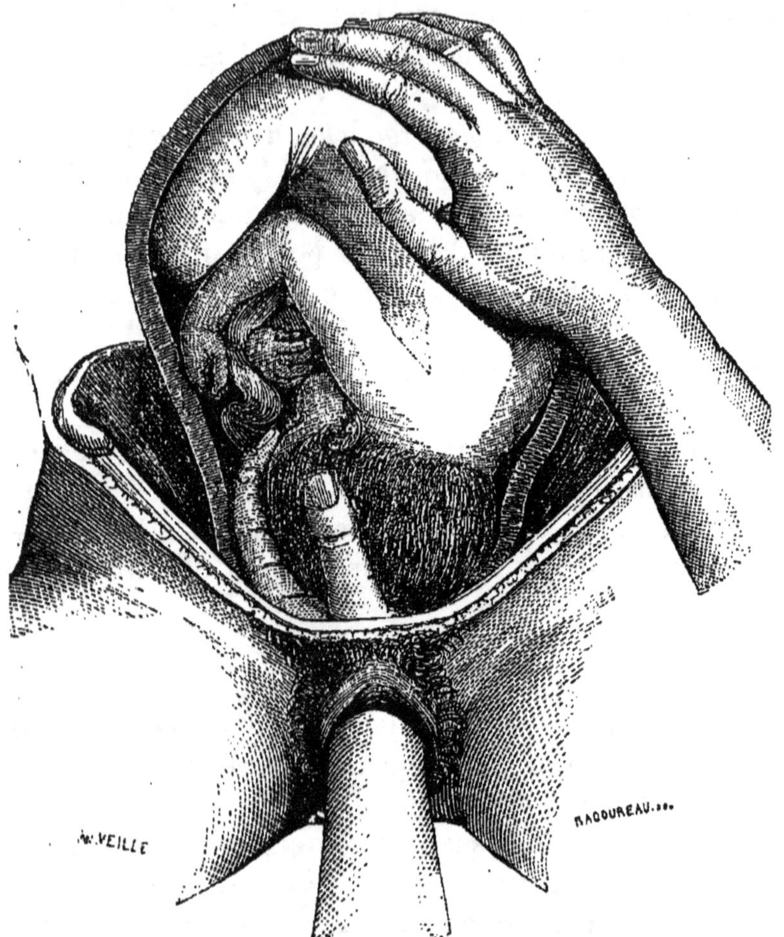

Fig. 73. — Introduction de la main pour la version.

l'antérieure est préférable, parce qu'avec la jambe postérieure seule on peut déterminer un mouvement de rotation de l'enfant sur son axe longitudinal, mouvement qui fait passer le dos de l'enfant devant la colonne lombaire et l'amène du côté opposé à celui qu'il devait occuper. Par suite de cette rotation la jambe qui était postérieure devient antérieure. Dans ces mouvements les bras peuvent passer derrière la nuque.

La *version* s'exécute pendant un temps de repos. Pour l'exécuter, on tire sur les pieds ou les genoux en les dirigeant vers le détroit supérieur ; le fœtus évolue en se repliant sur sa face antérieure, le siège descend en glissant contre la paroi utérine et vient se placer en sacro-iliaque droite, tandis que la tête remonte en glissant contre la paroi utérine gauche.

Extraction. — A partir de ce moment nous avons une présentation du siège dont nous opérons l'extraction. Pour cette partie de l'opération voir le chapitre des *Présentations du siège*.

B. **Positions occipito-iliaques droites.**

Choix de la main : main droite.

Introduction, remonter jusqu'aux genoux ou pieds qui sont en haut et à gauche.

Version, le siège descend contre la paroi gauche de l'utérus, se place en sacro-iliaque gauche.

Extraction selon les règles particulières relatives à cette position.

CHAPITRE II

PRÉSENTATIONS DE LA FACE.

Il y a deux modes principaux d'extraction dans les présentations de la face comme dans celles du sommet : le forceps et la version.

Mais la présentation de la face étant certainement

loin d'être aussi favorable à la mère et à l'enfant que la présentation du sommet, il y a lieu d'examiner tout d'abord ce que les accoucheurs ont tenté pour transformer les présentations faciales en présentations céphaliques. Il était tout naturel d'essayer d'obtenir la flexion de la tête. C'est ce qu'ont fait plusieurs accoucheurs.

Nous suivrons pour cette étude un ordre naturel plutôt que l'ordre chronologique :

1° Tentatives par manœuvres externes ;

2° Tentatives par manœuvres internes.

Manœuvres externes. — Elles peuvent être tentées à la fin de la grossesse ou au début du travail. Elles paraissent tout à fait indiquées à M. Tarnier quand il s'agit de mento-postérieures.

Il y a trois mouvements à exécuter : Dans le premier on soulève les épaules et la partie supérieure de la poitrine du fœtus, afin de rendre à la tête la liberté nécessaire pour qu'elle puisse se fléchir. Le deuxième mouvement favorise encore la flexion ; il est exécuté par une main qui pousse la tête vers le plan antérieur du fœtus. Enfin, dans un troisième mouvement qui ne peut être exécuté que par un aide, le siège du fœtus est poussé en bas et du même côté que la tête, c'est-à-dire vers le plan antérieur du fœtus de manière à faire engager le sommet (Tarnier).

Manœuvres internes. — Elles ont été surtout recommandées par Baudelocque : « C'est bien moins en repoussant la face, comme la plupart des accoucheurs l'ont conseillé, qu'on peut espérer de changer la position de la tête, qu'en agissant sur l'occiput même, qu'il faut tâcher d'accrocher de plusieurs doigts pour l'entraîner par en bas. » Cette opération, qu'on peut appeler une *réduction* plutôt que *version*, ne doit réussir que bien rarement : telle est l'opinion des accoucheurs de nos jours.

ARTICLE Ier. — EXTRACTION PAR LE FORCEPS.

Nous devons donc envisager les cas où la présentation de la face persiste et dans lesquels surgit l'indication d'intervenir.

Nous commencerons par le procédé de l'extraction à *l'aide du forceps* parce que les cas où la tête est fixée sont les plus nombreux.

Nous pourrons encore distinguer :

1° Les cas où la face est arrivée au détroit inférieur, ou mieux (ce qui traduit plus exactement l'état des choses) sur le plancher du bassin;

2° Les cas où la tête est engagée plus ou moins profondément dans l'excavation;

3° Les cas où la tête est au détroit supérieur.

I. — FACE AU DÉTROIT INFÉRIEUR.

La position qu'occupe la face sur le plancher pelvien ne peut être qu'une position antérieure, surtout la mento-pubienne, et si la rotation n'est pas accomplie les positions mento-gauche ou droite antérieures. Il faut des circonstances tout à fait exceptionnelles pour rencontrer le menton sur le diamètre transverse ou tourné en arrière. Aussi ne devons-nous pas tenir compte de ces positions qui réclament bien plus la crâniotomie que l'emploi du forceps.

A. Position mento-pubienne. — L'application du forceps est facile dans ces cas où le menton s'est logé sous la symphyse pubienne. L'application se fait exactement comme pour une occipito-pubienne, en commençant par la branche gauche. Le forceps occupe le diamètre transverse de l'excavation. Par-dessus cette branche, dont le manche est maintenu abaissé sur la commissure postérieure, on glisse la branche droite — articulation, vis de fixation (fig. 74).

Les premières tractions abaissent encore la face et

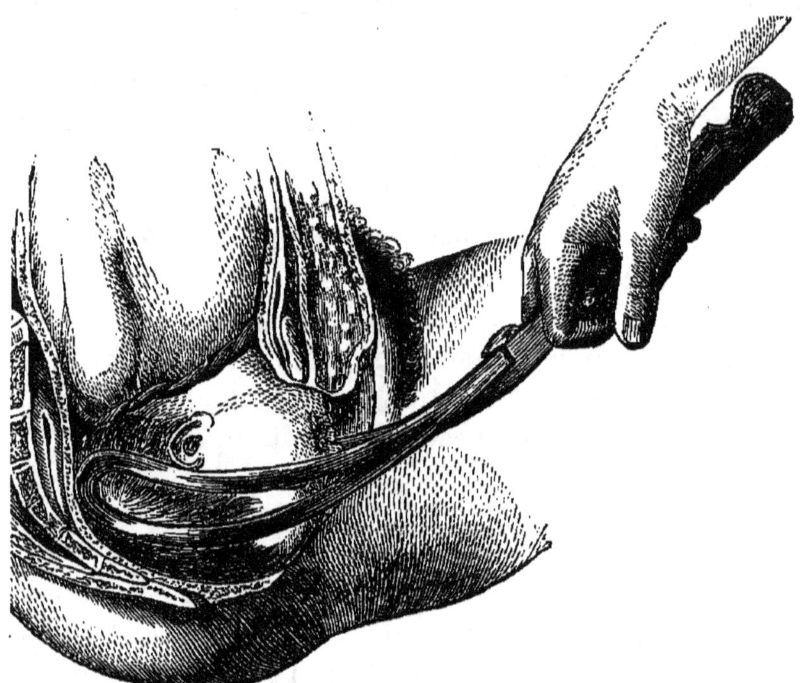

Fig. 74. — Application de forceps, dégagement de la face.

font bomber le périnée, puis on relève le forceps s'il s'agit du Levret, ou bien on voit celui-ci se relever s'il s'agit du forceps Tarnier. La face se montre à l'orifice vulvaire et on voit se dégager successivement sous le pubis les diamètres trachélo-frontal, trachélo-bregmatique, trachélo-occipital qui sont plus petits que les diamètres antéro-postérieurs du bassin.

Le danger de cette extraction réside surtout dans la

compression qu'exerce le pubis sur la région antérieure du cou.

B. Positions gauche, droite, antérieures, qui existent plutôt vers la partie inférieure de l'excavation
que sur le plancher périnéal. Aussi nous contente-
rions-nous de dire que si des cas de ce genre étaient
rencontrés, on ferait une application oblique pour
bien saisir la tête par ses diamètres transverses.

II. — FACE DANS L'EXCAVATION.

L'engagement des présentations de la face dans
l'excavation a pour limite la longueur du cou en avant.
Cette limite se trouve à l'endroit où le cou se continue
avec le tronc, lorsque celui-ci doublé de la partie postérieure du crâne cherche à s'engager dans l'excavation.

Or, cet engagement n'est plus possible avec cette
partie doublée qui mesure 14 ou 15 centimètres. La
face reste pour ainsi dire suspendue dans l'excavation;
l'accouchement ne peut se terminer qu'à la condition
que le *menton tourne en avant* et vienne se dégager
sous le pubis.

C'est à ce niveau occupé par la tête, quand celle-ci
fait ou doit faire sa rotation interne, que l'indication
d'intervenir se présente de temps en temps.

Quelles sont en pratique les positions de la face?

Les deux antérieures (gauche et droite);

Les deux positions transverses (id. id.);

Les deux positions postérieures (id. id.).

La position mento-sacrée n'existe pas. — La position mento-pubienne serait plus engagée, et serait
devenue la mento-pubienne du détroit inférieur.

A. Position mento-iliaque gauche antérieure. —

On a conseillé, pour obtenir l'achèvement de la rotation et de l'expulsion, de glisser la main ou une cuiller de forceps du côté où est le menton pour former un plancher artificiel, lequel agirait comme le plancher périnéal sollicitant la tête à faire sa rotation. Ce moyen simple peut toujours être essayé.

Extraction de l'enfant dans la position mento-iliaque gauche. — Le diamètre mento-frontal est dans le diamètre oblique gauche du bassin, le menton derrière le trou obturateur gauche. Pour appliquer le forceps

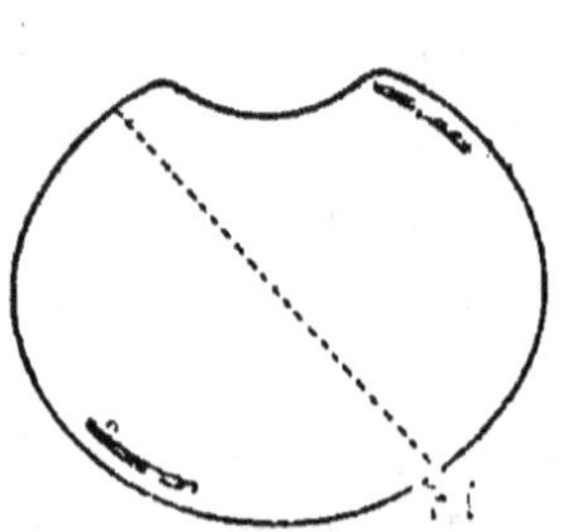

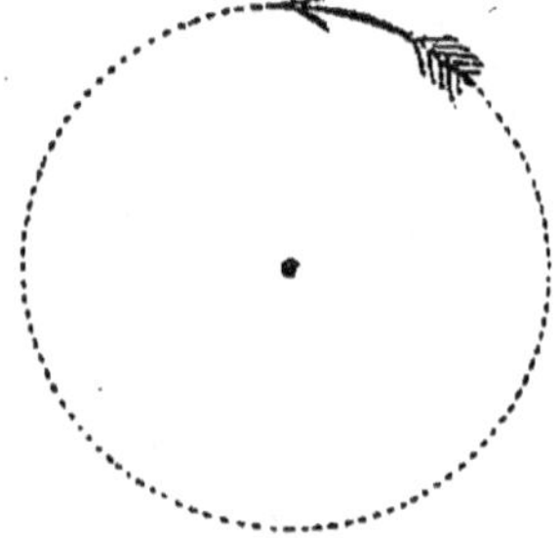

Fig. 75. — Dessin montrant la situation des cuillers dans MIGA.

Fig. 76. — Dessin montrant l'arc décrit par les manches.

normalement il faut le placer dans le diamètre oblique droit, tourné vers la gauche pour recevoir le menton dans la courbure pelvienne.

Donc commencer par la branche gauche qu'on laissera devant la symphyse sacro-iliaque gauche ; le pivot se trouvera ainsi incliné vers la gauche (fig. 75).

Placer ensuite la cuiller droite qu'on ramène par le le mouvement de spirale derrière le trou obturateur droit.

Extraction. — Les premières tractions tendent à engager la face davantage, puis la rotation se produit, ou bien l'accoucheur imprime ce mouvement de gauche à droite, en s'arrêtant sur la ligne médiane (fig. 76). Le menton vient alors se dégager sous le pubis et on achève comme il a été dit.

B. **Position mento-iliaque droite antérieure.** — Mêmes considérations que pour le cas précédent.

Le diamètre mento-frontal est dans le diamètre oblique droit du bassin.

Application oblique, forceps incliné vers la droite, cuillers dans le diamètre oblique gauche (fig. 77).

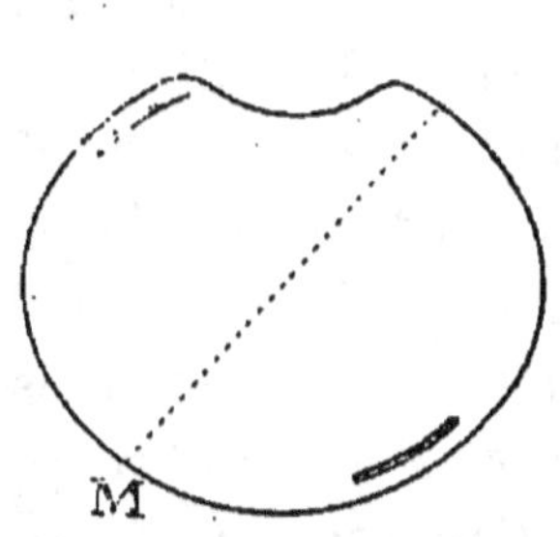
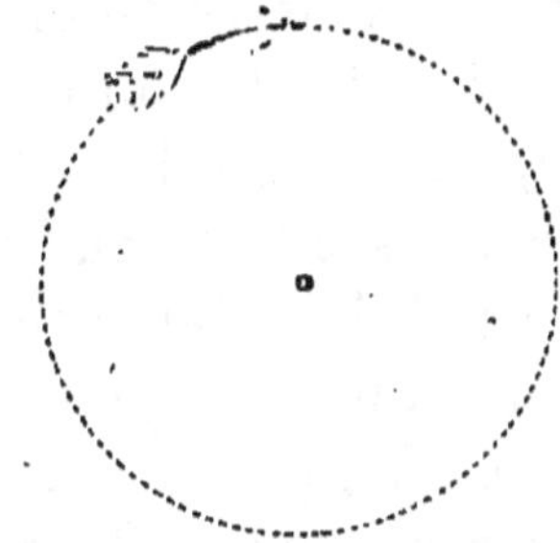

Fig. 77. — Dessin montrant la situation des cuillers dans une MIDA.

Fig. 78. — Dessin montrant l'arc décrit par les manches.

Commencer par la branche droite qu'on laisse en arrière; son entablure est inclinée vers la droite.

La branche gauche est ramenée derrière le trou obturateur gauche. — Décroisement.

Extraction. — Abaisser la face — mouvement de rotation spontané ou favorisé par l'impulsion communiquée à l'extrémité des manches qui reviennent de droite jusqu'à la ligne médiane (fig. 78).

Dégagement en mento-sous-pubienne.

C. **Positions mento-iliaques transverses.** — Elles sont — ou bien le résultat d'un commencement de conversion de mento-postérieures en mento-antérieures, — ou bien elles sont primitives. Elles peuvent tenir à un aplatissement pelvien, à une antéversion utérine.

On conçoit tout de suite que les difficultés ne seront pas les mêmes dans ces variétés de cas. Dans les uns la rotation pourra s'obtenir facilement ; dans les autres l'enclavement de la tête pourra créer des difficultés sérieuses.

Il ne peut être question ici de placer le forceps dans le diamètre transverse du bassin, car une des cuillers s'appliquerait fatalement sur le cou de l'enfant et pourrait y déterminer des compressions dangereuses. L'application se fera dans le sens d'un diamètre oblique, saisissant la face obliquement — procédé des classiques. L'application pourrait être aussi tentée dans le sens du diamètre antéro-postérieur du bassin, comme on l'a fait pour les occipito-transverses.

Mento-iliaque gauche transverse. — Avant d'appliquer le forceps, on doit essayer d'amener le menton plus en avant pour rendre l'opération plus facile. On peut essayer en glissant quatre doigts derrière le menton et en cherchant ainsi à le mobiliser — on peut aussi essayer l'effet de l'introduction de la cuiller qui correspond au côté où est le menton — menton à gauche, cuiller gauche.

Le but n'étant pas atteint, appliquons le forceps.

Appplication oblique. — Elle se fait exactement comme pour une MIGA. La cuiller gauche, introduite la première est laissée devant la symphyse sacro-iliaque gauche ; la cuiller droite est ramenée derrière le trou obturateur droit (fig. 79). Le forceps est ainsi incliné vers la gauche. La tête est saisie obliquement (de la bosse frontale gauche au côté droit du maxillaire).

Extraction. — Abaissement de la face en même temps que la rotation tend à se produire, ou bien on communique ce mouvement. Les manches du forceps décrivent un arc de cercle de gauche à droite, dépassant la ligne médiane pour aller sur la droite. La face étant arrivée en mento-sous-pubienne, il n'y a plus qu'à terminer comme il a été dit.

Application dans le sens du diamètre antéro-postérieur du bassin. — Nous indiquons cette opération par analogie avec ce qui a été tenté pour les occipito-transverses.

Il faut commencer par introduire profondément en arrrière sur la main droite guide la cuiller gauche de

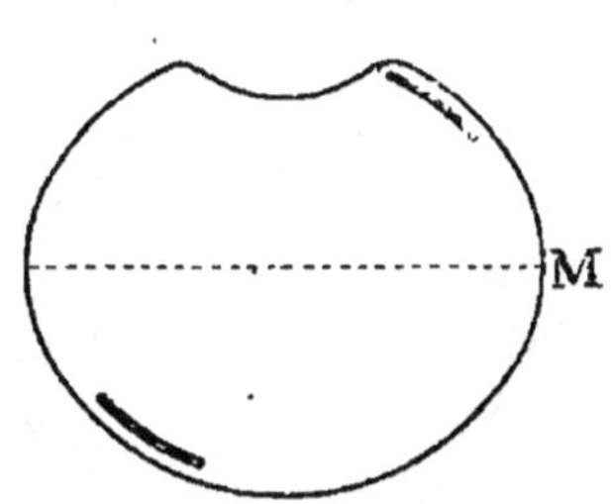

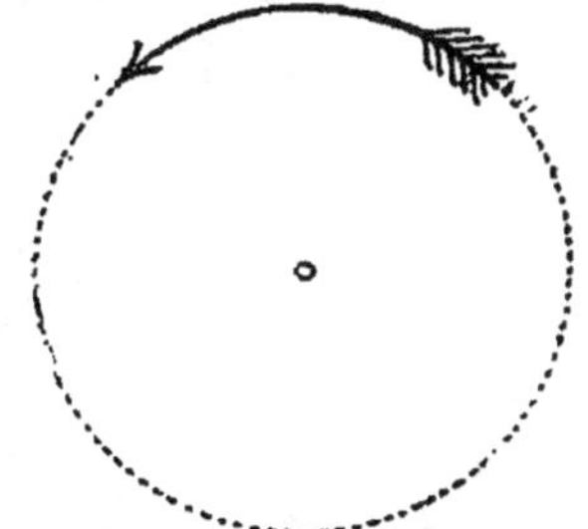

Fig. 79. — Dessin montrant la position des cuillers dans une MIGT.

Fig. 80. — Dessin montrant une courbe décrite par les manches.

façon qu'elle croise l'oreille, en inclinant le manche plus ou moins à gauche selon le degré de déflexion. Cette branche étant tenue bien immobilisée par un aide, on procède à l'application de la cuiller droite en arrière sur la main gauche guide et on la ramène par un mouvement de spirale en avant jusque derrière le pubis, puis on articule l'instrument et on place le tracteur brisé.

Extraction. — On abaisse d'abord la face, et on communique s'il y a lieu le mouvement de rotation qui fait décrire aux manches un arc de cercle de gauche vers la ligne médiane (fig. 81); puis dégagement en mento-pubienne.

Mento-iliaque droite transverse. — Application oblique.
— Elle se fait dans le diamètre oblique gauche. La cuiller droite introduite la première est laissée devant la symphyse sacro-iliaque droite, la branche gauche, introduite en second lieu, est ramenée derrière le trou obturateur gauche (fig. 82). — Décroisement et articulation. Le forceps est ainsi incliné vers le côté droit où est le menton. La tête est saisie du frontal droit au côté gauche du maxillaire.

Pendant l'extraction la rotation s'accomplit en faisant décrire aux manches un arc de cercle de droite

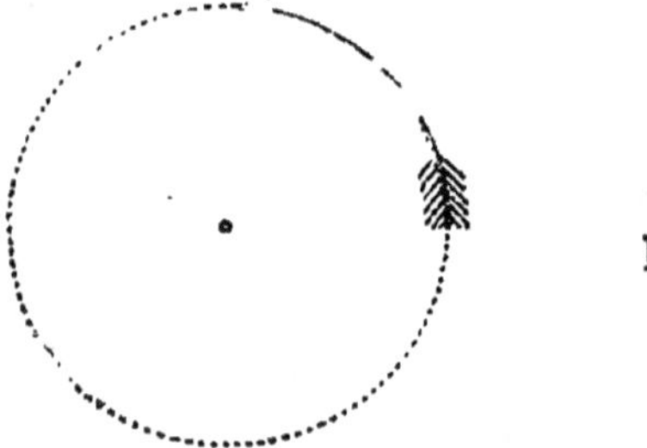

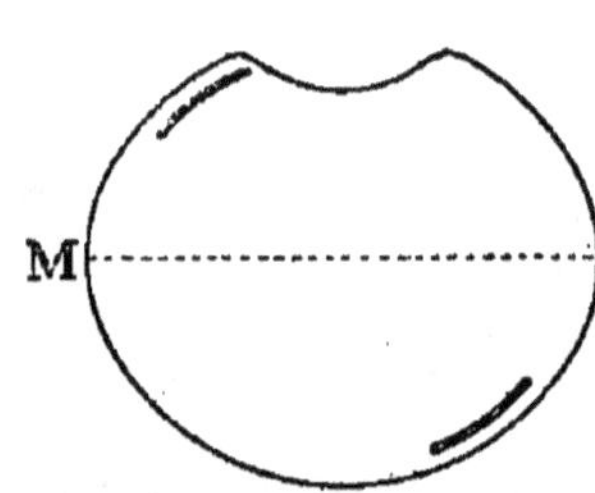

Fig. 81. — Dessin montrant une courbe décrite par les manches.

Fig. 82. — Dessin montrant la situation des cuillers dans une MIDT.

à gauche jusqu'au delà de la ligne médiane (fig. 83).

Application dans le sens du diamètre antéro-postérieur du bassin. — Le forceps est tourné du côté droit. Introduire la main gauche guide dans la concavité du sacrum, conduire sur celle-ci la cuiller droite au niveau de l'oreille postérieure ; le manche est plus ou moins abaissé ou élevé selon le degré de déflexion, puis maintenu par un aide.

Introduire ensuite la branche gauche en arrière sur la main droite guide et la ramener en spirale jusque derrière le pubis et articuler. — Vis de pression. — Articulation du tracteur. Pendant l'extraction rotation interne faisant décrire aux manches un arc de droite à gauche (fig. 84). Dégagement.

D. Positions mento-iliaques postérieures. — On rencontre plus souvent la mento-droite que la gauche. Il faut avoir soin de ne pas intervenir trop tôt, de laisser à la contraction le temps de bien engager la face et d'achever la déflexion. C'est très souvent l'impatience qui fait compromettre le succès.

Donc, la face étant bien engagée, des accoucheurs

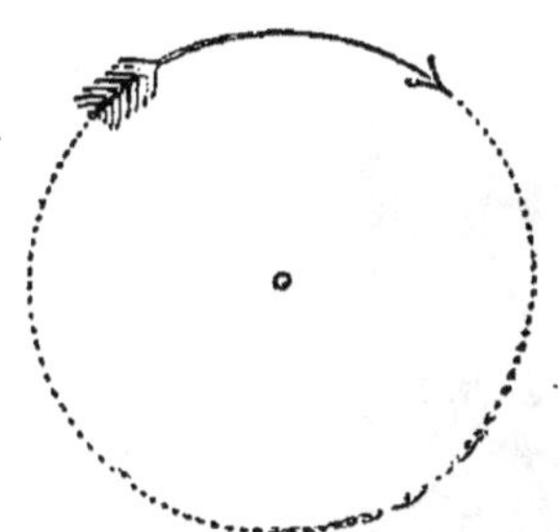

Fig. 83. — Dessin montrant une courbe décrite par les manches.

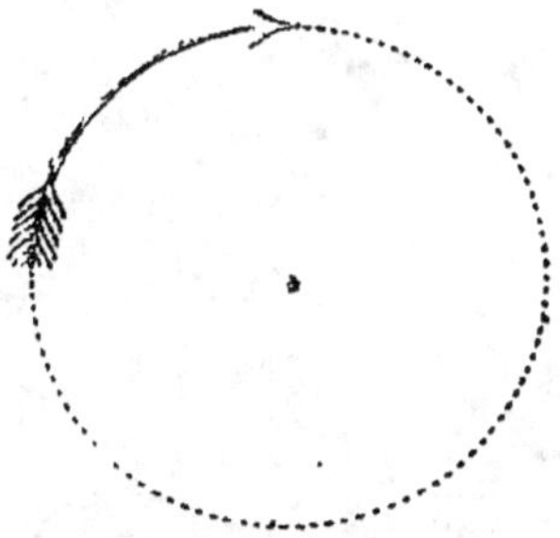

Fig. 84. — Dessin montrant le courbe décrite par les manches.

ont recommandé d'essayer d'abord de faire la rotation :

° En saisissant la face à pleine main pour lui imprimer un mouvement de rotation ;

2° En agissant avec un doigt placé en arrière sur le maxillaire ou dans la bouche pour faire tourner ;

3° En glissant derrière le menton plusieurs doigts dans le but de mobiliser la face ;

4° En introduisant une cuiller en arrière pour agir de même.

Nous allons supposer le cas d'une mento-postérieure non réduite.

Mento-postérieure droite. — Il ne paraît pas possible de tourner le forceps en arrière pour saisir le menton

7.

du côté de la courbure pelvienne; c'est ce que nous disions déjà pour les occipito-postérieures. Il faudra donc tourner le forceps du côté du front qui est à gauche, on opère donc en réalité sur une *fronto-anté-rieure gauche.*

Pour agir bien régulièrement, nous devrons faire

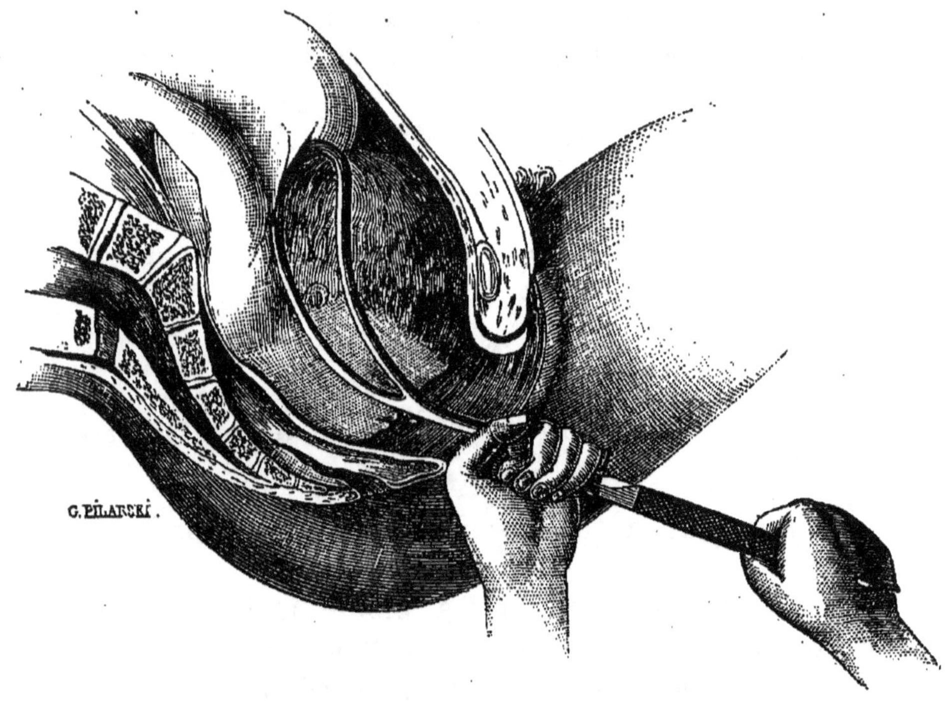

Fig. 85. — Application du forceps pour une MIDP.

l'application oblique, dans le sens du diamètre oblique droit, en commençant par la cuiller gauche qu'on laisse devant la symphyse sacro-iliaque gauche. La cuiller droite est ensuite placée et ramenée derrière le trou obturateur droit. Le forceps se trouve ainsi incliné obliquement vers la gauche (fig. 85).

On se souviendra pour le moment de l'extraction

qu'il faut *absolument* que la *rotation* se *fasse* en *avant*.

La rotation se laisse souvent attendre parce que l'engagement n'est pas suffisant. Aussi, si le menton n'a pas commencé la rotation, est-il utile d'engager d'abord davantage la face par une traction directe, puis le mouvement de rotation doit commencer à se faire, ou bien il faut le communiquer à la face à l'aide du forceps d'après le sens indiqué dans le schéma (fig. 86).

Le menton chemine à droite et vient finalement

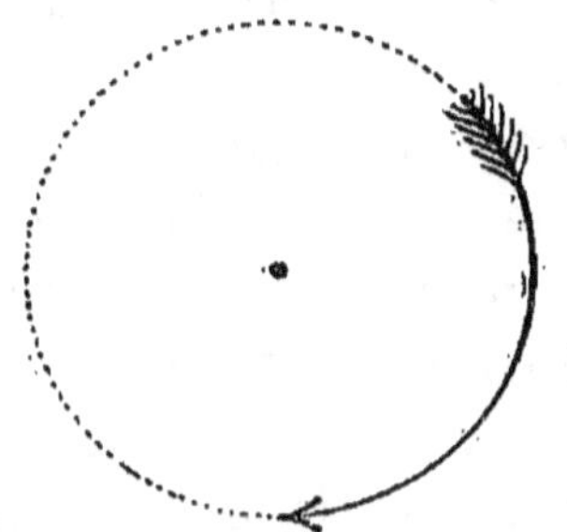

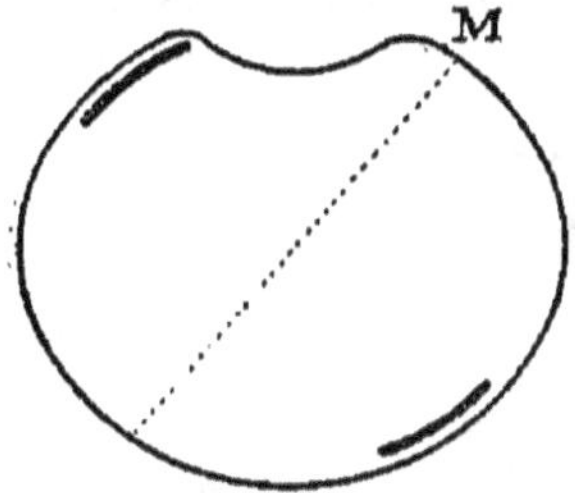

Fig. 86. — Dessin montrant l'arc décrit par les manches.

Fig. 87. — Dessin montrant la position des cuillers dans une MIGP.

sous le pubis, tandis que le forceps est totalement renversé. On pourrait ramener le menton jusqu'en MIDA et réappliquer comme dans cette position. On ferait ainsi, si l'on craignait le renversement complet du forceps que nous avons indiqué.

Cette extraction dans les mento-postérieures présente ses difficultés spéciales : 1º le dérapement du forceps en arrière, parce qu'il glisse vers la région du menton dont les diamètres sont bien plus courts que le bifrontal; 2º l'enclavement du front qui s'enfonce trop profondément, si le forceps appliqué trop en avant sur la région frontale tire trop exclusivement sur cette région qui s'enfonce en produisant une tendance à la flexion.

Il faut être prévenu de la production possible de ces deux accidents pour savoir les reconnaître à temps pendant l'opération.

Mento-iliaque gauche postérieure. — Il faut appliquer à cette position ce que nous venons de dire pour la position droite. On opère comme s'il s'agit d'une fronto-iliaque droite antérieure. Donc, commençons par la branche droite dont la cuiller doit rester devant la symphyse sacro-iliaque droite, puis appliquons la cuiller gauche pour la ramener derrière le trou obturateur gauche (fig. 87).

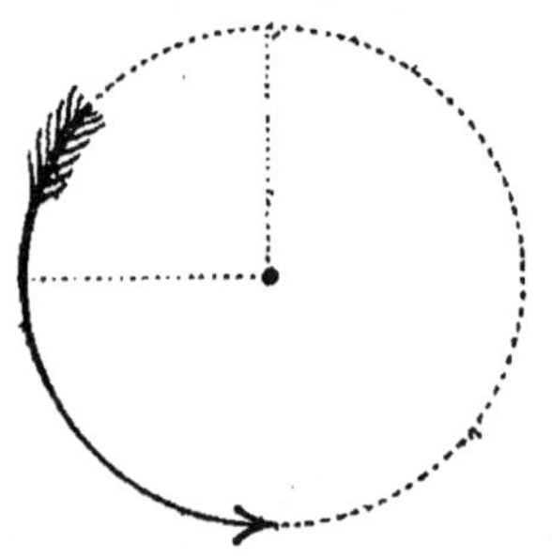

Fig. 88. — Dessin montrant l'arc décrit par les manches.

Mêmes réflexions sur l'extraction et la nécessité de la rotation du menton vers le pubis. Le menton devant cheminer à gauche d'arrière en avant, les manches décriront un arc de cercle d'avant en arrière et du côté droit (fig. 88).

Mêmes difficultés pour obtenir la rotation. Quand le menton est sous le pubis et le forceps complètement renversé, on peut dégager avec le forceps dans cette posture, ou réappliquer en mento-pubienne.

III. — Face au détroit supérieur.

Si la partie fœtale est déjà fixée et en partie engagée l'application de forceps sera possible et se fera comme nous venons de le dire. Seulement à cette hauteur l'instrument ne saisit pas bien la tête, il peut se produire des glissements pendant les tractions; c'est pourquoi ce mode d'intervention appliqué à la face élevée est considérée comme peu favorable. Nous avons déjà dit qu'avec les présentations de la face il faut savoir prendre patience.

Si la tête est encore mobile, on donne cette fois la préférence à la version podalique qui permet d'extraire l'enfant dans ces cas de présentations élevées au moment où un danger commande l'intervention.

IV. — PRÉSENTATION DU FRONT.
(Face, variété frontale.)

Nous ne devons parler ici que des présentations frontales persistantes. Celles qui se transforment en présentations du sommet ou en présentations de la face rentrent dans les paragraphes précédents.

La variété frontale persistante peut se terminer par un accouchement spontané d'après un mécanisme connu. Néanmoins l'intervention de l'accoucheur est parfois réclamée par l'absence de progression de la tête. Au détroit inférieur la direction de cette présentation du front ne peut être qu'antéro-postérieure, le maxillaire supérieur appuyé sur la symphyse pubienne. Le forceps devrait être appliqué dans le sens du diamètre transverse du bassin, il saisirait la tête par son diamètre bipariétal, et pendant l'extraction pratiquée selon les règles ordinaires, on verrait se dégager à la vulve les diamètres maxillo-frontal, maxillo-bregmatique, maxillo-occipital.

Au détroit supérieur la présentation du front est engagée le plus souvent dans le sens du diamètre transverse, en maxillo-iliaque droite transverse ou en maxillo-iliaque gauche transverse.

Quand cette présentation est fixée, l'intervention de l'accoucheur doit se faire à l'aide du forceps.

Mais comment appliquer l'instrument sur la tête en présentation du front avec position maxillo-transverse? Il ne peut être question de placer l'instrument que dans le sens d'un diamètre oblique ou du diamètre antéro-postérieur du bassin. Le placer dans le diamètre tranverse exposerait à serrer le cou de l'enfant dans l'encadrement d'une cuiller et déterminer ainsi des lésions graves.

L'opérateur doit donc chercher à obtenir une prise oblique de la tête ou bien une saisie de la tête d'un pariétal à l'autre pariétal. De toutes façons l'instrument sera placé en sorte d'avoir sa courbure pelvienne tournée du côté du maxillaire.

A. **Position maxillo-iliaque droite.** — Le forceps occupera le diamètre oblique gauche du bassin et ses manches se trouveront inclinés vers la droite. On commence donc par l'application de la branche droite qui sera laissée en arrière et qui prendra point d'appui sur la région malaire gauche; la branche gauche sera ramenée en avant et se trouvera appliquée sur le côté droit de la région occipitale.

Pour faire une application dans le sens du diamètre antéro-postérieur du bassin, on commencerait par la cuiller droite placée en arrière; la cuiller gauche serait amenée derrière le pubis. La courbure pelvienne du forceps se trouverait ainsi dirigée du côté droit. Dans ce mode d'application les cuillers saisissent bien le diamètre bipariétal et la prise est solide.

Le forceps étant placé de l'une ou l'autre façon on abaisserait par les tractions le front jusqu'au bas de l'excavation, puis on dirigerait la rotation, de façon à amener le maxillaire supérieur sous le pubis.

B. **Position maxillo-iliaque gauche.** — L'application oblique se ferait dans le sens du diamètre oblique

droit. On commence par la branche gauche qui reste
en arrière et prend appui sur la région malaire
droite. On place ensuite la cuiller droite qu'on
amène en avant et qui s'applique sur la région occipitale gauche.

Pour l'application dans le sens du diamètre antéro-
postérieur on commence par la branche gauche qui
est introduite en arrière. La branche droite est amenée derrière le pubis.

ARTICLE II. — EXTRACTION PAR LA VERSION.

Choisir la main qui, placéc entre la pronation et la
supination a sa face palmaire tournée du côté du
plan antérieur de l'enfant : ce qui correspond à cette
formule : front à gauche, main gauche; front à droite,
main droite.

Le choix de la main étant fait, il reste à procéder :
1° à l'introduction de la main; 2° à la version; 3° à
l'extraction.

Introduction de la main. — Pendant l'intervalle
des contractions, *a*) à travers l'anneau vulvaire; *b*) perforer les membranes, si elles sont intactes; *c*) pénétrer dans la cavité utérine en déplaçant sans violence
la tête vers la fosse iliaque; *c*) suivre ensuite le plan
latéral pour arriver jusqu'aux genoux ou aux pieds.

Version. — Un ou deux pieds étant saisis, faire
évoluer l'enfant en tirant sur la jambe qu'on entraîne
vers l'orifice utérin, cela au moment d'un repos du
sac utérin, de façon que la tête puisse remonter vers le
fond de l'utérus pendant la culbute imprimée au fœtus.

Extraction. — La présentation de la face se trouve
transformée par la version en présentation du siège,
soit sacro-iliaque droite, soit sacro-iliaque gauche.

Pour le temps de l'extraction, se reporter à ce que nous disons pour les présentations du siège.

CHAPITRE III

PRÉSENTATIONS DU SIÈGE.

Nous aurons à étudier les moyens d'extraction qui s'appliquent aux deux segments du fœtus qui se succèdent dans les voies pelviennes : le *tronc* dont le siège n'est qu'une partie, celle qui apparaît en premier lieu, et la *tête* qui vient en dernier lieu et qui se présente par sa base.

Cette présentation offre des dangers particuliers pour l'enfant parce qu'un retard dans son expulsion peut lui devenir très préjudiciable en raison des troubles circulatoires qui compromettent l'hématose. Ainsi, après la sortie du tronc, le relèvement des bras, les anomalies de rotation de la tête, la résistance des anneaux peuvent apporter des retards dangereux pour la vie de l'enfant.

L'extraction comporte par conséquent deux temps :

1° *Dégagement du tronc (jusqu'au cou);*

2° *Dégagement de la tête dernière.*

Le premier temps, pour plus de commodité, peut être subdivisé en deux :

1° Abaissement ou extraction du siège proprement dit, jusqu'en dehors de l'anneau vulvaire;

2° Dégagement du reste du tronc et des bras.

ARTICLE Ier. — EXTRACTION DU SIÈGE PROPREMENT DIT.

Avant de commencer, nous ferons remarquer que

cette étude s'applique aussi bien aux présentations du siège qui sont le résultat d'une transformation d'une autre présentation en présentation du siège, qu'aux présentations pelviennes primitives.

Le siège sera soit au détroit supérieur, soit engagé dans l'excavation, soit au détroit inférieur.

Le siège sera *complet* ou *décomplété*, distinction importante.

I. — Siège au détroit supérieur.

1° *Méthode manuelle.*

A. Recherche du pied. — Le siège est encore mobile ou bien commence à s'engager dans la partie supérieure de l'excavation : on peut le supposer encore mobilisable.

Nous devons suivre la distinction importante au point de vue clinique : 1° siège en masse ; 2° siège décomplété.

Siège en masse. — C'est-à-dire que les cuisses sont fléchies sur le bassin et les jambes fléchies sur les cuisses, et souvent croisées l'une devant l'autre ; les pieds sont souvent accessibles.

Quand, dans ces circonstances, une intervention devient nécessaire pour parer à un danger, il faut essayer de produire l'extension d'un ou deux membres pour s'en servir ensuite comme moyen d'extraction. Pour arriver au but on peut tirer sur le cou-de-pied et l'abaisser en défléchissant ainsi le membre inférieur.

Il peut être plus doux d'aller jusqu'au genou et d'opérer l'extension du membre dans l'intérieur même de la main de l'opérateur qui se rend ainsi compte des résistances ou de la facilité que rencontre l'opération.

En principe, en tirant sur les deux jambes on a plus de facilité et l'effort qu'on produit se trouve réparti sur les deux membres. Mais, en abaissant les deux jambes, il y a un inconvénient qui peut prendre de l'importance : il consiste dans la forme même du corps de l'enfant, dont le volume, très restreint au niveau des pieds, va en augmentant des pieds à la tête. Par conséquent le passage des jambes ne prépare pas les voies pour le dégagement des épaules et de la tête, lesquelles pourront éprouver des retards sérieux pendant leur dégagement. Ainsi donc l'abaissement des deux jambes, s'il rend la traction plus commode, ne favorise pas la prompte sortie du tronc et de la tête.

A ce mode opératoire nous préférons l'abaissement d'un seul membre inférieur. Voici les avantages que présente cette deuxième manière de faire :

Le membre qu'on laisse en place va se relever sur le plan antérieur du fœtus. Il augmentera le volume du siège, il formera avec le tronc une gouttière qui logera efficacement le cordon, et la jambe relevée devant le cou empêchera le col utérin de se resserrer sur le sillon cervical, et finalement préparera une sortie facile à la tête.

Des deux membres inférieurs il vaudra encore mieux choisir l'antérieur, parce qu'il abaisse directement le siège derrière le pubis contre lequel le siège glisse jusqu'au bas de l'excavation. La traction sur le membre postérieur est moins avantageuse, parce qu'il est impossible de tirer dans le sens du détroit supérieur, le périnée et le coccyx empêchant de tirer aussi en arrière que cela serait nécessaire. Par conséquent la traction refoulera la fesse antérieure contre

le pubis sur lequel elle peut s'arrêter. D'autres fois
cette traction sur le membre postérieur communique
à l'enfant un mouvement de rotation sur son axe longitudinal. La fesse postérieure chemine sur un côté
du bassin et vient se placer en avant et devient à
son tour la fesse antérieure. Pendant cette rotation
il pourrait se faire des croisements des bras derrière
la tête.

Le choix du membre étant fait, comment faut-il
opérer?

On place la parturiente en position obstétricale,
c'est-à-dire en travers de son lit, puis on introduit
une main dans la cavité vaginale dans un intervalle
de repos. Il semble que la main qui convient le
mieux pour l'opération est celle qui correspond à
l'application de cette formule :

Sacrum à droite, main droite;

Sacrum à gauche, main gauche.

La main va donc dans les cas faciles (siège mobile,
utérus non contracté) à la recherche du pied qu'elle
saisit aussi solidement que possible, qu'elle attire et
abaisse s'il ne se rencontre pas de résistance.

Dans le cas où le siège n'est plus aussi mobile,
quand, d'autre part, on sent des résistances, il semble
plus prudent de remonter avec les doigts jusqu'au niveau du genou et de l'abaisser suffisamment pour
qu'on puisse atteindre le fémur afin de le protéger
pendant son mouvement de descente contre l'effet
des résistances qui pourraient l'exposer aux fractures.
Le dégagement se passant ainsi entre les doigts de
l'opérateur sera continuellement surveillé et s'effectuera sans danger.

Le membre étant abaissé il n'y aura plus qu'à procéder à l'extraction.

Siège décomplété. — Plusieurs variétés.

Première variété. — Présentation d'un ou de deux pieds, d'un ou deux genoux.

Dans ce cas le moyen d'extraction s'offre de lui-même. L'opérateur n'a qu'à saisir un ou les deux membres inférieurs descendus dans l'excavation parfois même à la vulve. Le cas revient au précédent, moins la difficulté d'aller à la recherche des pieds ou des genoux.

Deuxième variété. — Mode des fesses. Cette variété de présentation du siège offre parfois de grandes difficultés d'extraction. Voici en quoi consiste cette disposition des parties : les membres inférieurs sont relevés devant le plan antérieur de l'enfant ; les cuisses sont appliquées sur l'abdomen et les jambes sur le thorax, les pieds sont au niveau de la face. L'enfant est donc plié en deux, et les fesses se présentent seules au niveau du détroit supérieur. Elles s'engagent le plus souvent dans l'excavation déjà pendant la grossesse en raison du volume relativement restreint des fesses seules. Aussi, pour pouvoir agir avec la main, faut-il supposer que le siège puisse encore être mobilisé pour laisser passer la main.

Avant d'aborder le chapitre de l'opération, nous devons dire un mot sur ce qu'on a appelé « l'abaissement prophylactique d'un pied » au début de la période d'expulsion. Les accoucheurs, frappés des difficultés qu'on rencontre parfois dans les accouchements par le siège, mode des fesses, ont proposé d'aller, au moment de la dilatation complète, chercher un des membres inférieurs, et de l'abaisser par mesure de précaution, afin d'avoir, dans le cours du travail, un moyen facile d'extraction pour le cas où une intervention devient nécessaire. Quand ils ont ainsi produit l'extension d'un des membres inférieurs, ils abandonnent l'accouchement aux forces de la nature, et ne se servent du membre procident que dans les cas où l'extraction devient nécessaire.

Procédés pour abaisser un des membres. — *A.* Le premier procédé consiste à glisser la main dans la cavité utérine le long des membres relevés jusqu'au niveau des pieds, de saisir l'un ou l'autre (nous avons indiqué les raisons qui font préférer l'antérieur), de fléchir la jambe, d'abaisser le genou et d'étendre ensuite la cuisse. La place créée par la main de l'opérateur permet ainsi au fémur de passer de la position verticale à la position horizontale, pour de là passer à l'état d'extension. L'opération sera sans danger pour le fémur si le siège de l'enfant a pu être repoussé dans la fosse iliaque, alors le fémur trouve toute la place nécessaire pour exécuter les mouvements qui lui sont imprimés ; il n'est point exposé à se courber ; la fracture est ainsi évitée.

B. Le deuxième procédé, celui de M. Pinard, indiqué dans la thèse de Mentel, consiste à refouler fortement avec deux doigts la cuisse de l'enfant contre son abdomen en dehors et en abduction ; pendant cette manœuvre, la jambe, trouvant la place nécessaire, se replie naturellement d'elle-même et vient tomber sur les doigts qui opèrent. Il ne reste plus qu'à la saisir pour abaisser le genou et étendre la cuisse (fig. 89).

Toutes les manœuvres que nous venons de décrire nous ont conduit au même résultat : l'abaissement et la saisie d'une ou de deux jambes. Nous avons maintenant le moyen d'achever l'extraction. D'après le plan que nous avons indiqué, nous devons faire l'extraction du *siège* jusque hors de l'anneau vulvaire.

Extraction du siège à l'aide des membres inférieurs.

— Ceux-ci étant abaissés et sortant à la vulve par leurs extrémités inférieures, on entoure de linges chauds et souples ce qu'on peut saisir.

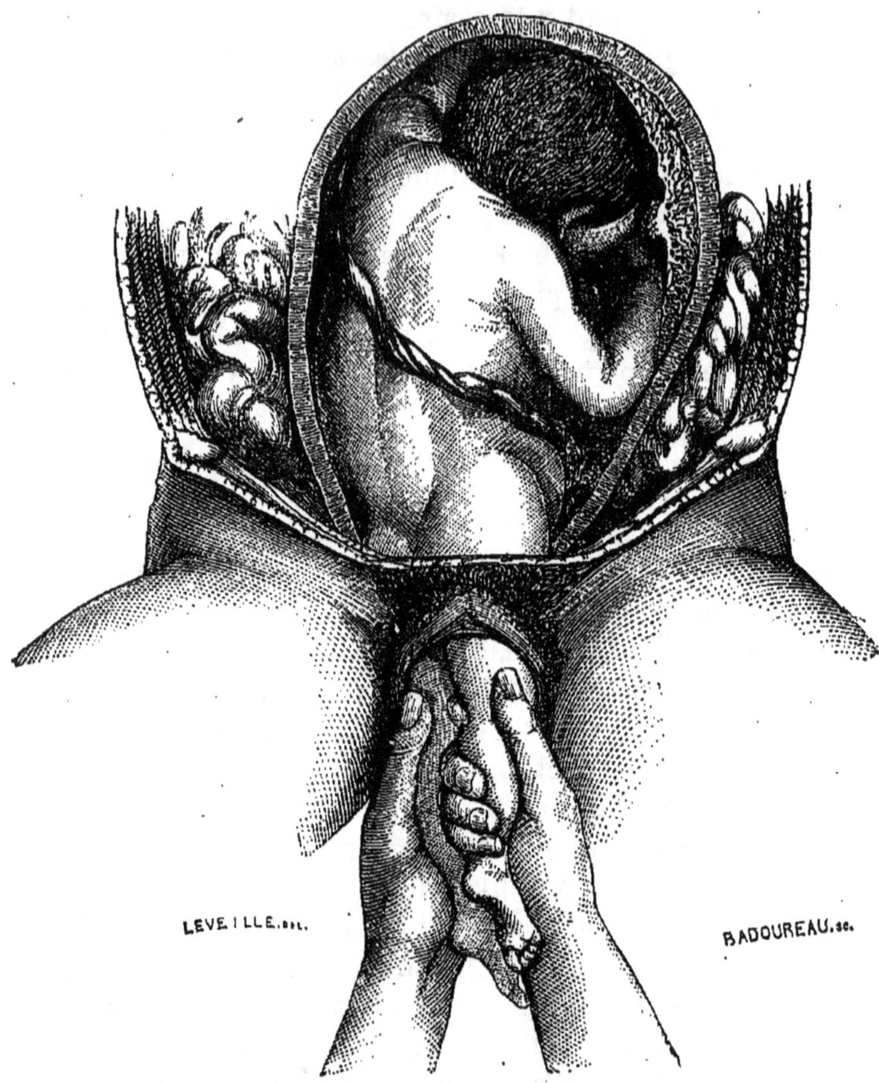

Fig. 89. — Tractions sur les jambes du fœtus.

Pour tirer le plus normalement possible, il faut diriger les tractions dans le sens de l'axe du détroit supérieur, axe dont la prolongation, avons-nous dit, traverserait le coccyx. La disposition du périnée ne permettra pas de tirer aussi en arrière, mais, pour me rapprocher le plus possible de l'axe de l'excavation, je devrai tirer vers le sol (la femme étant couchée) en refoulant le périnée (fig. 89).

Qu'on ait le pied antérieur ou le postérieur en main, il faut toujours tirer très en arrière afin de déployer aussi peu de force que possible pendant l'extraction, afin de déterminer aussi peu de lésions que possible dans cette jambe qui supporte la traction. Mécaniquement on démontre que plus la direction de la force F s'approche de la ligne de descente A (axe pelvien) moins est grande la force nuisible N (frottement du siège contre le pubis) et par conséquent moins est grande la résistance (fig. 90).

En tirant bien en arrière sur les deux jambes réunies l'opération est plus douce pour les membres, mais nous connaissons les inconvénients de l'abaissement des deux jambes; l'occasion d'opérer sur les deux jambes sera donc rare, puisqu'elle ne se présentera qu'accidentellement.

Il faut toujours tirer sur le siège en suivant

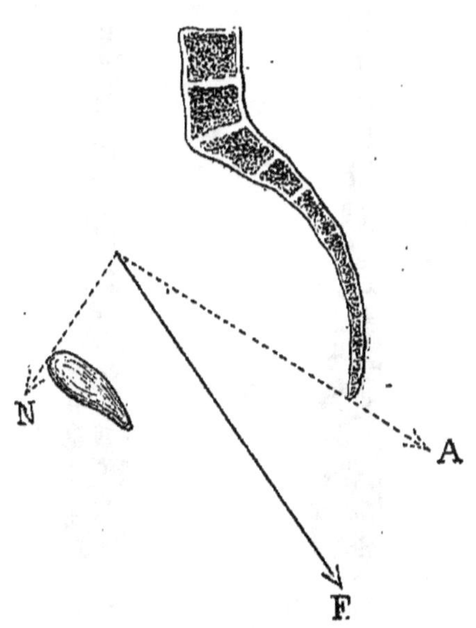

Fig. 90. — Dessin montrant la décomposition des forces.

la direction indiquée jusqu'à ce que celui-ci soit arrivé sur le périnée et le fasse bomber; alors seulement on change la direction de la traction, on tire dans la direction des genoux de l'opérateur, puis horizontalement au moment où les deux fesses traversent l'anneau vulvaire.

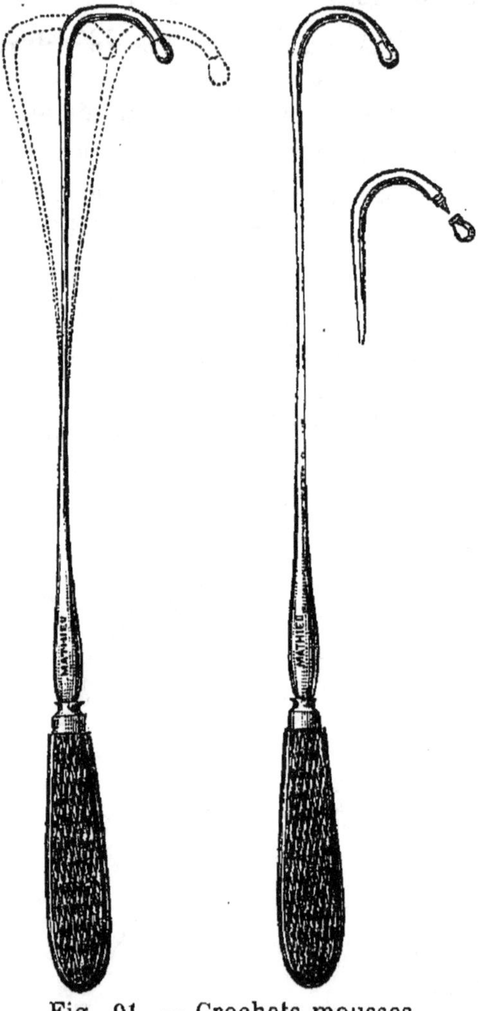

Mᵐᵉ Lachapelle a indiqué une manière de tirer sur l'une et l'autre jambe dans le but de faire cheminer l'enfant dans le sens de l'axe (supposé courbe) de l'excavation pelvienne. Pour engager le siège au détroit supérieur et la fesse antérieure la première, on tire d'abord sur la jambe antérieure; quand celle-ci est suffisamment engagée, on tire sur la jambe postérieure pour faire descendre la fesse postérieure le long du sacrum

Fig. 91. — Crochets mousses.

jusqu'à la commissure postérieure ; quand les deux fesses sont arrivées aux deux commissures, on tire sur les deux jambes à la fois pour faire sortir le siège à travers l'anneau vulvaire.

Quand on tient la jambe antérieure *seule* abaissée, on tire sur celle-ci jusqu'à ce que la fesse antérieure soit dégagée au-dessous du pubis. Il peut se faire que la fesse postérieure vienne s'arrêter dans la poche périnéale. On peut, si cela devient nécessaire, procéder à son dégagement, soit en refoulant le périnée en arrière de cette hanche, soit, en glissant un doigt en crochet sur le pli de l'aine postérieure pour exercer une traction sur cette région, soit, dans les cas difficiles, en plaçant un crochet sur cette aine pour la dégager.

Si les circonstances ont mis le membre postérieur à la disposition de l'accoucheur, il faut se souvenir que deux éventualités sont possibles :

a) La fesse antérieure s'arrête au-dessus du pubis. Il faut pour la dégager tirer aussi en arrière que possible, ou bien encore la dégager en glissant deux doigts, ou l'abaisser avec le doigt placé en crochet sur le pli de l'aine.

b) Un mouvement de rotation du fœtus sur son axe peut se produire et amener en avant la fesse qui était d'abord postérieure. Le dégagement du tronc est facile ; seulement pour le dégagement des bras et de la tête, il est utile de se rendre compte de la nouvelle situation que peuvent avoir les bras et le menton.

B. Extraction en agissant sur le pli de l'aine. — Il est des cas où par suite de l'engagement assez prononcé du siège, il n'est plus possible de saisir un membre inférieur, à moins d'employer la violence pour refouler le siège ou pour déployer un membre au risque de le fracturer.

Il est donc nécessaire de recourir à d'autres moyens d'extraction.

Mais avant de passer à l'étude de l'intervention

instrumentale (forceps, crochets mousses, lacs) il faut citer un moyen auquel tout le monde a pensé : Ce moyen est le *doigt* placé en crochet par-dessus le pli de l'aine. Ce moyen théoriquement est préférable à l'emploi de tout instrument, parce que, de tous les instruments, le doigt est certainement celui qui permet d'agir en donnant à l'opérateur la sensation de ce qui se passe. C'est un instrument qui sent ; à ce point de vue il mériterait la préférence.

Les inconvénients qu'on peut lui reconnaître sont :

1° Que le doigt est parfois trop volumineux pour pouvoir s'insinuer dans un pli fermé comme cela existe pendant l'accouchement, quand il y a application étroite de la cuisse contre la paroi abdominale ;

2° Que le doigt peut parfois manquer de force et lâcher prise.

Malgré cela, le succès couronne parfois les efforts de l'accoucheur ; celui-ci peut donc tenter l'opération.

On glisse l'index derrière le pubis à la recherche du pli de l'aine antérieure, on insinue au moins deux phalanges qu'on recourbe en crochet sur la racine de la cuisse et l'on tire surtout en arrière. On a soin de reporter la pression du doigt du côté du bassin de l'enfant plutôt que du côté du fémur afin d'éviter la fracture de cet os. On pourrait d'ailleurs pendant la descente du siège glisser quelques doigts de l'autre main derrière le sacrum de l'enfant pour refouler le siège contre la paroi du bassin de la mère. De cette façon, on empêcherait le fémur de s'écarter du plan abdominal du fœtus, parce qu'il est maintenu en place par la paroi interne du pelvis maternel. On pourrait reporter la traction sur le pli de l'aine postérieure, si la hanche postérieure ne suivait pas le mouvement de descente.

L'opérateur pourrait encore essayer de tirer sur les deux aines en même temps, en introduisant toute la main dans le vagin et en plaçant, d'une part, le pouce sur le pli de l'aine antérieure et d'autre part le médius ou l'index sur le pli de l'aine postérieure.

En cas de non réussite il faut recourir à la méthode instrumentale.

Méthode instrumentale.

A. **Forceps.** — Au détroit supérieur on ne réussit pas avec le forceps; n'ayant pas une prise suffisante, il glisse.

B. **Crochet mousse.** — Le crochet mousse est un instrument métallique dont l'extrémité est recourbée en forme de crochet représentant un arc de cercle, l'épaisseur est de 6 millimètres environ; l'extrémité du crochet est légèrement renflée (fig. 91). Il se place par-dessus la racine de la cuisse sur laquelle il prend son point d'appui.

Son inconvénient est d'être métallique, et de contusionner la région fœtale sur laquelle il prend point d'appui.

Application de l'instrument. — On agit de préférence sur le pli de l'aine antérieure parce que la direction de la traction est plus en rapport avec la direction de l'axe pelvien que celle qu'on peut obtenir en tirant sur l'aine postérieure.

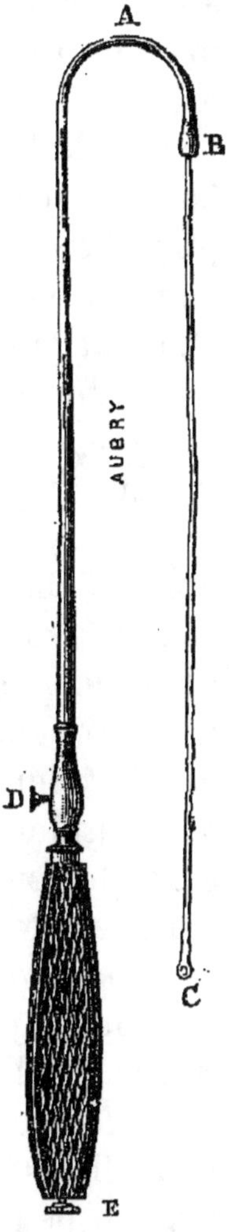

Fig. 92. — Porte-lacs de Olivier.

Comment faut-il procéder ?

On tient l'instrument d'une main et on glisse deux

doigts de l'autre main (index et médius) derrière le pubis au niveau du pli de l'aine, puis on glisse à plat sur les deux doigts conducteurs le crochet jusqu'au niveau de l'extrémité des doigts. L'instrument est orienté de telle sorte que le bouton soit du côté du bassin de l'enfant. Quand le crochet est arrivé assez haut pour que le crochet soit un peu au-dessus du pli de l'aine, on imprime prudemment un mouvement de rotation à l'instrument pour faire exécuter au crochet un quart de cercle. Dans ce mouvement l'extrémité libre terminée en bouton passe de la direction transversale à la direction antéro-postérieure en refoulant la paroi abdominale du fœtus, et le crochet tombe dans l'interstice qui sépare la cuisse de l'abdomen. On abaisse ensuite le crochet jusqu'à sa rencontre avec la racine de la cuisse. En même temps, pour bien dégager le bouton entre les cuisses du fœtus, on rapproche le manche vers le pubis, ce qui fait avancer l'extrémité du crochet dans l'autre sens et les doigts-guides vont s'assurer du dégagement du bouton entre les cuisses de l'enfant et protègent les organes génitaux de l'enfant contre son atteinte.

Autre procédé d'application. — Au lieu d'introduire le crochet par le côté externe du pli de l'aine antérieure, on l'introduit par le côté interne, c'est-à-dire entre les deux cuisses. Pour cela, on place l'index et le médius d'une main entre les deux jambes en écartant un peu ces deux doigts. De l'autre main, on tient le manche de l'instrument horizontalement. Remarquez que l'arc du crochet prend ainsi une direction verticale. C'est dans cette attitude qu'on insinue le crochet dans l'écartement des doigts-guides. L'extrémité terminée en bouton arrive ainsi au niveau du pli de l'aine. Pour lui faire parcourir le pli de l'aine d'arrière en avant il suffit d'abaisser le manche en le ramenant dans une direction verticale, et le bouton circonscrit ainsi la racine de la cuisse et vient apparaître au côté externe où les doigts-guides se reportent pour en surveiller le dégagement.

Pour placer le crochet sur le pli de l'aine postérieure, on glisse deux doigts conducteurs en arrière au côté externe du pli de l'aine postérieure. On conduit le crochet à plat sur ces doigts, et par un mouvement de rotation imprimé à l'instrument on fait décrire au crochet un quart de cercle qui prend ainsi la direction du pli de l'aine, on l'abaisse ainsi jusque sur la racine de la cuisse et on s'assure du dégagement régulier du bouton du crochet entre les cuisses du fœtus.

Il resterait à parler de l'extraction du siège à l'aide de ce crochet; mais auparavant parlons des lacs qui agissent d'une façon analogue.

C. **Lacs.** — Le lacs est un cordon, dont la composition est variable, et qui se place, comme le crochet, par-dessus un pli de l'aine sur lequel il prend point d'appui. En tirant sur les deux chefs de ce cordon placé en sautoir sur la racine de la cuisse on a un excellent moyen pour abaisser le siège. Ce mode de traction est beaucoup plus doux pour la région fœtale que le crochet métallique. On le compose avec un cordonnet résistant, comme le cordon en soie, un foulard en soie. Un très bon lacs est celui qui est proposé par Olivier : Il se compose d'un cordon en soie qu'on passe dans un tube en caoutchouc cousu à ses deux extrémités sur le cordon pour qu'il ne puisse glisser. Le tube en caoutchouc ne sert qu'à rendre plus douce la compression exercée sur la région fœtale au moment des tractions.

Il est donc préférable de recourir à l'emploi du lacs, mais il faut reconnaître que son application sur le pli de l'aine est plus difficile que l'application du crochet.

Modes d'application. — *Avec le doigt.* — On peut parfois faire glisser le lacs par-dessus le pli de l'aine en se servant d'un doigt pour le conduire; on réussira quand la cuisse n'est pas trop serrée contre l'abdomen du fœtus.

Avec le crochet. — Le porte-lacs le plus simple est le crochet mousse lui-même. On y fixe le lacs — soit à une perforation dans laquelle on passe un chef qu'on y retient par un nœud en rosette — soit à l'aide d'un petit sachet en toile cousu à une extrémité du lacs et qui s'emboîte sur le bouton terminant le crochet.

Le lacs doublant ainsi le crochet se trouve placé par le fait de l'introduction même du crochet. En dégageant entre les cuisses du fœtus le bouton terminant le crochet, on met le lacs à la portée des doigts; mais c'est ici que commencent les difficultés : il faut saisir le chef du lacs pour entraîner celui-ci sur la racine de la cuisse.

On essaye avec les doigts, avec des pinces. C'est toujours bien difficile parce que l'extrémité du cordon glisse entre les doigts ou s'échappe des mors de la pince, parce que le lacs mouillé ne glisse pas sur les régions où il doit se placer. Théoriquement c'est très simple, pratiquement il est parfois bien difficile de faire avancer le lacs.

On a cherché à tourner la difficulté en se servant de porte-lacs.

J'en citerai deux variétés : Le premier genre est un crochet mousse composé de telle sorte que dans l'intérieur de la tige peut cheminer une longue baleine terminée par un bouton percé d'un trou (fig. 92 et 93).

L'appareil est introduit fermé absolument comme on place le crochet sur le pli de l'aine. On fait alors jouer la baleine qui sort par l'extrémité du crochet et descend entre les cuisses de l'enfant jusqu'à la rencontre de la main de l'opérateur. Placez alors un chef du lacs dans le trou du bouton puis faites rentrer la baleine totalement. Il ne vous restera plus qu'à retirer le crochet porte-lacs, il entraînera ainsi le lacs pardessus le pli de l'aine qu'il vient de quitter.

Le deuxième genre est représenté par l'appareil de Werbecker-Sternfedl (fig. 94). Dans l'intérieur d'une tige creuse, légèrement courbée à son extrémité, chemine un ressort. On fait légèrement déborder le bout supérieur du ressort et on y attache de suite le lacs. On applique ainsi l'extrémité du porte-lacs armé du lacs à la région externe du pli de l'aine. On pousse le ressort, et son extrémité supérieure coiffée du lacs s'insinue dans le pli de l'aine ; en raison de sa forme enroulée naturellement, elle sort entre les deux cuisses, apportant aux doigts de l'opérateur le chef du lacs.

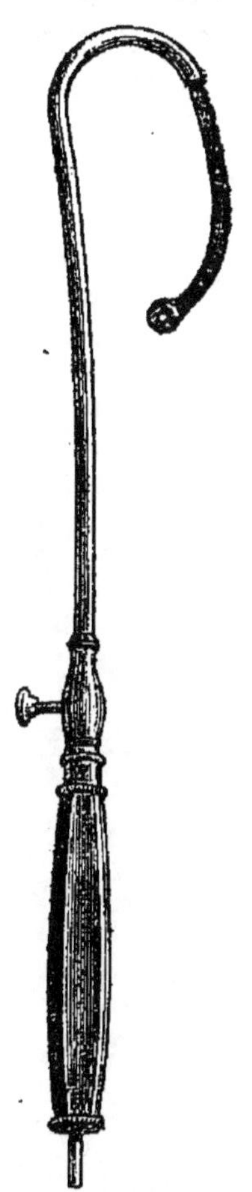

Fig. 93.
Porte-lacs.
Modifié par le
Dr Remy.

Extraction proprement dite. — Le crochet ou le lacs étant amenés sur le pli de l'aine, on commence l'extraction en ayant soin de bien s'assurer, au moment des tractions, de la situation du bouton du crochet qui pourrait aller s'égarer dans le pli de l'aine et y

déterminer des dégâts sérieux. Les tractions sont
dirigées très en arrière pour suivre la direction de
l'axe pelvien. Elles seront intermittentes pour ne

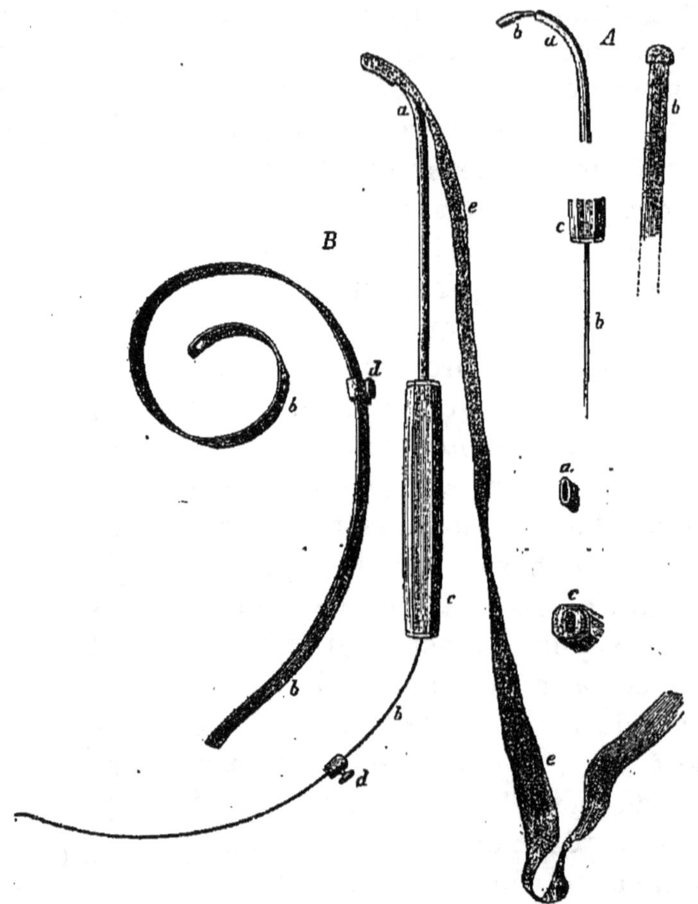

Fig. 94. — Porte-lacs de Werbecker-Sternfeld.

pas entraver la circulation du membre fœtal. Une
main s'assurera à l'intérieur de la situation du fémur
qui ne doit pas s'écarter du plan abdominal de l'enfant sous peine de danger de fracture, possible aussi
bien avec le lacs qu'avec le crochet. Cette fracture

se produit quand le fémur tend à s'écarter du bassin de l'enfant, parce qu'alors l'instrument porte sur la continuité du fémur en formant avec lui un angle qui se rapproche plus ou moins de l'angle droit. Plus on tire perpendiculairement sur le fémur, plus on

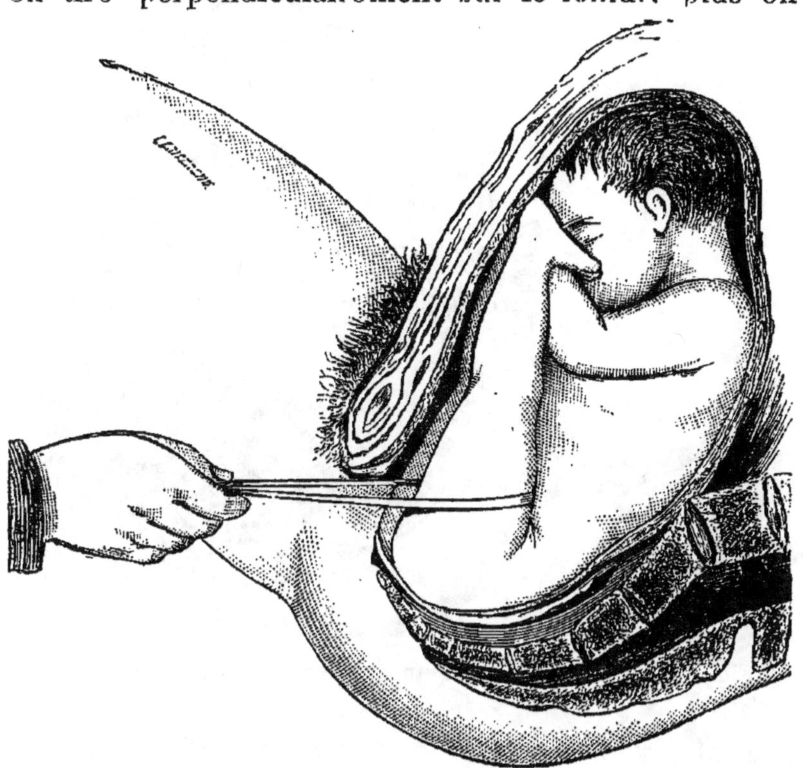

Fig. 95. — Position sacro-postérieure. — Action du lacs.

l'expose à la fracture. Il est donc utile de faire appuyer le plus possible la cuisse de l'enfant contre le plan ventral ; nous avons dit qu'on y parvenait en refoulant l'enfant (en appuyant sur son sacrum) contre la paroi pelvienne maternelle (Olivier) qui s'oppose à la déflexion de la cuisse.

Notons que le danger de fracture existe surtout dans les présentations sacro-postérieures (SIDP, SIGP,

S. sacrée) parce que la traction tend à être perpendiculaire à la longueur du fémur (fig. 95), tandis qu'il

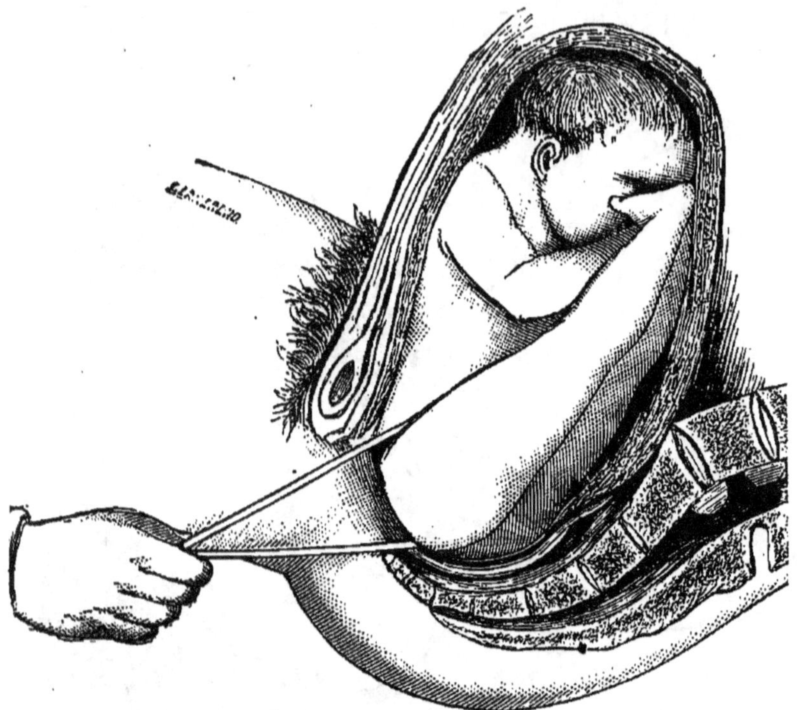

Fig. 96. — Position sacro-antérieure action du lacs.

disparaît avec les sacro-antérieures (SIGA, SIDA, S. pubienne) la traction portant sur le bassin de l'enfant (fig. 96). C'est donc dans les sacro-postérieures qu'il faut surtout refouler l'enfant contre la paroi pubienne.

II. — Siège dans l'excavation.

Le siège est en partie descendu dans l'excavation pelvienne, mais ne repose pas sur le plancher.

Nous divisons encore les cas en deux variétés : siège en masse, siège décomplété.

Or, le cas le plus simple est celui où une jambe ou un genou s'offrent naturellement à la prise ; il n'y a qu'à les saisir et à opérer l'extraction selon les règles que nous avons exposées plus haut.

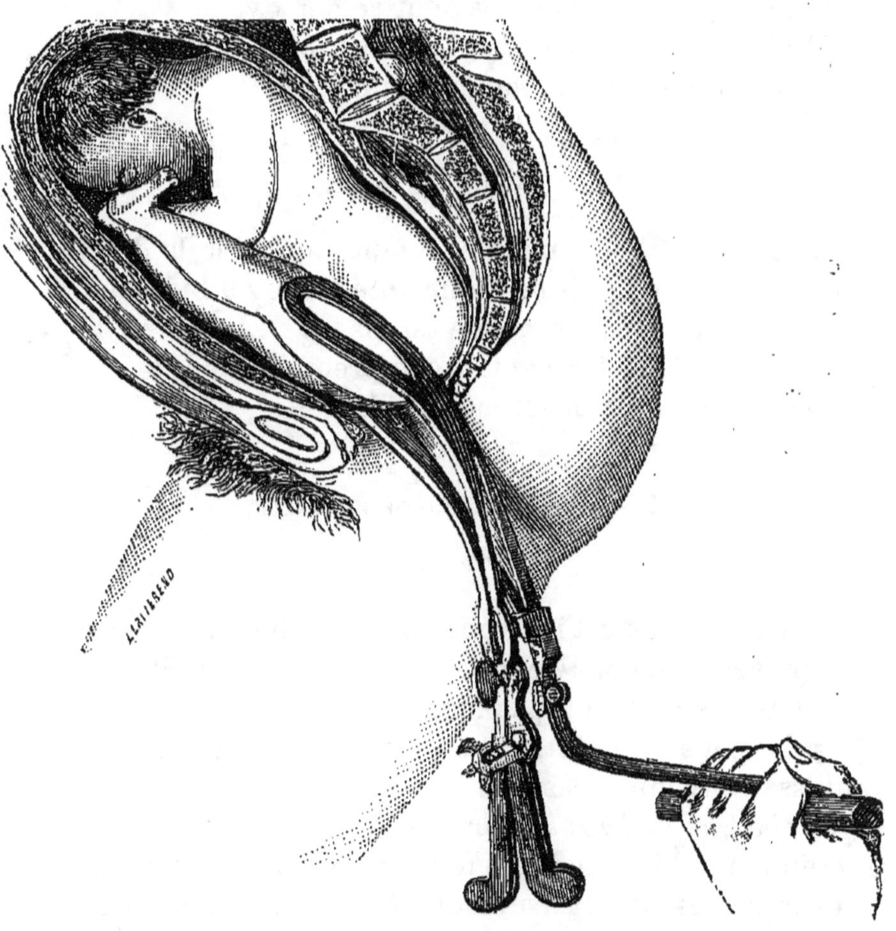

Fig. 97. — Position sacro-iliaque postérieure. — Application de forceps.

Ou bien le siège se présente en masse ou par le mode des fesses. Il ne peut plus guère être question d'abaisser un membre, à moins qu'on réussisse encore à soulever le siège au détroit supérieur sans employer de violence et à abaisser un membre pour faire les tractions. Vouloir obtenir ce résultat quand même serait s'exposer à déterminer une fracture du fémur qui ne trouve plus la place pour se déployer.

Il faut donc recourir dans ces cas soit à la méthode digitale soit à la méthode instrumentale.

I. — Méthode digitale.

Pour la méthode digitale, il faut appliquer le doigt en crochet sur le pli de l'aine antérieure ou bien agir sur les deux aines en même temps.

La méthode instrumentale comprend l'usage soit du forceps, soit du crochet, soit du lacs.

II. — Méthode instrumentale.

1° *Forceps*.

On se sert de cet instrument particulièrement pour la présentation pelvienne, variété des fesses. Mais si les auteurs n'en font pas mention comme application sur le siège complet, rien ne dit que le forceps ne puisse convenir à ces cas.

Principes de l'application. — Il faut toujours saisir le diamètre bitrochantérien entre les cuillers ; orienter les manches de l'instrument, autant que possible du côté du plan antérieur de l'enfant, ce qui est possible pour les sacro-postérieures et les sacro-transverses. Dans les sacro-antérieures le crochet et les lacs paraissent préférables, bien qu'on puisse réussir avec le forceps.

Nous avons surtout en vue dans la description les présentations pelviennes, mode des fesses.

Nous commencerons par les positions postérieures parce qu'elles s'accommodent mieux que les antérieures de l'usage de cet instrument.

a. **Position sacro-iliaque droite postérieure.** — Le diamètre bitrochantérien se trouvant dans le diamètre oblique droit, c'est dans le sens de ce diamètre que seront placées les cuillers, les manches tournés à gauche; c'est une application oblique quant au bassin.

Sur quelle région doivent s'appliquer les cuillers? Est-ce sur le bassin? ou sur les cuisses? Truzzi prend point d'appui sur le bassin. En suivant ce procédé il faut prendre bien soin de ne pas porter le bec des cuillers au-dessus de la crête iliaque afin de ne pas blesser les viscères abdominaux. D'après Olivier il vaut mieux appliquer les cuillers sur la face externe des cuisses qui, relevées sur l'abdomen, forment une pyramide à base inférieure; les cuillers s'adaptent à cette conformation des cuisses, et la prise peut être suffisante pour abaisser le siège. Après la naissance de l'enfant on peut constater sur les cuisses une rougeur avec légère érosion du derme, résultat d'un léger glissement de l'instrument (fig. 97).

Application. — Commencer par l'introduction de la branche gauche qu'on va placer, en la guidant de la main droite, sur la région trochantérienne du fœtus qui regarde le ligament sacro-sciatique gauche de la mère. On applique bien la cuiller sur la face externe de la cuisse. Cette cuiller étant maintenue par un aide, on procède à l'introduction de la branche droite qu'on glisse en arrière et qu'on ramène par le mouvement de spirale derrière le trou obturateur droit où se trouve la hanche antérieure. On articule et on ferme la vis de pression du forceps Tarnier. Les manches de l'instrument sont dirigés et inclinés vers la gauche.

Tractions. — On tire d'abord avec beaucoup de douceur en surveillant avec un doigt la prise des cuillers,
en serrant de temps en temps avec prudence la vis de

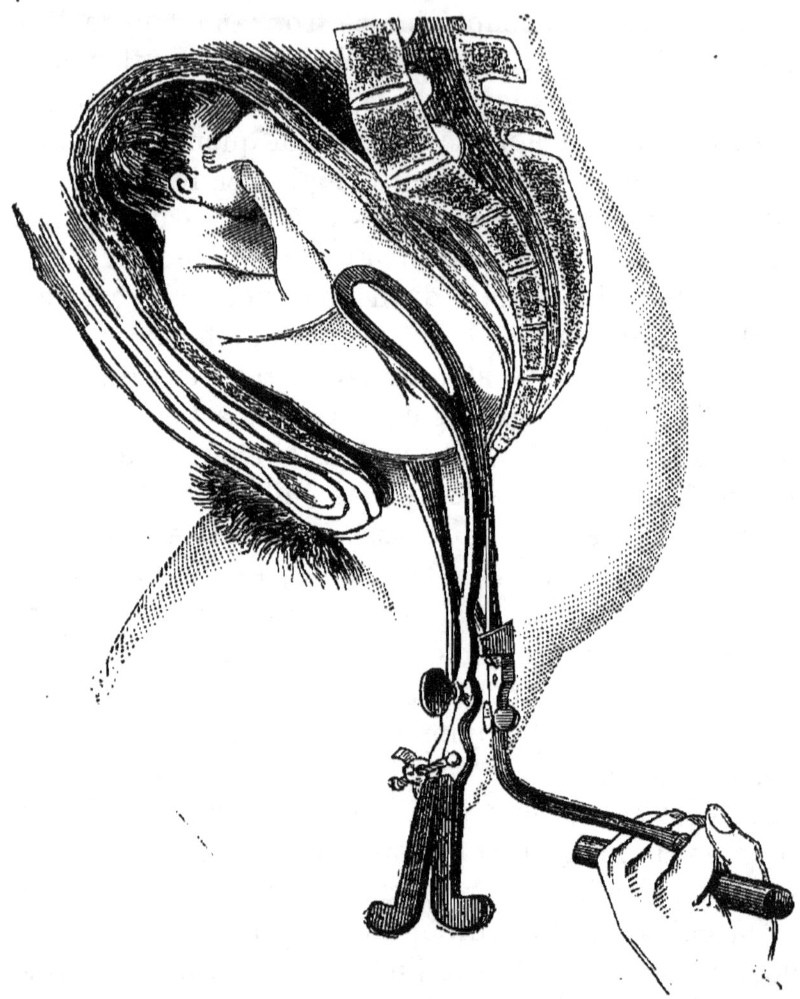

Fig. 98. — Position sacro-iliaque antérieure. Application du
forceps.

pression pour ne pas laisser se produire le dérapement. Si le forceps glisse on peut réappliquer. Si l'opération réussit on sent le siège descendre sur le plan-

cher pelvien. Alors se produit le léger mouvement de rotation interne qui ramène la fesse antérieure sous le pubis; pendant ce temps le forceps se tourne tout à fait de champ à gauche, une cuiller est sous le pubis, l'autre sur la commissure postérieure. On tire de façon à dégager les deux fesses à travers l'anneau vulvaire, et dès qu'elles ont franchi et qu'on peut glisser les doigts dans le pli des aines on les substitue au forceps pour achever l'extraction.

b. **Position sacro-iliaque gauche postérieure.** — Le diamètre bitrochantérien occupe le diamètre oblique gauche du bassin.

On commencera l'application par l'introduction de la branche postérieure qui est *la droite*. Elle sera arrêtée devant la symphyse sacro-iliaque droite et appliquée sur la cuisse postérieure. Le manche est tourné et incliné vers la droite. On introduit, en second lieu, la branche gauche par-dessus la droite et on ramène en avant, par le mouvement de spirale la cuiller sur la cuisse antérieure. Articulation après le décroisement. Vis de fixation. Tracteur. Extraction faite avec précaution et surveillance pour éviter le dérapement. Une fois sur le plancher le siège tourne, la fesse antérieure se place sous le pubis et le forceps s'est placé tout à fait de champ du côté droit. Dégagement des deux fesses à travers l'anneau vulvaire pour les saisir, dès qu'on le peut, avec les doigts, et désarticuler.

c. **Position sacro-sacrée.** — Position rare, et de transition. Le forceps se place dans le diamètre transverse du bassin, donc commencer par la branche gauche. Les cuillers s'appliquent sur la face externe de l'une et de l'autre cuisse. Pendant l'extraction, au moment où la rotation doit amener une hanche en avant, il faut se demander de quel côté était primitivement le sacrum, afin de pouvoir communiquer au forceps le mouvement normal de la rotation.

d. **Position sacro-iliaque transverse droite.** — Le diamètre bitrochantérien occupe le diamètre antéro-postérieur du bassin. Par conséquent le forceps devra être placé de champ et les manches tournés vers la gauche.

On commencera par placer la cuiller postérieure, qui est *la gauche*, qu'on introduira sur la cuisse posté-rieure, à l'aide de la main droite-guide, en donnant au manche l'inclinaison nécessaire pour que la cuiller s'adapte bien à la face externe de la cuisse fœtale pos-térieure.

Introduire ensuite la cuiller droite en arrière sur la main gauche-guide, puis la ramener en avant derrière le pubis et l'appliquer ainsi sur la cuisse antérieure. Et quand l'entablure est sur celle de la première branche, articuler, fixer la vis.

Extraction simple, pas de rotation. Sortir les fesses hors de la vulve et achever avec les doigts.

e. **Position sacro-iliaque transverse gauche.** — Mêmes considérations que pour la précédente. Le for-ceps sera placé de champ, les manches dirigés du côté droit.

La cuiller droite devant rester en arrière est intro-duite la première sur la main gauche-guide et appli-quée sur la cuisse postérieure. La cuiller gauche est ensuite introduite sur la main droite-guide et ramenée par le mouvement de spirale jusque derrière le pubis pour s'appliquer sur la cuisse antérieure. Dégagement comme pour la SIDT.

Étudions maintenant les sacro-antérieures.

f. **Position sacro-iliaque droite antérieure.** — Pour ces positions antérieures, la courbure pelvienne du forceps se trouve tournée du côté du dos de l'enfant. La prise n'est plus aussi bonne que pour les sacro-postérieures parce que le bec de la cuiller peut

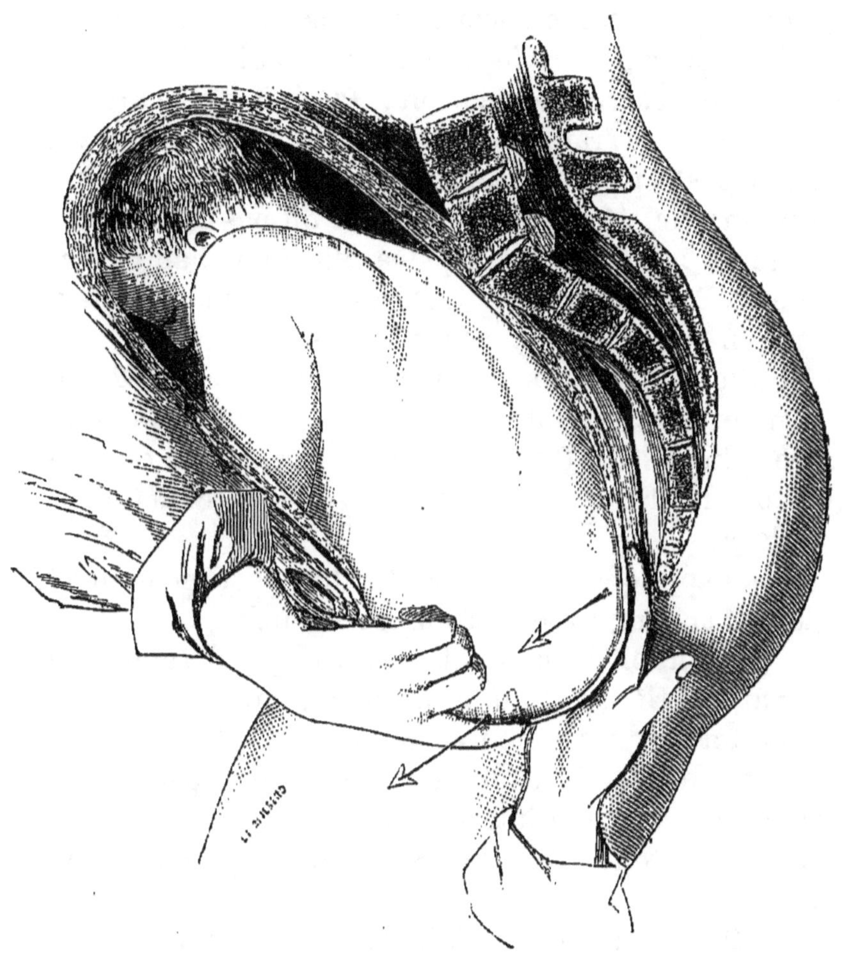

Fig. 99. — Manœuvre birectale.

quitter la face externe de la cuisse pour atteindre l'abdomen de l'enfant (fig. 98). C'est justement dans ces positions sacro-antérieures que les crochets et les lacs réussissent le mieux; de là, la préférence accordée à ceux-ci. On peut cependant se trouver dans le cas d'agir avec le forceps ; voyons comment il faut opérer.

Pour cette position SIDA, le forceps doit être placé dans le diamètre oblique gauche, manches tournés à droite. Pour commencer par la branche postérieure, il faut placer *la droite* et laisser la cuiller devant la symphyse sacro-iliaque droite. Puis placer la branche gauche et la ramener derrière le trou obturateur gauche. Décroiser, articuler, fixer, abaisser avec surveillance le siège sur le plancher du bassin. Rotation pendant laquelle le forceps se place de champ, manches à droite. Dégager les fesses à travers l'anneau vulvaire et achever avec les doigts.

g. **Position sacro-iliaque gauche antérieure.** — Le diamètre bitrochantérien occupe le diamètre oblique droit du bassin. C'est la branche gauche qui doit rester en arrière, aussi commence-t-on l'introduction par celle-ci.

On l'applique sur le trochanter postérieur arrêté devant la symphyse sacro-iliaque gauche.

Puis on place la cuiller droite qu'on ramène en avant, derrière le trou obturateur droit.

Le forceps est donc incliné vers le côté gauche. Articulation. Vis de fixation. Surveillance pendant les tractions. Rotation interne pendant laquelle le forceps se tourne tout à fait de champ et à gauche. Extraction.

h. **Position sacro-pubienne.** — Position rare par elle-même. Le diamètre bitrochantérien étant placé dans le diamètre transverse du bassin, l'application du forceps est directe quant au bassin. On commence donc par la branche gauche.

Pour savoir de quel côté doit se faire la rotation interne il faut rechercher quelle était la position primitive.

2° *Crochets et lacs.*

A. Positions sacro-antérieures. — C'est surtout dans les positions sacro-antérieures que ces deux moyens de traction peuvent donner des résultats favorables, parce que la traction prend point d'appui contre le pelvis de l'enfant et non sur le fémur.

Il faut introduire selon les règles le crochet ou le lacs sur le pli de l'aine qui est le plus en avant.

Le système tracteur étant en place, la traction sera exercée d'une façon intermittente, dirigée en arrière pour se rapprocher de la direction de l'axe pelvien, et surveillée au point d'application afin de produire le moins de lésions possible.

Comme la traction sur l'aine antérieure peut favoriser le mouvement de rotation, il peut être utile, en vue de protéger le fémur de l'enfant, de pratiquer le refoulement du fœtus, le plan antérieur contre la paroi maternelle, pour assurer l'adaptation de la cuisse contre l'abdomen.

B. Positions sacro-transverses. — La manœuvre est celle que nous venons d'exposer, c'est la même que pour les sacro-antérieures.

C. Positions sacro-postérieures. — La traction selon ces procédés expose la cuisse à de grands dangers de fracture. Comme nous l'avons déjà établi, l'instrument glisse sur le fémur qui tend à se défléchir et la traction agissant presque perpendiculairement sur cet os peut le rompre. C'est pour ce motif que l'on donne la préférence au forceps.

Mais supposons-nous en présence d'un cas où il faut intervenir à l'aide du crochet ou du lacs.

a. **Position sacro-iliaque droite postérieure.** —

Le crochet ou le lacs est introduit sur le pli de l'aine antérieure qui est l'aine droite, selon les procédés habituels. Pour effectuer le mouvement de descente il faut diriger le plus en arrière possible la traction. En même temps il est bon de glisser une main derrière le sacrum de l'enfant et de refouler l'enfant contre la paroi pelvienne antérieure pour maintenir ainsi les membres inférieurs du fœtus appliqués contre son plan abdominal. Le siège descend sur le plancher pelvien, accomplit sa rotation, et l'on achève l'extraction du siège.

b. **Position sacro-iliaque gauche postérieure.** — La même manœuvre s'applique à cette position. On place le crochet ou le lacs sur l'aine antérieure qui est la gauche. On fait l'extraction avec les mêmes précautions.

c. **Position sacro-sacrée.** — Si la position était primitivement *une gauche* on tire sur l'aine gauche. Si c'était *une droite* on tire sur l'aine droite. On agit ensuite comme nous avons dit. La rotation se fera de telle sorte que l'aine servant à la traction tourne en avant.

§ 3. — Siège au détroit inférieur.

Quand le siège est descendu avec un membre procident il n'y a, dans les cas d'intervention nécessaire, qu'à opérer l'extraction à l'aide de ce membre.

Quand le siège se présente en masse il passe assez facilement sous la symphyse pubienne, si les contractions sont soutenues. Rien n'empêche la partie inférieure du tronc de s'incurver. S'il y avait arrêt on se conduirait comme pour le cas suivant.

Mode des fesses. — C'est surtout pour cette variété que l'intervention devient nécessaire, parce que les deux membres inférieurs relevés sur le plan antérieur forment attelles rigides empêchant le tronc fœtal de s'incurver sous la symphyse pubienne. Alors, sous l'influence des efforts, le siège va s'enfoncer dans le plancher pelvien, au lieu de se porter en avant vers l'anneau vulvaire.

Intervention. — Puisque le siège ne peut se porter assez en avant pour effectuer sa sortie à travers l'anneau vulvaire, puisqu'il reste toujours coiffé par le périnée, on peut suivant la manœuvre indiquée par Duchamp, refouler le périnée en arrière pour dégager ainsi les fesses. Dans ce but, la femme étant mise en travers du lit, on glisse les deux doigts indicateurs dans l'orifice vulvaire. Au moment de la contraction on refoule la partie inférieure de l'anneau vulvaire en arrière jusqu'à ce que les deux fesses soient dégagées à travers l'anneau.

Un autre mode d'intervention porte le nom de *méthode birectale* :

Un doigt est introduit dans l'anus de l'enfant et un doigt de l'autre main dans le rectum de la mère.

Par un effort combiné, au moment de l'effort expulsif, le premier doigt tire en avant le bassin de l'enfant, pendant que l'autre doigt placé dans le rectum repousse le siège de l'enfant en pressant sur la hanche postérieure qui est dans son voisinage. De cette façon le siège peut se dégager (fig. 99).

Ce n'est pas toujours le manque d'inflexion du tronc qui met obstacle à la sortie du siège. La cause de l'absence de progression peut résider dans l'insuffisance des forces expulsives. Les moyens cités plus haut ne seront plus suffisants. Il devient nécessaire de recourir aux tractions. Le forceps, le crochet, les

9.

lacs devront être employés selon les méthodes décrites antérieurement en donnant la préférence à l'un ou à

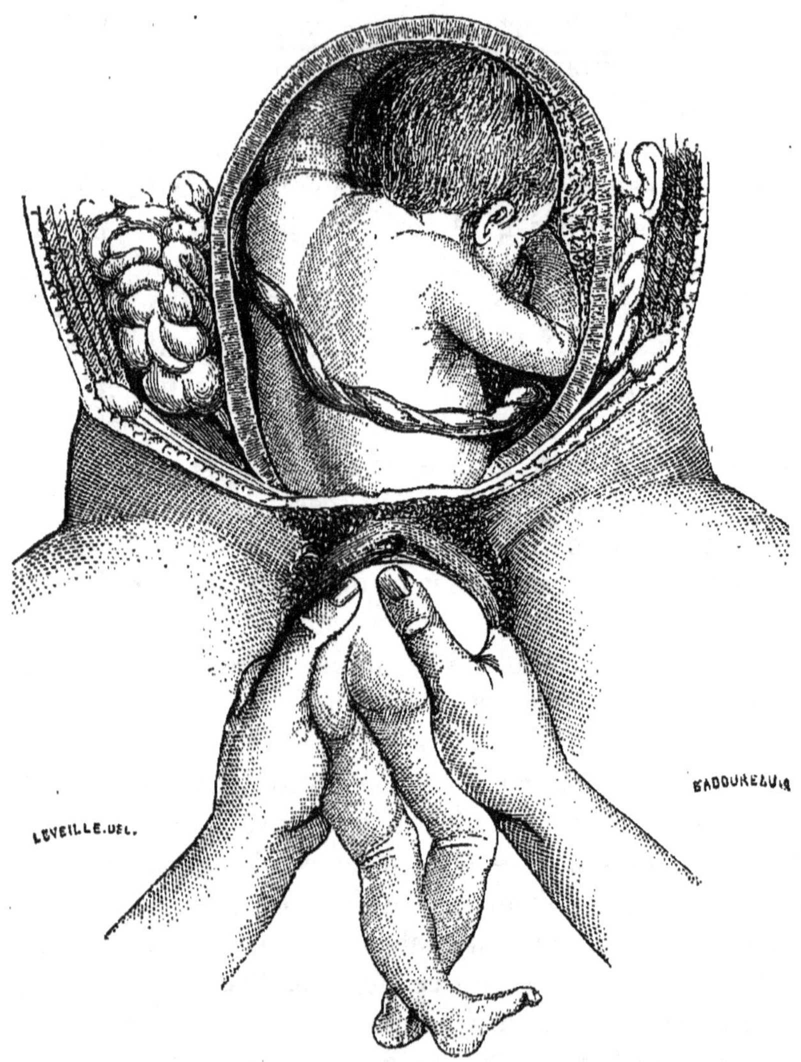

Fig. 100. — Tractions sur l'enfant.

l'autre de ces moyens, d'après les conditions dans lesquelles on se trouve, et d'après la position du siège.

ARTICLE II. — EXTRACTION DU TRONC ET DES BRAS.

1° **Extraction du tronc.** — Par les opérations que nous venons de pratiquer, nous avons amené le siège

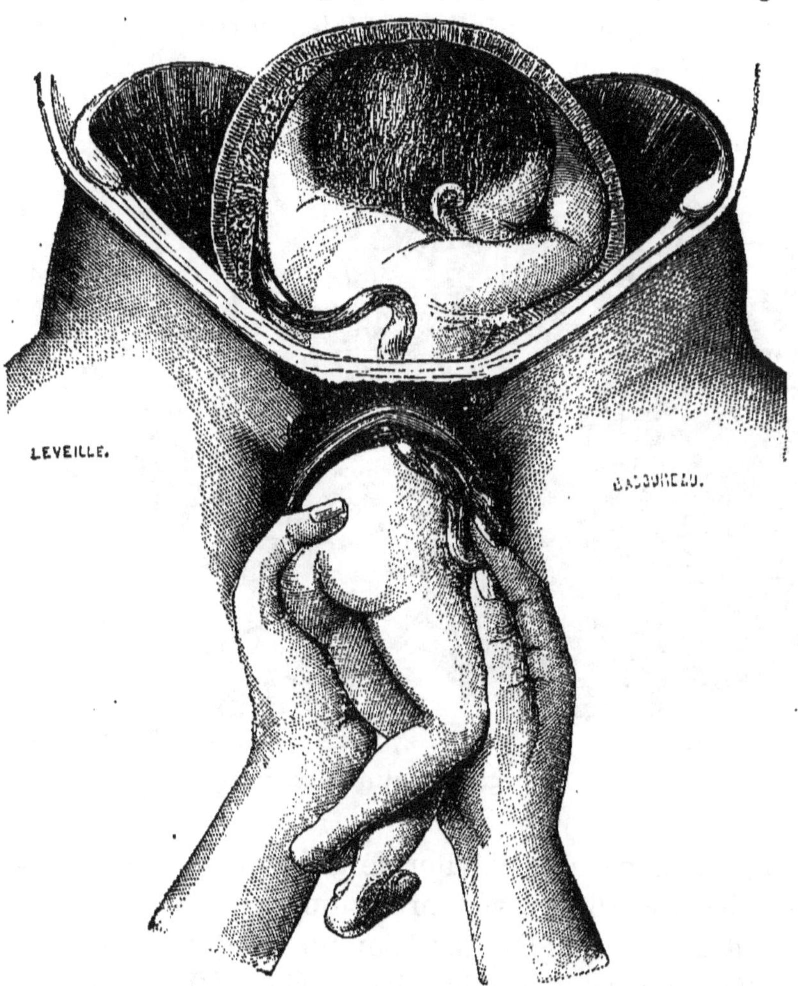

Fig. 101. — Dégagement du cordon.

proprement dit hors de l'anneau vulvaire. Il nous faut maintenant extraire le tronc jusqu'au cou.

Quand les membres inférieurs sont procidents, les

tractions se font par l'intermédiaire de ces membres.
Mais quand les fesses seules se présentent, on insinue
les index dans les plis de l'aine jusqu'au moment où
peut se faire le dégagement des deux jambes.

On entoure les parties fœtales sorties, avec des

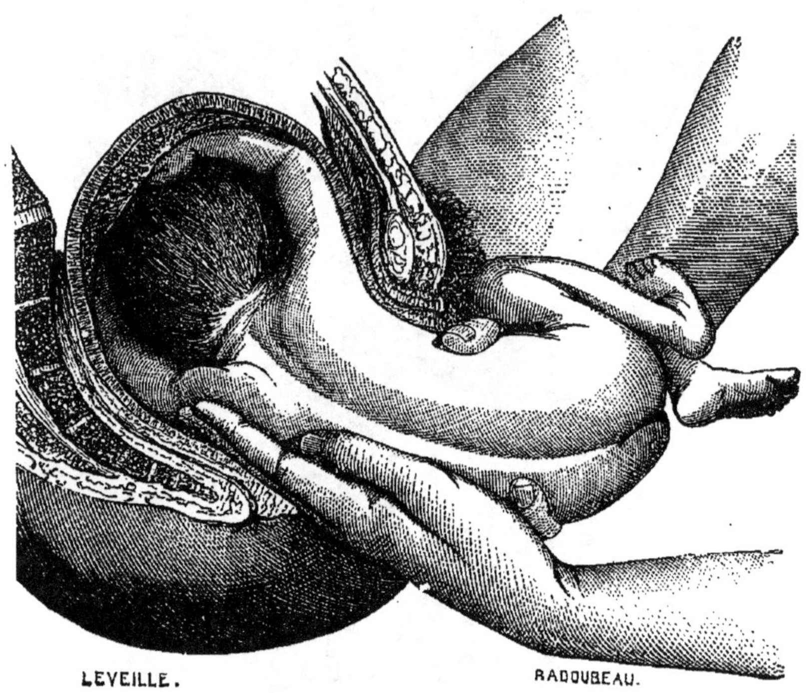

Fig. 102. — Dégagement du bras postérieur.

linges chauds afin d'éviter le glissement et l'on tire
sur les membres avec précaution pour ne pas disjoindre les os. On tire comme toujours très en
arrière, en refoulant le périnée (fig. 100). A mesure
que le dégagement s'opère, on remonte les mains
sur le bassin de l'enfant pour épargner aux jambes
les inconvénients des tractions. On n'appliquera
jamais les mains sur l'abdomen de l'enfant à cause des
contusions qu'on déterminerait sur le foie, celui-ci

descendant chez le nouveau-né jusqu'à la fosse iliaque. On amène donc au dehors la région abdominale de l'enfant jusqu'à ce que l'ombilic apparaisse. Le cordon, à partir de ce moment, pourrait être l'objet de tiraillements, aussi a-t-on l'habitude de le dégager en partie en formant une anse de 12 à 15 centimètres de longueur. Par la même occasion, on peut s'assurer de la persistance ou de l'absence des pulsations (fig. 101).

On continue donc les tractions de façon à dégager la poitrine de l'enfant qui place son diamètre bi-acromial dans le diamètre antéro-postérieur du bassin. La direction à donner aux tractions est toujours celle de l'axe du détroit supérieur.

2° **Dégagement des bras.** — Ce n'est que dans de rares exceptions que les bras restent appliqués sur la poitrine de l'enfant. Pendant l'extraction du tronc, les bras arrêtés par les parties internes ne suivant plus le mouvement de descente de la poitrine, se trouvent ainsi relevés vers la tête et tendent à s'engager en même temps qu'elle dans l'excavation.

Par suite de certaines mesures prises pendant l'opération de la version, il peut se faire qu'un bras seul soit relevé. Nous n'en parlerons pas spécialement, puisque ce qui se rapporte aux deux bras relevés s'appliquera également à un seul.

Comment faut-il traiter les cas de relèvement des bras ?

Il ne faut pas essayer d'extraire la tête accompagnée des bras, quoique cela soit parfois possible et ait été conseillé par d'anciens accoucheurs.

Tout le monde est d'accord pour dire qu'il faut abaisser les bras afin de n'avoir plus à dégager en dernier lieu que la tête seule.

Au préalable, on doit se demander dans quel sens se relèvent les bras?

a. Dans la pluralité des cas, les bras se relèvent sur le plan antérieur, par devant la poitrine, passant devant la face et arrivant enfin sur les côtés de la tête ;

b. Dans quelques rares cas, le bras est refoulé en arrière et se relève sur le plan postérieur, sur le dos, et l'occiput.

Dans le premier cas, l'angle de l'omoplate est écarté de la colonne vertébrale, tandis que dans le second cas (*b*) l'angle de l'omoplate est rapproché de la colonne vertébrale : signe tiré de l'anatomie qui pourrait, à l'occasion, avoir sa valeur diagnostique.

Dans ce que nous allons dire en ce moment nous aurons en vue les cas de relèvement antérieur des bras.

Pour étudier cette question dans l'ordre clinique, nous admettrons trois sortes de cas :

1° Les bras se laissent dégager plus ou moins facilement par le procédé classique;

2° Un des bras (surtout l'antérieur) est enclavé;

3° Un des bras est croisé derrière la nuque.

D'autre part, le diamètre bi-acromial est antéro-postérieur ou obliquement dirigé, de sorte qu'une épaule est plus ou moins en rapport avec le pubis, l'autre avec l'arc postérieur du bassin — ou bien — ce diamètre bi-acromial se trouve dans le diamètre transverse du bassin.

A. Épaules dans le sens à peu près antéro-postérieur. — C'est le cas le plus fréquent en pratique. Commençons par les cas qui sont traités assez facilement par le procédé classique.

On commence par dégager le bras postérieur, parce

qu'il présente plus de facilité au point de vue de l'exécution, et parce que son dégagement laisse plus de place pour dégager ensuite le bras antérieur.

Pour dégager le bras postérieur, on relève d'abord le corps de l'enfant vers l'abdomen de la mère, en le soutenant sur une main (fig. 102). De cette façon, on se fait une place en arrière pour insinuer l'autre main dans la concavité du sacrum, laquelle main ira à la recherche du bras postérieur. Dans le but de faire descendre l'épaule postérieure dans l'excavation, Hüter recommande de saisir avec les deux mains les cuisses du fœtus, de les élever et de les rapprocher, tout en les attirant de plus en plus fort, du milieu du ventre de la mère. L'épaule postérieure se trouve alors si basse qu'on peut atteindre facilement le coude. Le tronc de l'enfant étant ainsi soulevé et maintenu avec une main, on introduit l'autre main, celle qui regarde le dos de l'enfant, par la commissure postérieure jusqu'à la concavité du sacrum, et avec les doigts on va à la recherche du creux de l'aisselle postérieure, on suit l'humérus avec ces doigts jusqu'au niveau du pli du coude, et le saisissant d'une part avec le pouce, et de l'autre côté avec trois doigts faisant attelle, on tire sur l'articulation du coude (jamais avec un doigt en crochet sur la continuité de l'humérus qui se casserait) on abaisse ce coude en le faisant passer *sur la face* de l'enfant et *sur le devant de la poitrine*, et ainsi jusqu'au dehors des organes génitaux.

Cela fait, on abaisse le tronc de l'enfant vers le dos de la mère afin de dégager la commissure antérieure, et par cette voie on insinue les doigts d'une main derrière le pubis et on va à la recherche de l'aisselle antérieure.

On remonte encore le long de l'humérus jusqu'au pli du coude qu'on saisit avec le pouce d'un côté et trois doigts de l'autre côté pour lui former attelle et l'on abaisse l'articulation du coude du côté de la face de sorte que l'avant-bras glisse sur la face puis sur la poitrine et ainsi jusqu'au dehors des organes génitaux.

De cette façon on a fait suivre aux deux bras leur voie naturelle, celle qu'ils avaient suivie pour se relever.

Quand les épaules sont trop engagées, on peut refouler un peu le tronc vers le détroit supérieur en saisissant le thorax avec les deux mains dont les pouces prennent point d'appui sur les omoplates.

Mme Lachapelle dit que dans certains cas elle a eu plus de facilité en commençant par dégager le bras antérieur. On suivrait son exemple dans les cas où il serait difficile d'arriver jusqu'à l'épaule postérieure. Le bras antérieur étant sorti, on trouverait plus de place pour abaisser l'épaule postérieure dans l'excavation.

Mais c'est le bras antérieur qui présente le plus souvent des difficultés au moment de son dégagement, parce qu'il est enclavé entre la tête et l'arc pubien.

B. Enclavement du bras antérieur. — On essaye en premier lieu le procédé ordinaire, soit après avoir abaissé le tronc de l'enfant soit après avoir fait des tentatives de refoulement des épaules vers le détroit supérieur. Si le procédé classique ne réussit pas, il ne faut pas s'attarder dans ces essais infructueux, parce que toute minute de retard compromet gravement la vie de l'enfant. Il faut donc essayer d'autres moyens :

a. Transformer l'épaule antérieure en épaule postérieure, parce qu'en arrière on trouve plus de place pour dégager le bras. Voici comment on recommande de s'y prendre :

1° On se sert du bras postérieur qui est dégagé, pour communiquer au tronc du fœtus un mouvement de rotation sur son axe longitudinal. On saisit donc à pleine main le bras postérieur et on le tire en avant afin de communiquer à l'épaule qui lui correspond un mouvement en arc de cercle qui l'amène derrière le pubis tandis que l'autre épaule, l'antérieure, progresse en sens contraire et se porte en arrière. On opère alors comme pour le dégagement d'un bras postérieur.

2° *Manœuvre de Naegele.* — On saisit le thorax des deux mains, les pouces appliqués sur les omoplates, on refoule un peu vers l'intérieur du bassin le corps du fœtus, puis on le tire de nouveau à soi en lui imprimant, autour de son axe longitudinal, un mouvement de rotation par suite duquel le bras est porté en arrière.

b. On peut aussi essayer de faire tourner la tête en agissant sur elle par la pression des doigts.

c. Si on n'a pas réussi jusqu'à présent, on peut essayer la pression sur l'épaule comme l'indiquait Baudelocque ; on glisse un doigt sur le moignon de l'épaule antérieure entre la tête et le bras, pour faire descendre cette épaule et entraîner ainsi le bras plus bas. En outre, on peut accrocher l'humérus avec un doigt et le tirer du côté de la face. Ces manœuvres peuvent réussir, mais on conçoit que l'humérus court grand danger de se fracturer ; on ne se laisserait pas cependant arrêter par cette crainte, si l'on sent que ce moyen mobilise le bras : la fracture n'est pas la conséquence nécessaire de cette manœuvre, c'est pourquoi il vaut mieux tirer avec le doigt sur l'humérus que laisser mourir l'enfant. Quand le doigt n'a pas une bonne prise ni assez de force, on peut employer le crochet pour tirer sur le bras.

d. En dernier lieu, on a essayé d'extraire la tête doublée de ce bras, soit par traction directe soit en se servant du forceps.

C. Le bras est croisé derrière la nuque. — Pour que le bras passe de la face antérieure du fœtus jusqu'en arrière de l'occiput il faut que l'accoucheur ait imprimé un mouvement de rotation au tronc du fœtus dans le but de faire tourner l'occiput en avant. Le bras n'a pas suivi le mouvement et s'est ainsi trouvé reporté en arrière de la tête.

On commencera, comme toujours à dégager le bras qui est en arrière pour se faire de la place, puis il s'agira de dégager le bras antérieur qui habituellement est celui qui a tourné derrière la nuque.

La première chose à faire est d'essayer de le dégager de la façon ordinaire, c'est-à-dire en lui faisant contourner l'occiput puis le côté de la tête, et en l'amenant ensuite devant la face et devant la poitrine. Cette opération réussit quand la tête n'est pas encore engagée ou bien, quand il y a beaucoup de place dans l'excavation.

Si ces conditions n'existent pas, il devient difficile de faire passer le bras sur le côté de la tête. On peut essayer de refouler doucement la tête et le tronc.

Si la tête est *transversale*, Naegele conseille de chercher à faire tourner la face en arrière avec deux doigts.

Ou bien on abaisse moignon de l'épaule et on l'accroche en le tirant en bas et vers le plan antérieur du fœtus. Sinon extraire la tête avec le bras croisé soit par des tractions avec les mains, soit avec le forceps.

Si le bras est retenu par la symphyse pubienne sur laquelle l'occiput vient le river, Barnes conseille

d'imprimer au fœtus un mouvement de rotation en
sens inverse de celui qu'on lui avait imprimée dans
le but d'amener l'occiput en avant : le bras peut ainsi
se dégager. En cas d'insuccès on tire le corps fort en
arrière, puis on passe le doigt entre l'épaule du fœtus
et la symphyse, alors, accrochant l'épaule, on la tire
en bas et en avant.

D. **Épaules dans le diamètre transverse.** — a. *Plan
sternal dirigé en arrière.* — Le dégagement des bras est
facile parce qu'il y a de la place sur les côtés du bassin.
S'il y a un bras un peu plus en arrière que l'autre,
c'est par celui-là qu'il faut commencer. On refoule le
bras en arrière où il y a de la place en l'abaissant sur
le plan antérieur de l'enfant.

b. *Plan sternal dirigé en avant.* — Pour dégager
l'avant-bras il peut être utile de repousser le coude
en arrière puis d'accrocher l'avant-bras et l'abaisser.

Le bras peut, dans quelques cas, remonter le long du
dos et s'arrêter au niveau de la nuque. Cette position
du bras est le résultat d'un mouvement de rotation
communiqué au tronc du fœtus, mouvement que le
bras n'a pas suivi.

Pour dégager ce bras il faut lui faire suivre le plan
dorsal de l'enfant.

Dans le cas d'enclavement, il faut agir sur le moignon de l'épaule afin de dégager le bras pincé entre la
tête et la paroi postérieure et l'abaisser le long du dos.

ARTICLE III. — EXTRACTION DE LA TÊTE (DERNIÈRE).

§ 1. — **Tête retenue par le col utérin.**

Avant de parler de l'extraction de la tête *engagée*
dans la *filière* pelvienne, nous devons faire mention

de la rétention de la tête dans la cavité utérine par le fait de la *rétraction du col* utérin sur le *cou* de l'enfant.

Cette rétraction du col sur le cou peut se produire :

Quand la version a été pratiquée avant la dilatation complète ; quand il survient un spasme des fibres circulaires du col chez des femmes à tempérament excitable, que cet état spasmodique ait déjà atteint l'utérus pendant le cours du travail, ou qu'il survienne seulement à ce moment sous l'influence des manœuvres opératoires.

On reconnaît cet accident à ces signes : la tête ne descend que légèrement pendant les tractions, le fœtus remonte quand on cesse les tractions. On vérifie enfin le diagnostic par le toucher, qui permet de constater directement le resserrement de l'orifice externe sur le cou. Quand on éprouve cette résistance dans les tractions, on doit agir avec prudence pour ne pas arracher le cou de l'enfant et pour ne pas déchirer le col utérin. Il faut cependant de la célérité à cause des dangers qui menacent la vie de l'enfant.

Deux moyens sont à la portée de l'accoucheur :

1° Le débridement multiple du col à l'aide des ciseaux. Des incisions multiples et peu profondes ou des incisions moins nombreuses et plus profondes demandent beaucoup de temps, sont difficiles à pratiquer, et peuvent être le point de départ de déchirures utérines plus profondes.

C'est pourquoi on préfère la méthode suivante :

2° On insinue un, deux, trois doigts à travers l'anneau resserré, du côté de la bouche de l'enfant, on le dilate progressivement, jusqu'à ce qu'on puisse accrocher le maxillaire inférieur pour fléchir la tête, et l'engager ainsi par ses petits diamètres antéropostérieurs à travers l'anneau cervical. Par cette dilatation graduelle et cette flexion de la tête on peut arriver à faire passer la tête sans produire de déchirure sérieuse des bords du col.

§ 2. — **Extraction de la tête à travers la filière pelvienne.**

A. — OCCIPUT EN AVANT.

1° *Extraction avec la main.*

Quand la tête opère sa descente normalement, elle exécute sa rotation de façon à placer l'occiput derrière la symphyse pubienne. A un niveau élevé la tête peut occuper un diamètre oblique et se trouver en OIGA et OIDA. La rotation s'achève pendant la descente. La flexion sera plus ou moins faite, c'est-à-dire que le menton se trouvera plus ou moins rapproché du périnée.

Tirer directement et simplement sur le tronc de l'enfant exposerait à voir la tête s'arrêter au-dessus de la boutonnière vulvaire, le maxillaire inférieure accroché par la face interne du perinée.

Pour éviter cet arrêt de la tête au-dessus de la boutonnière vulvaire, on emploie certains procédés d'extraction.

a) *Manœuvre de Mauriceau* (indiquée plus tard, par Smellie en Angleterre et par Veit en Allemagne). — On place la main gauche au-dessus des épaules, *un doigt de chaque côté du cou.* Si le front est tourné de l'un ou de l'autre côté à la partie supérieure du bassin, il faut tâcher de l'attirer plus bas et de le tourner insensiblement dans la concavité du sacrum. On glisse *deux doigts dans la bouche* de l'enfant pour abaisser le menton. On tire donc ainsi l'enfant vers le sol par une traction combinée des deux mains, jusqu'à ce que la tête soit descendue sur le plancher pelvien; on dégage ensuite le menton sur la commissure postérieure, en tirant sur le maxillaire et en relevant le tronc horizontalement, puis en le redressant vers l'abdomen de la mère, et l'on fait passer ainsi successivement par l'orifice vulvaire les diamètres sous-occipito - mentonnier, frontal et bregmatique.

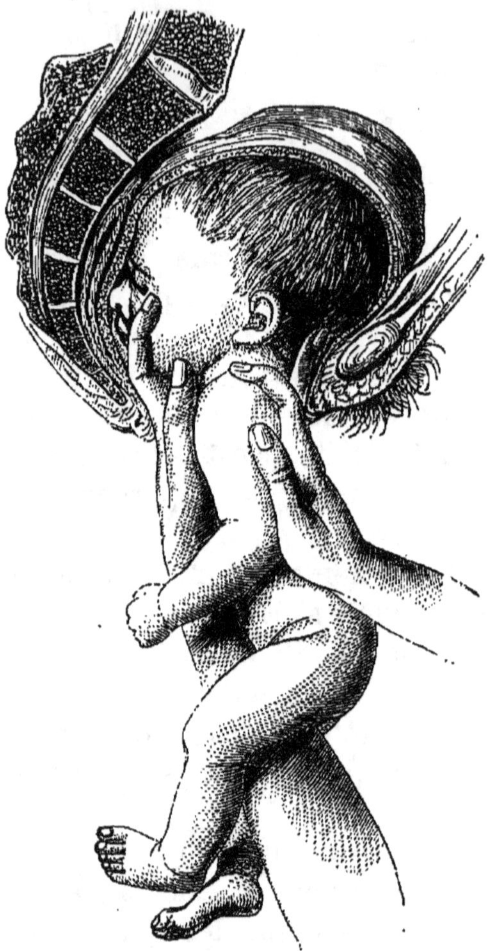

Fig. 103. — Dégagement de la tête.

b) *Manœuvre indiquée par Mme Lachapelle.* — Au lieu de tirer sur le maxillaire Mme Lachapelle faisait faire la flexion en appuyant sur le maxillaire supérieur par l'intermédiaire de l'index et du médius placés de chaque côté du nez. (En Allemagne et en Russie, on donne à tort à ce procédé le nom de méthode de Smellie.)

Cette méthode donne peu de force pour produire la flexion.

c) *Méthode indiquée par Smellie.* — Pour obtenir la flexion de la tête, Smellie a conseillé encore « d'insinuer le doigt index de la main gauche sous le pubis entre le col et le pubis afin d'élever le derrière de la tête » (fig. 103).

d) *Manœuvre dite de Prague* (attribuée à Seyfert, décrite par Kiwisch). — On tient d'une main l'enfant par les jambes ; et on appuie sur les épaules avec les doigts placés en crochet. Lorsque la tête est très haut, on abaisse fortement le tronc et au moyen des doigts placés en crochet sur le cou on l'attire fortement par en bas (fig. 104). La tête, sous l'influence de cette traction, descend dans l'excavation ; on relève alors fortement le tronc par en

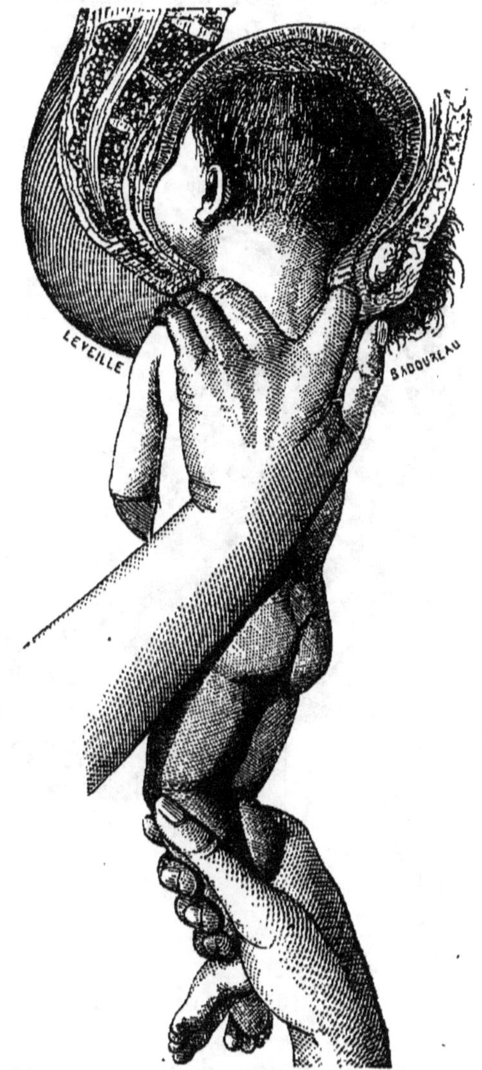

Fig. 104. — Manœuvre de Prague. Premier temps.

haut et le dégagement de la tête se trouve complété par ce mouvement rapide d'élévation du tronc, le dos dirigé en avant (fig. 105). Si la tête éprouve des résistances dans son engagement Kiwisch propose de presser sur elle par l'extérieur.

La méthode de Prague est dangereuse pour l'en-

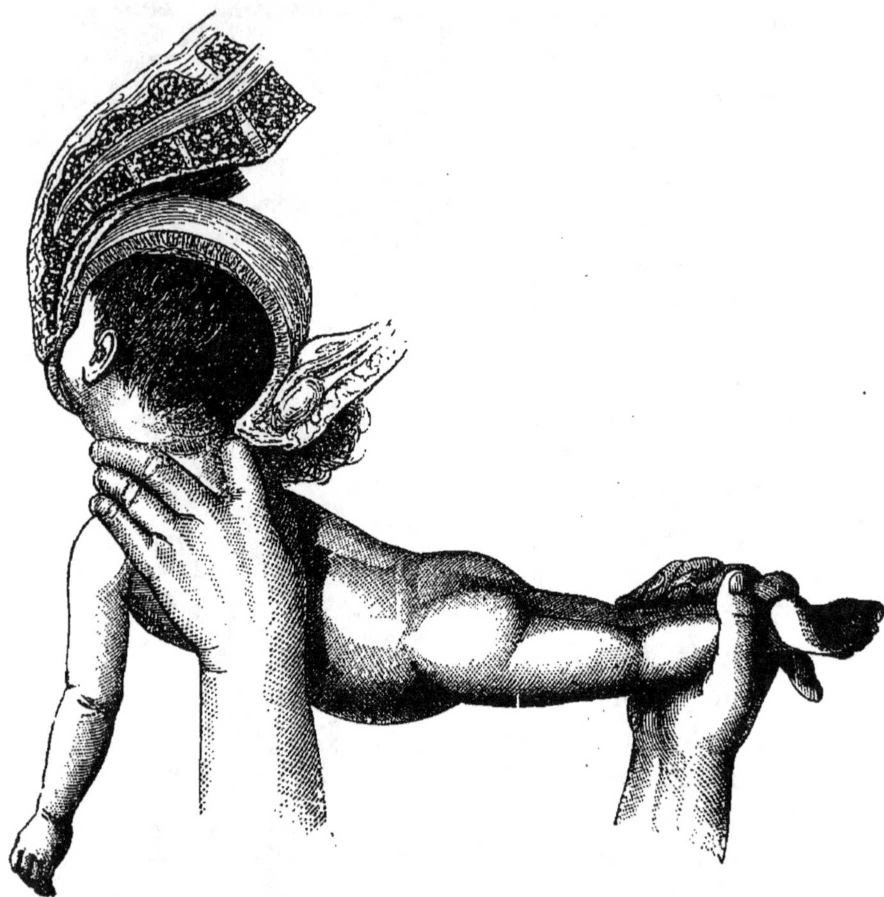

Fig. 105. — Manœuvre de Prague. Deuxième temps.

fant à cause des tiraillements auxquels le cou se trouve exposé.

e) *Méthode de Wigand.* — On presse sur la tête à l'extérieur dans le sens du détroit supérieur. La pression s'exerce à travers la paroi abdominale et la paroi utérine. Cette manière de faire peut être utile comme complément de toutes des autres méthodes. Ne suffisant pas par elle-même, elle aide à faire descendre

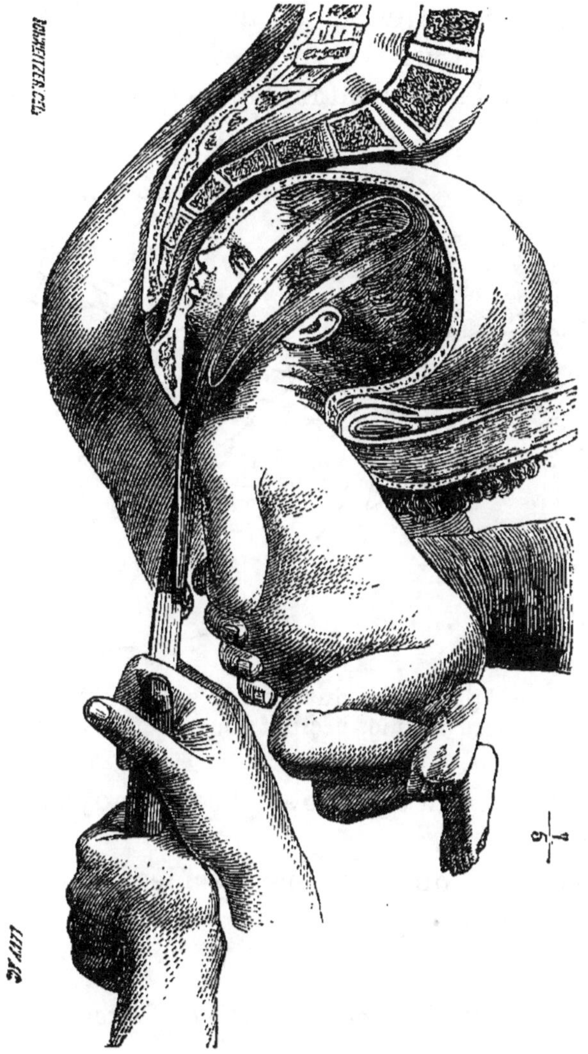

Fig. 106. — Application du forceps sur la tête venant la dernière, occiput en avant.

la tête et diminue d'autant la force qu'il faudrait employer pour les tractions seules.

Remy. — Méd. opér. obstétric.   10

En résumé, de toutes ces méthodes, celle qui a la préférence est la méthode de Mauriceau. On pourra toujours y faire ajouter par un aide intelligent la pression extérieure de Wigand.

Il peut se faire qu'en raison de certaines résistances

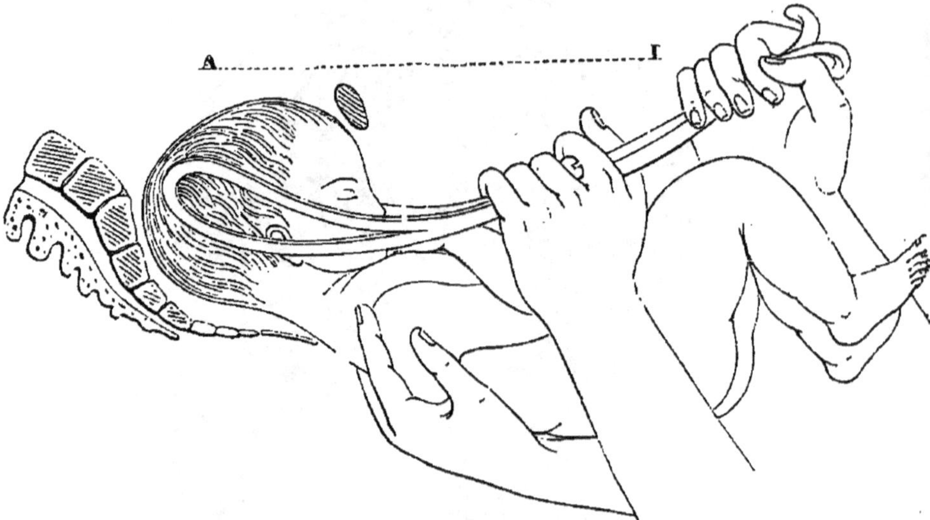

Fig. 107. — Application du forceps sur la tête venant la dernière fléchie, occiput tourné en arrière.

on n'arrive point à amener par ces moyens la tête au dehors.

C'est alors qu'on a une dernière ressource dans l'emploi du forceps.

2° *Extraction avec le forceps.*

Le forceps s'applique sur le plan sternal du fœtus : on fait relever par un aide le tronc de l'enfant vers le plan abdominal de la mère. On procède ensuite au placement des cuillers, en commençant par la gauche. On glisse la main droite-conductrice sur le côté gau-

·che du bassin et l'on amène la cuiller gauche de fa-
·çon qu'elle embrasse le plan latéral de la tête vers la
région préauriculaire et pariétale. Par-dessus on
place la branche droite, selon les procédés ordinaires.

L'extraction avec le forceps Levret se fait de la façon habituelle, c'est-à-dire en tirant d'abord en bas,
puis en relevant progressivement les manches vers
l'abdomen pour dégager le menton puis la face sur
le périnée (fig. 106).

S'il s'agit du forceps Tarnier, il n'y a qu'à suivre
avec le tracteur la direction indiquée par les manches
que l'on verra se relever pendant le dégagement de
la tête.

B. — Occiput tourné en arrière.

Parfois la rotation se fait d'une façon irrégulière,
l'occiput tourne en arrière devant les symphyses sacro-
iliaques ou dans la concavité du sacrum ; il en résulte
des difficultés particulières.

Il ne faut pas espérer ramener l'occiput en avant
en communiquant au tronc un mouvement de rotation qui ne serait pas suivi par la tête.

Il faut distinguer deux cas cliniques :

Premier cas : La tête est restée fléchie, le menton
est rapproché du sternum ;

Second cas : La tête est défléchie, l'occiput est en
partie descendu, mais le menton reste au-dessus du
pubis. La flexion ne peut être obtenue parce que le
diamètre antéro-postérieur de la tête, l'occipito-mentonnier mesurant 13^{cm},5, est trop grand pour traverser
les diamètres antéro-postérieurs du bassin, qui ne
dépassent pas 12 centimètres.

Premier cas. — 1° *Procédé manuel*. — Il faut s'appliquer à maintenir la flexion. On placera donc les

doigts de la main gauche en crochet sur les épaules, tandis que l'index et le médius de la main droite prendront point d'appui sur le maxillaire inférieur ou de chaque côté du nez. On tirera d'abord bien en bas pour abaisser la tête; le front se placera sous le pubis, et on tirera ensuite en relevant le tronc de l'enfant en avant *ventre sur ventre* : la tête se dégage par les diamètres fronto-sous-occipital et fronto-occipital.

D'après M. Pajot, on tire « en portant le dos du fœtus vers le dos de la femme », la nuque appuyée sur la commissure sert de pivot; c'est la face, le bregma, l'occiput qui viennent se dégager sous le pubis.

2° *Forceps.* — S'il devenait nécessaire d'avoir recours au forceps, on ferait l'application sur le plan sternal de l'enfant, c'est-à-dire devant la poitrine de l'enfant. Il faut abaisser le tronc et placer devant lui la cuiller gauche en premier lieu. Devant celle-ci on glisse la cuiller droite. Puis, tenant le tronc de l'enfant appuyé contre le forceps, on tire d'abord en bas et en arrière pour abaisser la tête bien fléchie, et quand le front apparaît sous le pubis on relève les manches de l'instrument pour dégager la région occipitale devant la commissure postérieure (fig. 107).

Second cas. — *Traitement.* — 1° *Procédé manuel.* — Nous savons qu'il ne peut pas être question d'abaisser le menton derrière le pubis. Pour achever l'extraction de la tête dans cette situation, il faut faire descendre l'occiput en arrière, et le dégager devant le périnée pendant que le maxillaire inférieur s'arrête contre la face postérieure et inférieure du pubis qui sert de pivot pour le dégagement qui se fait par les diamètres trachélo-occipital, trachélo-bregmatique, trachélo-frontal. Pour cela, on tire horizontalement sur le tronc puis on renverse fortement l'enfant sur l'abdomen de la mère, *ventre sur ventre*. Mais la traction se faisant plus près du point d'appui (trachée) que de l'extrémité du levier où se trouve la résistance (occiput), il en résulte qu'on a peu de force pour faire passer l'occiput retenu par les résistances périnéales. Chez les multipares à vulve large, à périnée raccourci, ce dégagement peut être encore assez facile mais chez les primipares surtout on risquerait parfois de tirer longtemps en pure perte. Quand on a déployé assez de vigueur dans les tractions sans obtenir de résultat, il faut se hâter de recourir à d'autres moyens : ceux-ci sont de deux ordres : 1° des essais de rotation artificielle de la tête ; 2° le forceps.

Premier moyen. — *Procédé de Mme Lachapelle.* — On a introduit la main dans la concavité du sacrum et on lui fait contourner toute la tête jusqu'à ce qu'elle atteigne la bouche. On introduit alors dans la bouche l'index et le médius et, en même temps que l'autre main ou qu'un aide tire sur le tronc, on fait exécuter à la tête son mouvement de rotation en prenant son point d'appui sur l'angle de la bouche. Lorsqu'on sent la tête se déplacer on accentue de plus en plus le mouvement de rotation et on cherche en même temps à abaisser le menton et à faire descendre la tête. Lorsque le menton est arrivé en arrière on complète le mouvement de flexion et on dégage l'occiput comme lorsque l'occiput est primitivement en avant (Charpentier).

Naegele recommande d'agir de même et de porter la main jusqu'à ce que les doigts atteignent la joue du côté opposé, puis de tirer de façon à amener la face sur le côté et ensuite en arrière (fig. 108).

En cas d'insuccès, recourir de suite au second moyen : *forceps.*

Second moyen. — *Forceps* — Dans la situation

10.

qu'ocupe la tête il est préférable d'appliquer le forceps derrière le tronc de l'enfant, c'est-à-dire, dans notre cas, derrière le dos du fœtus : parce que l'instrument embrasse plus directement la partie postérieure de la tête, celle qui rencontre les résistances de la part des parties postérieures de la filière pelvienne.

On fera donc tenir par un aide le tronc de l'enfant relevé vers le plan ventral de la parturiente et l'on fera une application directe en commençant par la branche gauche qui se place selon les règles habituelles. Par devant elle on introduira ensuite la branche droite. — Articulation. —

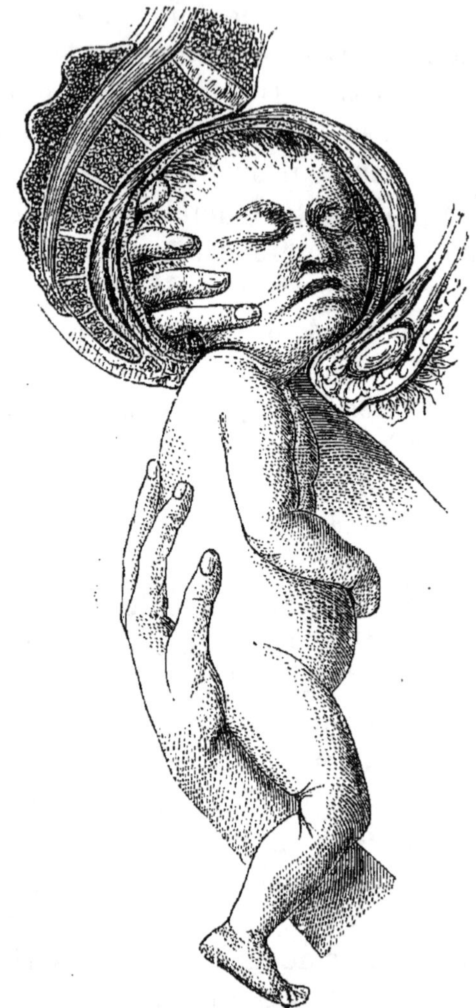

Fig. 108. — Rotation imprimée a la tête.

Tractions pour abaisser l'occiput et le dégager en arrière : pour cela, on tire d'abord en bas, puis on relève progressivement les manches à mesure que l'occiput s'abaisse et se dégage sur la commissure postérieure.

Si on se sert du forceps Tarnier, il n'y a qu'à suivre
la direction des manches qui se relèvent pendant la
descente et le dégagement de l'occiput. Le pivot du

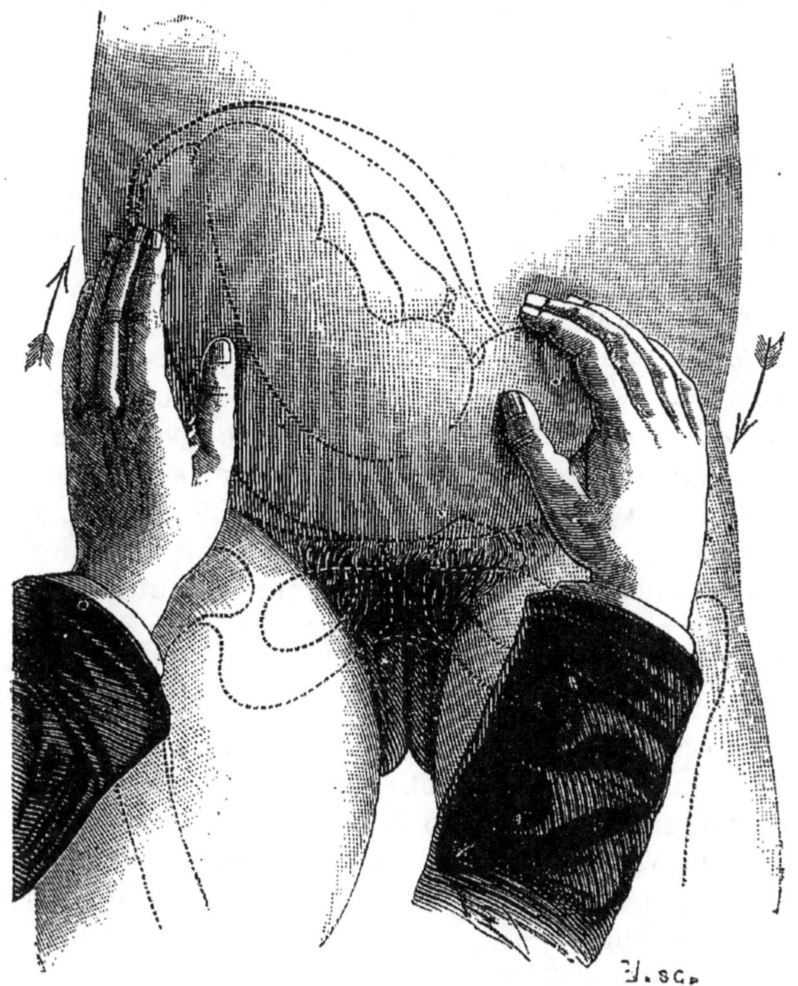

Fig. 109. — Version par manœuvres externes.

dégagement est au niveau de la trachée, qui a son point
d'appui sous le pubis.

Mais l'occiput est-il bien réellement toujours descendu le premier dans l'excavation, le menton restant

accroché sur le pubis? Nous ne le croyons pas. D'après ce que nous avons observé dans la pratique, nous dirons qu'on peut trouver le menton et l'occiput sur le détroit supérieur, la tête encore contenue dans le sac utérin, et c'est peut-être là le cas le plus fréquent.

Dès qu'on s'aperçoit de cette rotation de l'occiput en arrière, avant toute fixation et avant toute traction, il nous paraît indiqué de glisser la main, comme cela est décrit par Mme Lachapelle, jusque sur la tête, de pénétrer dans le sac utérin, si c'est possible, pour aller communiquer ensuite à la tête un mouvement de rotation artificielle devant ramener l'occiput en avant et la face dans l'excavation. C'est à ce niveau que la rotation nous paraît pouvoir être pratiquée plutôt que dans l'excavation.

Si cette opération n'a pas réussi, on doit essayer en premier lieu les tractions directes sur l'enfant, d'abord en bas puis en relevant le tronc pour faire décrire à l'occiput la courbe du promontoire et le dégager de la lèvre postérieure du col.

Si ces tractions paraissent insuffisantes ou dangereuses pour l'enfant on a recours au forceps appliqué encore du côté du dos de l'enfant et si celui-ci échoue, revenir encore aux tractions sur le tronc pour essayer de sauver à tout prix cet enfant, si c'est possible.

C. — Positions obliques et transversales.

On cherche d'abord à les réduire en positions directes (pubiennes ou sacrées selon les cas) à l'aide des manœuvres manuelles et ramener ainsi ces cas à ceux que nous avons décrits.

Pour les positions obliques on pourrait, si le forceps devenait nécessaire, les saisir directement par le diamètre bipariétal, autrement dit par une application oblique quant au bassin.

Si la position restait transversale, le forceps placé directement quant au bassin saisirait la tête du front à l'occiput. On abaisserait la tête, puis on lui communiquerait la rotation qui ramène l'occiput en avant.

Il serait rationnel d'essayer également une application dans le sens du diamètre antéro-postérieur du bassin afin de saisir la tête par ses diamètres transverses, et, pour maintenir la flexion, il faudrait agir du côté du plan sternal.

Tête arrêtée dans le diamètre transverse du détroit supérieur rétréci. — Ce cas se présente dans les bassins aplatis. Champetier de Ribes a étudié expérimentalement le mode d'engagement de la tête dans ces cas. D'après ses recherches voici comment il faut opérer pour faire passer la tête.

Il faut repousser directement en arrière, dans la concavité du sacrum, le côté de la base du cou qui se trouve descendu derrière la symphyse pubienne. Pour atteindre ce but, on place, sur le côté du cou qui regarde en avant, l'index et le médius ouverts comme une fourche. Cette manœuvre a pour but de faire descendre en premier lieu la bosse pariétale antérieure.

En même temps il faut fléchir fortement la tête, et pour y parvenir : 1° on tire sur le maxillaire inférieur avec deux doigts introduits profondément dans la bouche ; 2° on fait faire par un aide l'expression portant sur la région de la tête du fœtus, et dirigée suivant l'axe du détroit supérieur

Cette flexion a deux résultats favorables : elle refoule

l'occiput dans la partie latérale, large, du bassin; elle fait passer le diamètre fronto-pariétal dans le diamètre rétréci.

Quand la partie antérieure du crâne a franchi, l'occiput descend à son tour dans la partie large de l'excavation. Rotation, puis dégagement en occipito-pubienne.

Forceps. — En cas d'insuccès, on pourrait recourir au forceps placé transversalement du front à l'occiput, et peut-être antéro-postérieurement dans le sens du bipariétal.

CHAPITRE IV

PRÉSENTATIONS DE L'ÉPAULE.

Dans les présentations de l'épaule, à terme et dans les derniers mois, il ne peut être question d'abandonner l'accouchement aux seules ressources de la nature; le danger est trop grand pour la mère et pour l'enfant.

Pour agir utilement il faut toujours transformer cette présentation en une présentation plus favorable, c'est-à-dire, en une présentation qui puisse donner un accouchement spontané ou permettre l'extraction de l'enfant. Produire ce changement de présentation, *c'est faire la version.*

Grâce aux perfectionnements introduits dans l'art obstétrical, nous savons intervenir déjà pendant la grossesse par des manœuvres externes pour transformer la présentation transversale en une plus favorable et préparer ainsi un heureux accouchement.

De même, au début du travail, si l'accoucheur n'est appelé qu'à ce moment, il peut encore très souvent améliorer la situation par des manœuvres externes.

Et enfin, quand l'orifice utérin est ouvert, il peut, par des manœuvres internes, modifier la situation de l'enfant et en faire l'extraction par des opérations réglées.

Ces données élargissent donc le cadre de notre action. Nous pourrons donc intervenir dans trois cas : 1° pendant la grossesse ; 2° pendant la première partie du travail ; 3° à la dilatation complète.

Notre intervention doit avoir lieu surtout pendant le travail ; cependant si nous pouvons déjà pendant la grossesse obtenir ce que nous cherchons à réaliser pendant la première période du travail, n'est-il pas légitime de le faire afin d'éviter les surprises du travail et les retards indépendants de la volonté du médecin ? C'est pourquoi nous ferons la description de ce qui peut déjà être tenté avant le travail.

ARTICLE Ier. — INTERVENTION PENDANT LA GROSSESSE.

Il est inutile d'intervenir avant le dernier mois, parce que, jusque-là, la présentation se rectifie souvent par ce qu'on appelle les *mutations*. Cependant s'il y avait menace d'accouchement prématuré, on pourrait agir plus tôt.

Dans les conditions habituelles, c'est dès le commencement du dernier mois, et, sans qu'il y ait la moindre hésitation à cet égard, c'est surtout dans les quinze derniers jours qu'on doit exécuter la version, afin de ne pas être surpris par le travail.

A ce moment on ne peut évidemment agir que par l'extérieur. Étudions les moyens dont dispose l'accoucheur.

§ 1. — **Procédé du décubitus latéral**.

On peut obtenir un changement de la présentation en faisant coucher la femme d'une certaine façon. Quelques mots d'explication sont nécessaires.

Dans le sens propre du mot il n'y a pas de présentation de l'épaule pendant la grossesse, parce que l'acromion n'est pas en rapport avec le détroit supérieur. L'enfant est également rarement placé tout à fait transversalement, car il serait gêné par les ailes iliaques. Il est le plus souvent placé obliquement de telle sorte que la tête repose sur une fosse iliaque, tandis que l'autre pôle fœtal se trouve dans l'hypochondre du côté opposé, ou bien c'est le siège qui repose sur la fosse iliaque et la tête dans l'hypochondre du côté opposé.

Or, pour déterminer l'enfant à passer de cette situation oblique à la situation verticale, et partant, pour ramener la tête ou le siège qui occupent la fosse iliaque, sur le détroit supérieur, il suffit parfois de faire coucher la femme sur un de ses côtés. Sur lequel des côtés? A cet égard les conseils ont varié. Le meilleur procédé à suivre consiste à faire mettre la femme sur le côté dans lequel se trouve le pôle fœtal le plus rapproché du détroit supérieur. Ainsi : la tête est-elle dans la fosse iliaque gauche? faites coucher la femme sur son côté gauche. En effet, la pesanteur fera descendre (dans le cas choisi comme exemple) le siège de l'hypochondre droit dans l'hypochondre gauche, et, comme conséquence, la tête marchera en sens contraire et remontera sur le détroit supérieur.

Les résultats obtenus par le décubitus ne se maintiennent pas : dès que la femme se lève, l'enfant reprend son inclinaison vicieuse. Il faudrait donc, ou bien maintenir continuellement la femme dans ce décubitus latéral, ce qui n'est guère pratique, ou bien il faudrait pouvoir fixer l'enfant dans la nouvelle situation.

§ 2. — Version par manœuvres externes.

Par des pressions exercées à l'extérieur on mobilise le fœtus de façon à le ramener dans la direction d'un axe vertical, c'est-à-dire dans la direction de l'axe du détroit supérieur. On amène le pôle fœtal qui occupe la fosse iliaque vers l'ouverture du bassin ; tandis qu'on dirige le pôle fœtal qui occupe l'hypochondre vers le milieu du corps.

1° Tête dans la fosse iliaque, siège dans un hypochondre. — Faire prendre à la femme le décubitus dorsal, les membres inférieurs étendus et légèrement écartés, les bras étendus le long du corps ; opérer au moment du relâchement complet de l'utérus. Appliquer une main sur l'extrémité céphalique, l'autre sur l'extrémité pelvienne, et, par une pression lente et *soutenue* exercée en sens inverse sur l'une et l'autre extrémité, ramener les deux pôles fœtaux sur la ligne médiane (Pinard) (fig. 109); ou bien suivre cet autre procédé :

Se placer à droite de la femme, et, choisissant le moment où la matrice est bien relâchée, appliquer les deux mains au-dessus et en dehors de la tumeur céphalique afin d'accrocher cette dernière avec le bout des doigts. Ceux-ci étant enfoncés profondément pour empêcher la tête de fuir en arrière, la ramener par des pressions douces et graduelles vers le centre du détroit supérieur tandis qu'un aide reporte le pelvis vers le fond de l'utérus. (Hubert.)

Remy. — Méd. opér. obstétric.   11

2° Le siège est dans la fosse iliaque. — Dans un degré peu prononcé, ce n'est qu'une présentation inclinée du siège qui doit se régulariser pendant le travail. Pendant la grossesse il serait facile de ramener le siège au détroit supérieur, en suivant les mêmes procédés que ceux que nous avons indiqués pour refouler la tête. Si le siège est plus élevé et la présen-

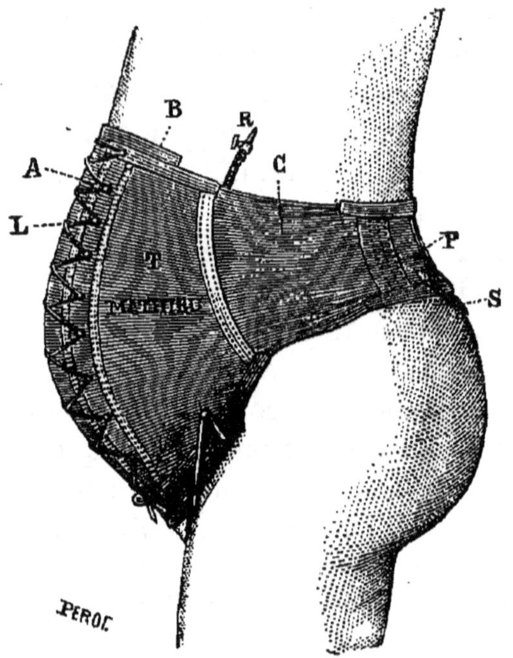

Fig. 110. — Ceinture eutocique.

tation plus oblique, il y a intérêt à régulariser la présentation. Par les manœuvres indiquées, le siège se trouverait reporté vers le détroit supérieur.

Mais pourquoi ne pas profiter de cette mobilité du fœtus pour obtenir mieux qu'une présentation du siège, pour obtenir une présentation du sommet. On abaisserait le sommet vers le bassin, tandis qu'on ramènerait le siège dans le fond de l'utérus.

3° **La présentation est franchement transversale.**
— Les mains étant appliquées sur les pôles agiront
de façon à faire descendre la tête vers le détroit supérieur, et à faire remonter le siège.

§ 3. — Fixation du fœtus.

L'enfant abandonné dans cette nouvelle situation
n'y resterait pas ; le plus souvent il reprendrait son
ancienne position. C'est pourquoi il faut le fixer dans

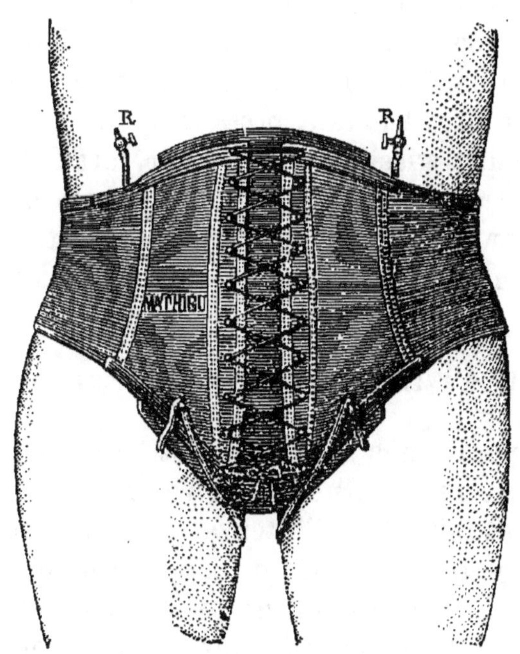

Fig. 111. — Ceinture eutocique.

la situation qu'on vient de lui donner, à l'aide de la
ceinture eutocique de M. Pinard (fig. 110 et 111); ou,
si on ne l'a pas à sa disposition, à l'aide de deux tampons de coton fixés sur les fosses iliaques et les côtés
de l'utérus par un bandage de corps.

ARTICLE II. — INTERVENTION PENDANT L'ACCOUCHEMENT.

§ 1. — Période de dilatation.

C'est surtout le moment pour transformer la présentation de l'épaule en une présentation plus favorable. Aussitôt appelé, le médecin doit s'appliquer à obtenir ce résultat.

C'est surtout par les manœuvres externes qu'on doit chercher à produire ce changement de présentation.

D'autre part, l'orifice utérin partiellement dilaté permettra parfois d'introduire un ou plusieurs doigts jusqu'à la partie fœtale pour la déplacer, tandis que l'autre main, agissant à l'extérieur, fera descendre une autre partie fœtale. Ce changement de présentation obtenu par cette double manœuvre constituera la version par manœuvres externes et internes combinées.

I. — VERSION PAR MANŒUVRES EXTERNES.

a. **La poche des eaux est intacte.** — La version par manœuvres externes doit être pratiquée le plus tôt possible, et faite dans l'intervalle des douleurs. Si elle réussit, surtout au début de cette période, cette régularisation de la présentation peut encore être obtenue quand la dilatation est presque complète ou complète.

Le procédé opératoire est celui que nous avons donné pour la même opération quand on la pratique pendant la grossesse.

b. **La poche des eaux vient de se rompre.** — Wigand disait déjà qu'une des conditions nécessaires pour réussir est que les eaux ne soient écoulées que depuis peu de temps et en partie seulement. Schrœder dit également, ainsi que Hubert, que cette version peut réussir parfois même après l'écoulement des eaux.

Le procédé opératoire ne varie pas ; il faut agir dans l'intervalle de repos qui sépare les contractions.

Pour maintenir l'enfant en bonne situation, on peut :

1° Employer les tampons de coton et le bandage de corps ;

2° Faire maintenir l'enfant par les mains d'un aide jusqu'à l'engagement de la tête ;

3° Rompre la poche des eaux quand on est sûr qu'il n'y a aucune procidence, que la tête est bien au détroit, que le travail est bien engagé et déjà assez avancé.

En cas d'insuccès il y a, avons-nous dit, encore une version qui peut nous permettre de transformer la présentation de l'épaule en une présentation du sommet ou du siége. Cette version qui a reçu bien des noms mérite surtout le nom de :

II. — VERSION PAR MANŒUVRES EXTERNES ET INTERNES COMBINÉES.

Elle a pour objet soit d'amener la tête au détroit supérieur, version céphalique, soit d'amener le siège, version podalique.

a. **Version céphalique.** — 1° *Procédé de Hohl.* — On donne à la parturiente une position très horizontale… Un aide maintient à pleines mains les portions latérales du fond de l'utérus et l'incline lentement du côté vers lequel la tête aura été dirigée par les manœuvres de l'accoucheur, et, au moment où elle y sera arrivée, l'incline à gauche, si la tête a été déviée dans la fosse iliaque gauche.

Dans ce cas, la main gauche de l'accoucheur sera appliquée au-dessus de la branche horizontale gauche du pubis où il aura senti la tête, pendant que la main droite aura été introduite dans le vagin ; l'index et le médius seront appliqués sur le moignon de l'épaule incliné du côté de la tête ; les doigts soulèveront un peu le tronc et le dirigeront vers le côté droit du bas-

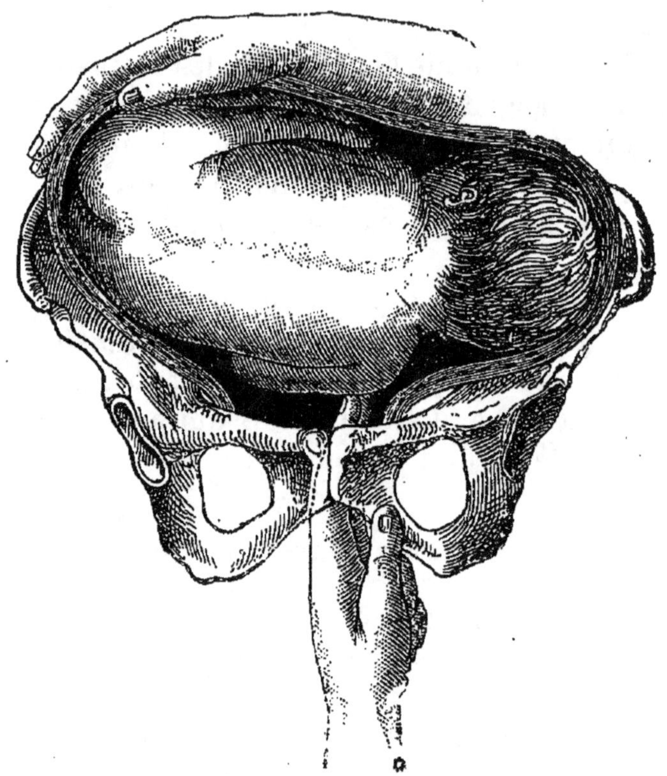

Fig. 112. — Version bipolaire céphalique. Méthode de Braxton Hicks.

sin de la mère, dans l'intervalle des douleurs, quand les membranes sont intactes, pendant la douleur même, si les eaux sont écoulées, pendant que la main gauche appliquée au-dessus du pubis pousse la tête dans l'ouverture pelvienne.

Quand le mouvement est produit, la parturiente

change de position et la main est retirée du vagin...
les membranes ne sont rompues que quand l'opération
est terminée. (J. Herrgott.)

2° *Procédé de Braxton Hicks.* — C'est la répétition
de celui de Hohl. On introduit de même un ou deux

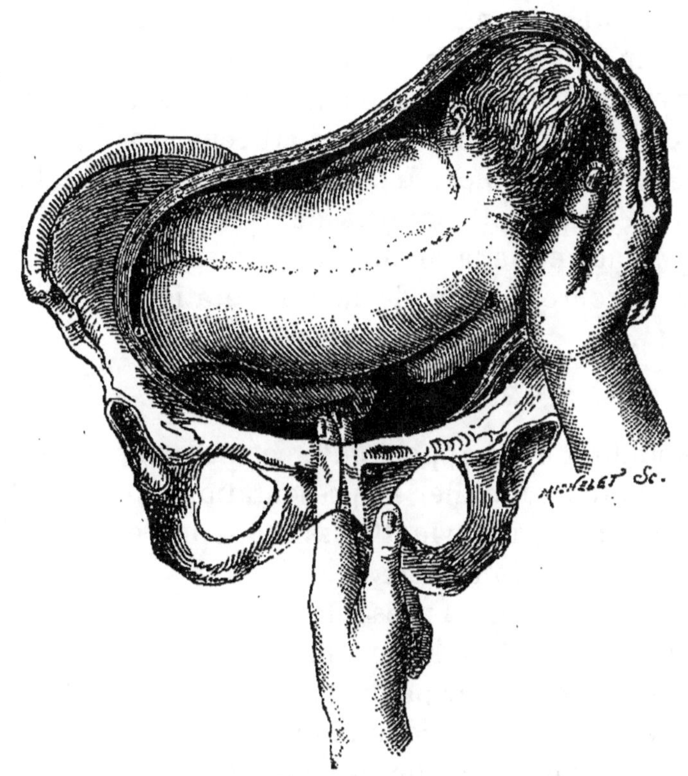

Fig. 113. — Version bipolaire podalique. Méthode de Braxton
Hicks.

doigts pour repousser l'épaule et recevoir la tête abaissée vers le détroit supérieur par l'autre main agissant
à travers la paroi abdominale (fig. 112).

b. **Version podalique.** — Elle peut également être
pratiquée pendant la période de dilatation, dès qu'on
peut introduire deux doigts par l'orifice utérin. Cette
opération porte le nom de *version par la méthode de*

Braxton Hicks, ou version podalique partielle. On introduit une main tout entière dans le vagin, on glisse l'index et le médius à travers l'orifice utérin. De l'autre main on abaisse le siège vers l'excavation et pendant ce temps-là un aide refoule la tête en haut ; l'opérateur peut aider en repoussant l'épaule avec ses deux doigts introduits. Ces doigts, soulevant légèrement le segment inférieur, vont ensuite au-devant du siège, accrochent un membre qu'ils attirent vers le col et le sortent par l'orifice. L'évolution du fœtus se trouve ainsi accomplie. Il importe de fixer l'extrémité saisie par un lacs et de la maintenir doucement pour empêcher la reproduction de la présentation transversale (fig. 113).

§ 2.— Dilatation complète.

Quand on n'est appelé qu'à ce moment et qu'on ne réussit plus à rectifier la présentation par les manœuvres externes, il devient possible d'opérer dans l'utérus avec la main entière.

Deux procédés se présentent :

La version céphalique, qui tend à ramener la tête au détroit supérieur pour abandonner ensuite l'accouchement aux forces de la nature ;

La version podalique, par manœuvres internes, qui permet de tourner l'enfant, d'amener le siège et de faire l'extraction.

Le premier procédé permet de rectifier la présentation mais prolonge la durée de l'accouchement, puisqu'il transforme le cas en une présentation du sommet. Le second, au contraire, permet l'extraction immédiate, fait gagner du temps et éloigne le danger des procidences. Aussi a-t-on plus souvent recours à la version podalique.

Nous devons dire cependant comment on ramène la tête au détroit.

I. — Version céphalique.

Méthode de Busch. — Elle consiste à rompre la poche, à pénétrer immédiatement au-dessus de l'occiput jusqu'à la nuque, à exercer une attraction douce pendant l'écoulement du liquide amniotique et à fixer la tête dans l'ouverture pelvienne jusqu'au moment plus ou moins rapproché où les contractions utérines exerceront elles-mêmes cette action. L'autre main agit sur le siège, redresse l'axe du corps (fig. 114).

Méthode de Braun. — On choisit la main qui n'est pas de même nom que le côté dans lequel se trouve la tête.

On fait coucher la femme en situation dorsale ou sur le côté et l'opérateur se place derrière elle dans ce cas.

La main est introduite dans le vagin dans l'intervalle d'une douleur ; la main libre presse sur la tête à travers les parois abdominale et utérine et la dirige vers l'ouverture pelvienne, pendant que la main introduite dans le vagin pénètre dans l'orifice dans l'intervalle d'une douleur, pour recevoir la tête dans l'orifice avec les doigts étendus en cercle à travers les parois de la poche flasque et pendante.

Les parties fœtales qui sont en rapport avec l'orifice utérin (bras, épaule, côtes,) sont mises en contact avec les extrémités des doigts et poussées par des mouvements de flexion de ceux-ci vers le côté opposé à celui où se trouve la tête ; la pression exercée par la main libre à l'extérieur devient de plus en plus énergique, jusqu'à ce que la tête soit arrivée sur l'orifice

11.

pelvien, aussitôt que la face ou une oreille pourront
être atteints, la tête sera saisie dans sa plus grande
circonférence par les doigts et attirée dans l'ouverture
pelvienne ou dans l'excavation. S'il y a peu de liquide
amniotique, si l'orifice est dilaté, la tête basse, la poche
sera ouverte et l'accouchèment abandonné à la nature.

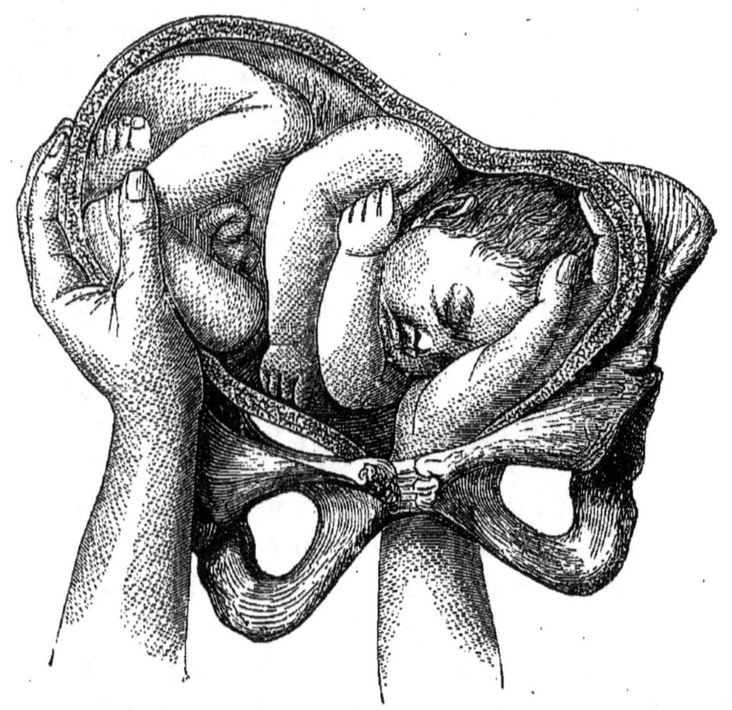

Fig. 114. — Version sur la tête par la méthode de Busch.

Si le col n'est pas effacé, si le liquide est abondant, on
se gardera de rompre les membranes. (J. Herrgott.)

Méthode de d'Outrepont. — On se sert de la main
gauche, si la tête est du côté gauche de la matrice et
vice versa.

La main, introduite de la façon ordinaire, rompt
les membranes quand elles sont encore intactes, dans
l'intervalle de deux douleurs, saisit la partie qui se

présente, autant que possible en plaçant le pouce en avant et les quatre autres doigts en arrière, et la refoule en haut, vers le côté où se trouvent les fesses, pendant que l'autre main soutient la matrice extérieurement. Quand la tête est descendue sur l'entrée du bassin, à la suite de ces manœuvres, qu'on peut

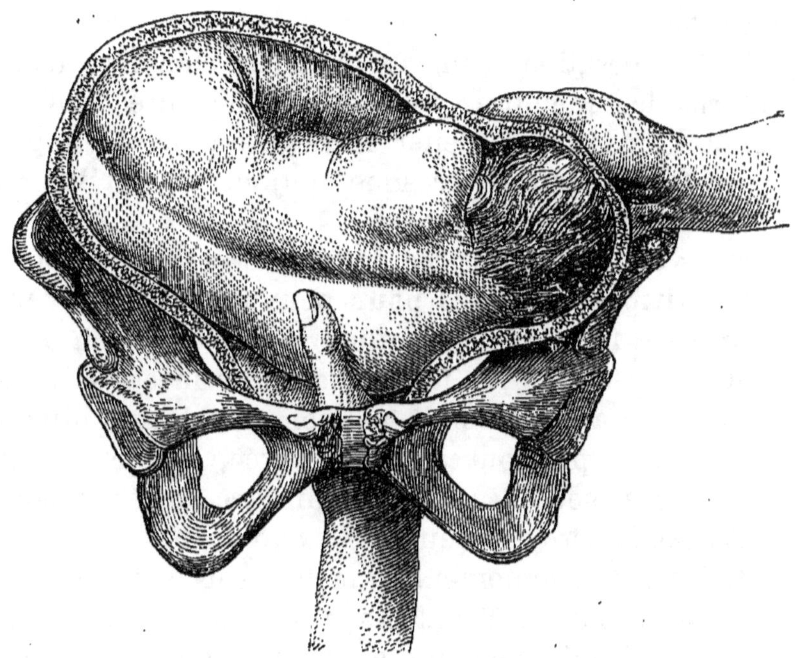

Fig. 115. — Version sur la tête par la méthode de d'Outrepont.

au besoin répéter plusieurs fois, il faut retirer la main au bout de quelque temps et abandonner le reste à la nature, en faisant tout au plus, si c'est nécessaire, quelques frictions sur le fond de la matrice pour augmenter les contractions (Naegele) (fig. 115).

Les raisons que nous avons indiquées plus haut font que les accoucheurs ont à peu près abandonné cette version céphalique. Il en est tout autrement de la version podalique dont la supériorité est incontestable.

II. — Version podalique.

Son importance est telle que quand on désigne une opération sous le seul nom de *version*, c'est de la version pódalique par manœuvres internes qu'il est question.

Cette opération consiste à aller chercher dans l'utérus les membres inférieurs pour faire évoluer l'enfant en sorte d'amener le siège au détroit supérieur. On fait suivre presque toujours la version de l'extraction du fœtus.

Nous allons étudier les détails de cette opération.

Conditions requises pour pouvoir faire la version. — Il faut que l'orifice utérin soit dilaté ou dilatable, c'est-à-dire que les bords de l'orifice utérin se confondent avec le cercle pelvien, ou bien, la dilatation n'étant pas tout à fait achevée, que les bords soient assez souples pour pouvoir être portés en contact avec le cercle osseux de l'excavation.

Il faut, deuxièmement, que le fœtus soit mobile, c'est-à-dire puisse être déplacé pour laisser passer la main, qu'il puisse ensuite évoluer dans la cavité utérine sans y produire de mouvements forcés.

On peut encore ajouter une condition, à savoir que le bassin soit assez spacieux pour laisser passer la main de l'opérateur.

Contre-indications à la version. — Elles découlent de ce que nous venons de dire. Quand les conditions que nous venons d'indiquer ne sont point réalisées, il y a contre-indication à faire la version.

Première contre-indication. — L'insuffisance de la dilatation, les rigidités spasmodiques, anatomiques et pathologiques de l'orifice utérin, parce que l'introduction forcée de la main et l'extraction exposeraient l'utérus aux déchirures. L'enfant, d'autre part, pourrait se trouver arrêté au niveau du cou, la tête ne pouvant franchir l'orifice utérin, et la mort de l'enfant serait la conséquence de cet accident.

C'est au point de vue de l'*insuffisance* de la dilatation qu'il est parfois bien utile de reconnaître s'il y a *dilatabilité*. Un orifice dilatable pourrait permettre d'extraire l'enfant dans des cas de danger pressant.

Au point de vue de la rigidité de l'orifice, on distingue trois variétés : la rigidité spasmodique, la rigidité anatomique et la rigidité pathologique.

La rigidité spasmodique doit être combattue par la médication calmante (lavements laudanisés, lavement avec chloral, succinate d'ammoniaque, antipyrine, etc.), en cas d'insuccès, par une dilatation douce et graduelle et de petites incisions.

Il faut bien examiner si ce spasme du col n'est pas un des effets de la contracture de tout l'utérus, contracture générale qui demande aussi un traitement sédatif. Il serait illusoire d'espérer lever l'obstacle en faisant des débridements sur le col.

La rigidité anatomique déterminée par une constitution plus ou moins fibreuse du col arrête parfois longtemps le travail. Il faut la combattre par les injections, la dilatation progressive avec le dilatateur de M. Tarnier, avec les ballons de Barnes, et en dernier lieu par les débridements.

La rigidité pathologique constituée par les cancers, fibromes, etc., peut rendre l'accouchement difficile et même impossible. Nous ne pouvons entrer dans plus de détails.

Deuxième contre-indication. — Engagement trop profond de la partie fœtale. Quand la présentation de l'épaule a été négligée, cette région fœtale s'engage de plus en plus dans la filière pelvienne, s'y enclave, et il devient impossible de la faire remonter au-dessus du détroit supérieur ; la mobilité du fœtus fait donc défaut. Vouloir à tout prix refouler l'épaule ce serait refouler en même temps l'utérus resserré sur l'enfant et le déchirer au niveau de ses attaches.

Troisième contre-indication. — Rétraction spasmodique de l'utérus ou tétanos, contracture. Après un travail long, après l'écoulement du liquide amniotique, l'utérus se resserre spasmodiquement sur l'enfant, se moule sur lui. Or, dans ces conditions, pour faire pénétrer la main, il faut déjà forcer l'orifice utérin contracté, puis se frayer un chemin entre l'utérus tétanisé et l'enfant : c'est s'exposer à produire une rupture utérine. Si l'on est arrivé par hasard jusqu'aux pieds de l'enfant, le danger ne sera pas moins grand quand on voudra faire évoluer de force l'enfant dans le sac utérin contracturé. Il faut savoir s'arrêter à temps.

Quatrième contre-indication. — On indique encore une dernière contre-indication, mais qui n'a plus la même importance que les précédentes : c'est le rétrécissement pelvien trop prononcé, parce qu'il rend difficile ou impossible la pénétration de la main, et parce qu'il peut rendre impossible le passage de l'enfant dans la filière pendant l'extraction.

Préparatifs de l'opération. — La situation à donner à la parturiente est la situation en travers du lit, le siège reposant sur le bord du lit et appuyé sur un plan résistant, les jambes tenues par des aides (fig. 116);

L'antisepsie rigoureuse, le baptême ;

La préparation de tout ce qui peut être nécessaire pour ranimer l'enfant : bain, tube laryngien, eau chaude, vinaigre, stimulants ;

Des lacs, le forceps.

Mais, avant d'entreprendre l'opération, le médecin doit d'abord faire un diagnostic exact de la *présentation*, de la *position*, afin de se représenter la situation

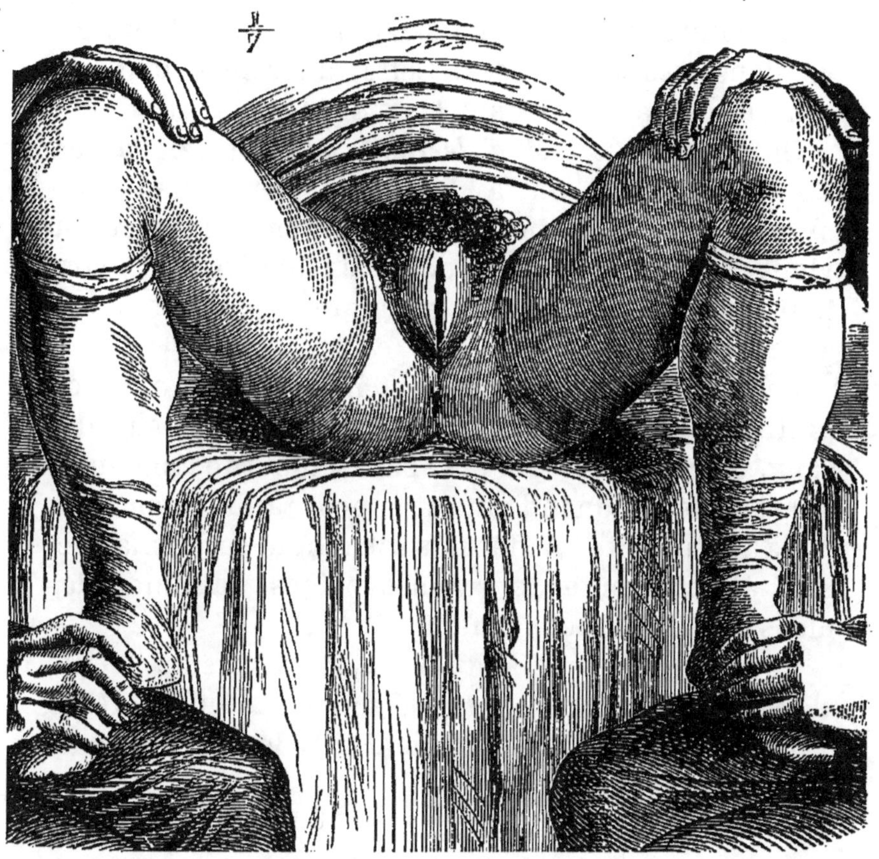

Fig. 116. — Position de la femme en travers du lit.

des diverses parties de l'enfant, la tête, le dos, les jambes. Opérer sans posséder exactement ces renseignements c'est s'exposer à s'égarer au milieu des membres de l'enfant, à chercher les pieds où ils ne sont pas, et à rencontrer toutes sortes de difficultés et par conséquent à rendre inutilement l'opération longue pour la mère et l'enfant. S'attendre à faire une opération aussi facile une fois que l'autre serait s'exposer à des mécomptes, car s'il est des versions très faciles, ne demandant pour ainsi dire que le temps d'introduire la main et de saisir les pieds; il est des versions très laborieuses. Cette différence tient aux conditions variables dans lesquelles on opère.

On opère au *temps d'élection* quand on fait la version au moment où la dilatation vient de se compléter, quand la poche des eaux est encore intacte ou vient de se rompre, et que, partant, l'utérus a encore toute sa souplesse; c'est alors une opération d'une grande facilité.

La *version négligée* ou difficile est celle que l'on pratique longtemps après la rupture de la poche des eaux, quand le travail a été abandonné trop longtemps à la nature, et quand on est appelé tardivement près de la parturiente. L'utérus s'est moulé sur l'enfant et c'est alors qu'on a de grandes peines à atteindre les pieds et à retourner l'enfant.

Nous aurons donc à étudier : 1° la version facile, classique, faite au temps d'élection ; 2° une version difficile ou négligée, autrement dit, les difficultés de la version.

1° *Version classique.*

Premier temps : Recherche et saisie des pieds ;

Deuxième temps : Version proprement dite ou évolution ;

Troisième temps : Extraction (déjà étudiée).

Recherche et saisie des pieds. — Ce temps peut être subdivisé en :

Introduction de la main jusqu'à l'orifice utérin.

pénétration jusqu'aux pieds; saisie des membres inférieurs.

Choix de la main. — Il n'est pas indifférent de choisir l'une ou l'autre main, parce que telle main arrivera plus facilement que l'autre jusqu'aux pieds.

En principe on choisit toujours la main qui, placée entre la pronation et la supination, a sa face palmaire dirigée du côté du plan antérieur de l'enfant. Puisque dans les occipito-gauches c'est la main gauche qui doit agir, et dans les occipito-droites c'est la main droite, puisque, d'autre part, les positions gauches de l'acromion (c'est-à-dire tête dans la fosse iliaque gauche) sont des transformations des occipito-gauches par glissement de la tête dans la fosse iliaque, et les positions droites de l'acromion sont des transformations des occipito-droites par glissement de l'occiput dans la fosse iliaque droite, il est donc tout naturel de prendre la même main pour les acromio-gauches que pour les occipito-gauches, et la même main pour les acromio-droites que pour les occipito-droites.

Donc puisqu'on disait : occiput à gauche, main gauche; occiput à droite, main droite; on dira alors :

Tête dans la fosse iliaque gauche, main gauche : tête dans la fosse iliaque droite, main droite.

D'autres accoucheurs ont donné un autre précepte. Prendre la main de même nom que celui de l'épaule qui se présente : épaule gauche, main gauche; épaule droite, main droite.

Il est bon de dire qu'il ne faut pas s'en tenir absolument à l'une de ces formules; quand on n'a pas réussi avec une main, il peut se faire qu'on réussisse avec l'autre.

Introduction de la main. — La femme étant placée en position obstétricale, la toilette antiseptique faite

rigoureusement, on fait pénétrer la main dans un
intervalle de repos. On peut être gêné par un bras en
procidence. On commence par attacher un lacs sur le
poignet pour empêcher le relèvement de ce bras au
moment de l'extraction. Puis avec la main qui reste
libre, ou mieux par l'intermédiaire d'un aide, on
écarte ce bras soit en avant, soit vers le côté dans
lequel se trouve la tête. En suivant la face interne de
ce bras comme guide on arrivera naturellement au
creux de l'aisselle. Les doigts de la main qui opère
sont réunis en forme de coin, le pouce appliqué sur
la face palmaire; on fait pénétrer cette main en écartant les grandes lèvres et on presse sur la commissure
postérieure pour obtenir de l'élargissement, et l'on
chemine d'abord jusqu'à la rencontre de la concavité
du sacrum. A ce moment la main se trouve dans
l'excavation pelvienne. A partir de ce moment il faut
changer la direction de la main, pour la conduire dans
le sens de l'axe du détroit supérieur. Pour cela le
coude est abaissé vers le sol et l'avant-bras refoule
fortement le périnée. La main rencontre le promontoire qui paraît tellement saillant qu'on serait disposé
à croire qu'il existe un rétrécissement pelvien. Cette
première partie de l'opération est douloureuse pour
la femme à cause de la distension de la vulve qu'elle
détermine. Elle est souvent rendue difficile par les
efforts d'expulsion que suscite cette manœuvre.

Perforation de la poche des eaux. — Quand l'œuf
est encore intact, c'est le moment de rompre les
membranes.

Nous pensons qu'il faut rejeter le conseil qui avait
été donné, de passer entre l'œuf et la paroi utérine
pour arriver jusqu'à l'endroit où sont les pieds et
rompre seulement les membranes à ce niveau. Car

cette manœuvre peut ouvrir une porte à l'infection, contusionner la muqueuse utérine et décoller le placenta.

Il faut ouvrir la poche au niveau de l'orifice, dans le temps de repos pour ne pas avoir une brusque évacuation du liquide, et engager plus avant la main et le bras qui feront office de tampon et retiendront une bonne partie du liquide.

Quand la rupture spontanée date d'un temps peu éloigné, l'opération sera encore facile parce que le fœtus a encore conservé sa mobilité et parce que l'acromion se laisse encore facilement déplacer par la main.

Pénétration jusqu'aux pieds. — Il importe, avons-nous dit, de connaître exactement la position de l'enfant, afin de savoir où sont les pieds. Or connaissant le nom de l'épaule et la position, on sait exactement où est le plan ventral de l'enfant et de quel côté sont les pieds. Comme ceux-ci sont tantôt en avant, tantôt en arrière, il en résulte que le chemin à suivre est variable.

Si la position donne une orientation dorso-antérieure, la main devra s'engager dans l'orifice utérin, dans sa partie postérieure, c'est-à-dire dans la gouttière lombo-sacrée, du côté où sont les pieds (fig. 117).

Si on a affaire à une dorso-postérieure, c'est derrière le corps du pubis qu'il faut insinuer la main pour suivre la paroi antérieure de l'utérus (fig. 118).

Quel est le chemin à suivre pour arriver aux pieds de l'enfant ? — Si la poche vient de se rompre spontanément ou sous la pression des doigts de l'accoucheur, la présence du liquide permet de suivre ce qu'on appelle *la voie directe*, c'est-à-dire qu'on va directement, pour ainsi dire d'autorité, à l'endroit où sont les pieds. Il faut s'habituer à se représenter en imagination la position de l'enfant, la direction que prend le corps de l'enfant afin de se rendre compte

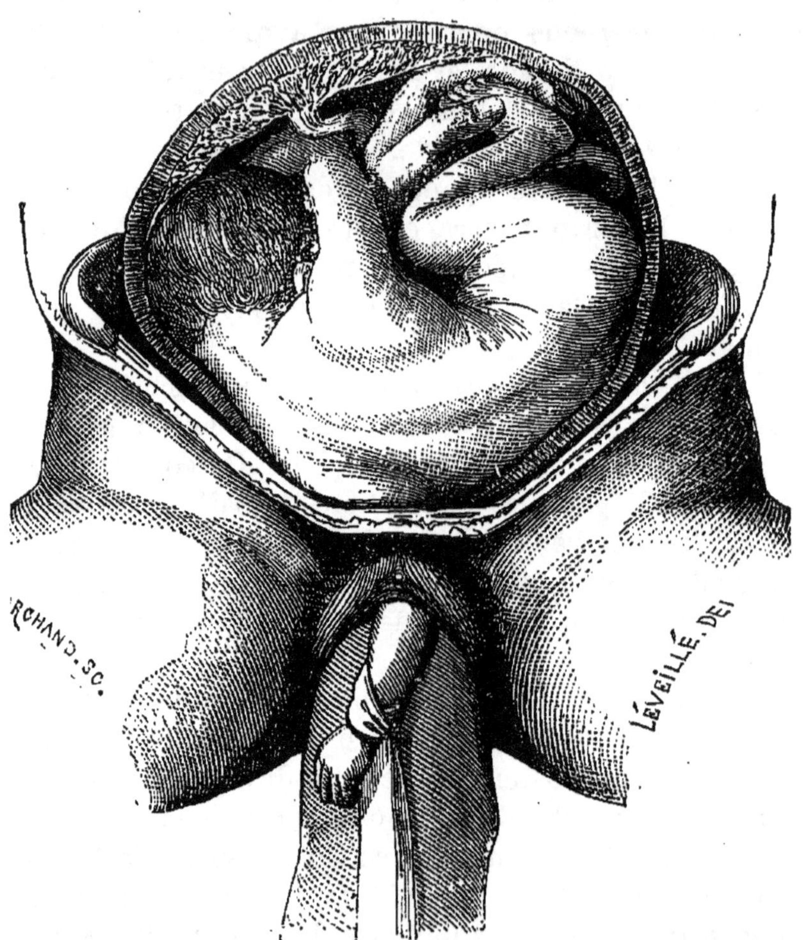

Fig. 117. — Dorso-antérieure. Recherche des pieds.

de la place qu'occupent les membres inférieurs.

On peut suivre le *plan antérieur* auquel on arrive en se guidant sur le bras procédent; les jambes sont fléchies sur ce plan antérieur. Mais cette voie n'est pas commode parce qu'on se perd au milieu des membres du fœtus, bras et jambes, et comme la distinction entre ces parties n'est pas facile, on peut amener un bras.

On peut suivre le *plan latéral* de l'enfant. C'est une voie plus sûre. Car en suivant le plan latéral inférieur on arrive tout naturellement jusqu'à la fesse in-

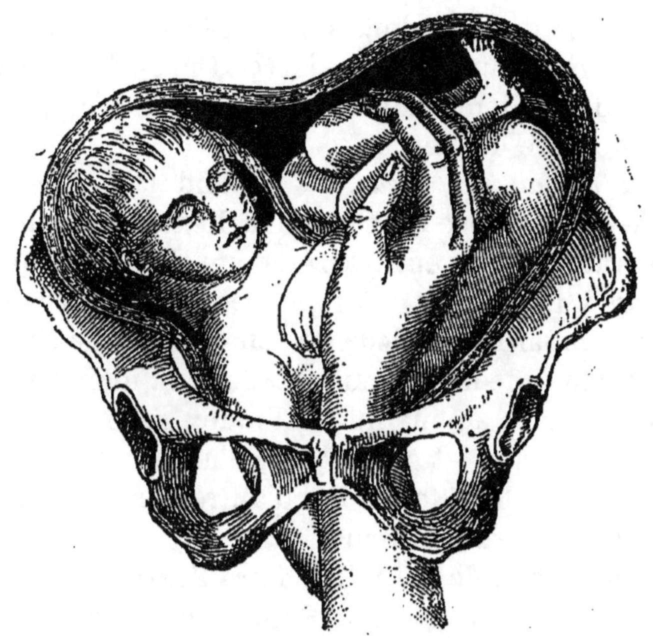

Fig. 118. — Dorso-postérieure. Recherche des pieds.

férieure, à la racine de la cuisse; il n'y a plus qu'à revenir sur ses pas en suivant ce membre depuis sa racine jusqu'au pied. Ce moyen est particulièrement favorable dans les positions dorso-postérieures, parce que le pouce est dirigé du côté du plan antérieur tandis que les quatre autres doigts sont dirigés du côté du dos, sur lequel ils glissent facilement. La main, en suivant ainsi le plan inférieur, arrive jusqu'au siège, et les quatre doigts n'ont qu'à contourner le siège pour descendre sur les deux cuisses qui se trouvent prises entre le pouce et ces quatre doigts.

Saisie des membres. — On peut saisir les membres soit au niveau des genoux, soit au niveau des pieds.

1° *Au niveau des genoux.* — Dans l'attitude habituelle du fœtus les jambes sont fléchies sur les cuisses ; il en résulte que les doigts de l'opérateur s'arrêtent souvent au niveau du pli du jarret. Or les doigts trouvent là un excellent endroit pour se fixer et pour tirer sur le membre du fœtus.

2° *Au niveau des pieds.* — Quand la jambe est étendue sur la cuisse on s'étend facilement, les doigts de l'opérateur viennent s'arrêter sur le cou-de-pied. On n'a qu'à fermer les doigts, et cette prise est bonne parce que la saillie du pied empêche la main de glisser.

Si les deux pieds se trouvent dans la main, on les tient solidement en insinuant l'index entre les deux malléoles internes et en plaçant, d'une part le pouce sur une malléole externe, et, d'autre part, le médius sur l'autre malléole externe.

On s'est demandé s'il fallait faire l'extraction en se servant des deux jambes, ou d'une seule. C'est le moment d'examiner cette question, de voir les avantages de l'un et de l'autre procédé.

Les avantages de la version exécutée avec les deux pieds consistent dans la facilité avec laquelle on fait évoluer le fœtus. Celui-ci se plie sur sa face antérieure, c'est-à-dire dans le sens de la flexion naturelle du corps.

Les inconvénients de cette méthode peuvent s'observer au moment de l'extraction. Le fœtus est engagé dans la filière pelvienne par une partie étroite, et cette partie fœtale de dimensions restreintes ne prépare pas la voie pour le passage des épaules et de la tête : les bras se relèvent et la tête peut se trouver arrêtée par l'orifice utérin.

La version exécutée à l'aide d'un seul pied a pour inconvénient d'être parfois difficile, et cela parce que le fœtus doit se plier dans le sens d'un des côtés du corps, souvent de celui dont l'épaule est déjà engagée dans le détroit supérieur, et encore parce que l'évolution du fœtus s'accompagne dans d'autres cas de rotation du corps sur lui-même. Néanmoins cette opération réussit souvent.

Les avantages de la version monopode apparaissent au moment de l'extraction : en effet la traction sur un seul pied favorise la sortie de l'enfant, car la jambe abandonnée dans l'utérus se relève le long du plan antérieur de l'enfant, empêche ainsi le col utérin de se resserrer sur le cou de l'enfant; elle augmente en outre le volume du siège et prépare ainsi le passage rapide de la tête et forme avec le tronc une gouttière où le cordon trouve à se loger.

Pour ces raisons beaucoup d'accoucheurs ne prennent qu'un pied pour exécuter la version. Dans ce cas, quel est le pied qu'il faut choisir? Celui qui, après l'évolution de l'enfant, deviendra le pied antérieur au moment de l'extraction.

Dans les positions dorso-antérieures c'est le pied inférieur qui doit devenir l'antérieur pendant l'extraction.

Dans les positions dorso-postérieures c'est le pied supérieur qui doit devenir l'antérieur pendant l'extraction.

Donc en principe, avec les dorso-antérieures il faudrait prendre le pied inférieur, avec les dorso-postérieures il faudrait prendre le pied supérieur.

Si, dans les dorso-antérieures, le pied inférieur ne

produisait pas l'évolution du fœtus, il faudrait aller à la recherche du pied supérieur et faire la version avec les deux pieds.

Si, dans les dorso-postérieures, le pied supérieur ne déterminait pas l'évolution du fœtus, il ne faudrait pas insister, car la traction sur le pied supérieur, en faisant croiser la cuisse supérieure sur la cuisse inférieure, exposerait à la fracture du fémur de la cuisse supérieure. Il serait alors préférable de prendre les deux pieds et de faire évoluer le fœtus du côté de son plan antérieur.

En définitive, comme il n'est pas aussi facile qu'on pourrait le croire, de faire le choix de tel ou tel membre, M. Pajot conclut que le pied qui est le bon est celui qu'on tient le mieux et le plus solidement.

Version proprement dite ou évolution. — Quand l'opération est pratiquée au temps d'élection, la version se fait sans difficulté. Il suffit pour cela d'amener le ou les membres inférieurs vers l'ouverture pelvienne ; le siège descend et vient s'engager à la partie supérieuré de l'excavation, et, en continuant les tractions, le siège descend dans la filière comme dans un accouchement en présentation pelvienne ; pendant ce temps l'épaule quitte le détroit supérieur, le fœtus se plie soit sur son plan antérieur ou sur son plan latéral. Avec la main libre placée à l'extérieur on refoule doucement la tête de la fosse iliaque vers le fond de l'utérus. Cette évolution s'accomplit sans effort grâce à l'élasticité normale du sac utérin qui permet les changements de forme de l'organe, grâce à la présence du liquide et à la lubréfaction des parois utérines.

Quand le siège est ainsi engagé, la version faite, on peut abandonner l'accouchement à la nature, mais les accoucheurs préfèrent soustraire l'enfant aux dangers ultérieurs en faisant l'*extraction* selon les règles que nous avons formulées.

2° *Version au temps de nécessité ou version difficile.*

Nous avons à faire l'étude des difficultés qui peuvent se produire aux différents temps de la version. Nous reprendrons dans le même ordre les diverses manœuvres de la version afin de passer en revue toutes les difficultés qui peuvent se présenter à chaque temps de l'opération.

Introduction de la main. — Nous dirons simplement pour mémoire que le passage de la main à travers la vulve peut être rendue difficile par l'existence d'un gonflement des grandes lèvres occasionné par des tentatives opératoires antérieures.

Bras procident. — Il peut gêner parfois; or, le replacer dans l'utérus est une manœuvre donnant un résultat illusoire; il ne faut jamais le sectionner tant qu'on ne veut pratiquer que la version parce qu'on pourrait s'exposer à mutiler un enfant vivant. Il vaut mieux le faire tenir écarté.

Les difficultés qui peuvent se rencontrer au moment de faire pénétrer la main dans l'orifice utérin, tiennent à l'état du col et au degré d'engagement de la partie fœtale.

Il faut savoir distinguer la nature du resserrement de l'orifice : l'insuffisance de la dilatation, la contraction spasmodique, la rigidité, et savoir par conséquent attendre, avoir recours aux antispasmodiques dans certains cas et quelquefois pratiquer de légers débridements. Il faut donc savoir patienter et ne pas intervenir quand on se sent menacé de produire une rupture, comme dans les cas de resserrement du col lié à la contracture générale.

L'enclavement de l'épaule peut devenir aussi un obstacle absolu à l'intervention, quand le moignon de l'épaule se trouve engagé solidement dans l'excavation par l'effet des contractions répétées. Vouloir désenclaver de force cette épaule, et dégager le détroit pour y engager la main, c'est repousser l'utérus et s'exposer à déchirer ses attaches avec les organes voisins.

Si l'on parvient à mobiliser l'épaule on peut alors employer une *manœuvre dite de Deutsch*, qui facilite l'évolution du fœtus. S'il s'agit d'une présentation de l'épaule, le *dos de l'enfant* regardant *en avant*, on applique le plat de la main sur la partie antérieure du thorax ou de l'épaule et par une pression dirigée d'arrière en avant et de bas en haut, on fait exécuter au fœtus un mouvement de rotation autour de son axe longitudinal de telle sorte que sa face antérieure, qui regardait d'abord en arrière, est tournée en bas, et que son thorax est en même temps fortement élevé... Il faut s'y reprendre à plusieurs fois... On passe ensuite au second temps, c'est-à-dire au dégagement méthodique des pieds. Pour cela, on maintient, avec le pouce, le fœtus dans sa nouvelle position, et on tourne la main de telle façon que sa face dorsale, qui était dirigée en bas et en arrière, se trouve placée en haut et en avant, puis on éloigne les quatre derniers doigts du pouce, qui continue de soutenir le thorax et on les porte, en passant sur le dos et sur les fesses, jusqu'aux cuisses. On presse sur celles-ci pour les appliquer sur l'abdomen, on tire sur les genoux pour les abaisser un peu et ensuite on les porte fortement dans la direction de la symphyse sacro-iliaque qui se trouve du côté opposé aux pieds; il en résulte que les jambes tombent d'elles-mêmes dans la main de l'opérateur. — Quand le *plan ventral* du fœtus regarde *en avant*, le procédé est modifié en ce sens que la main appliquée contre le thorax ou l'épaule exerce une pression *d'avant en arrière*, et de bas en haut, afin de faire tourner le corps du fœtus autour de son axe longitudinal et d'élever son dos (d'après Naegele).

Pénétration de la main jusqu'à la partie à saisir. — Les difficultés de ce temps reconnaissent deux ordres de causes :

1° Le resserrement du corps utérin ;

2° La situation occupée par les membres pelviens de l'enfant.

Resserrement de l'utérus. — Il faut savoir distinguer le simple resserrement de l'utérus sur le corps de l'enfant d'avec le tétanos utérin. Le dernier succède, il est vrai, souvent au premier, soit à la suite de la prolongation du travail utérin, soit à la suite de manœuvres répétées d'introduction de la main.

Quand les eaux se sont écoulées de bonne heure, le fœtus se pelotonne, se tasse sur lui-même, s'engage plus ou moins profondément dans l'entrée supérieure de l'excavation, sous l'influence des contractions répétées de l'utérus. En même temps l'utérus, en se moulant sur l'enfant, reprend sa forme ovoïdale à grand axe dans le sens vertical, et redresse ainsi le corps de l'enfant.

L'utérus, quoique moulé sur l'enfant, présente encore des alternatives de relâchement et de contraction. L'introduction de la main est difficile parce que l'utérus est appliqué immédiatement sur le corps du fœtus, mais, grâce à l'élasticité de l'utérus, la main peut encore cheminer pendant le temps de repos. L'opérateur doit savoir s'arrêter dès l'apparition de la contraction, garder la place gagnée, malgré la douleur qui lui est occasionnée par la contraction utérine serrant vigoureusement sa main. Dès que la contraction est terminée, l'opérateur fait avancer de nouveau sa main, en se guidant sur le plan latéral de l'enfant. Pendant qu'une main pénètre dans la cavité utérine, l'autre main soutient et surveille l'utérus.

Cette opération peut être rendue plus facile par l'administration du chloroforme ; celui-ci supprime l'agitation de la parturiente et les efforts expulsifs qu'éveille la présence de la main.

C'est encore dans ces conditions qu'on pourra tirer avantage d'un procédé indiqué par Guéniot : « L'accoucheur appuie du corps avec plus ou moins de force sur la saillie de l'olécrane et sur la face postérieure du bras. L'avant-bras ainsi poussé, au gré de l'opérateur, porte en quelque sorte mécaniquement la main dans l'utérus et la fait cheminer sans fatigue à la recherche du siège... »

Quant au tétanos utérin il contre-indique toute tentative actuelle. Il faut le combattre par les moyens appropriés sur lesquels nous n'avons pas à nous arrêter. Le chloroforme pourra rendre encore des services. Il ne faut pas oublier que cet état spasmodique peut cesser spontanément quelquefois, sous l'influence d'émotion, et qu'ainsi un opérateur peut réussir là où un autre avait d'abord échoué. Quoi qu'il en soit, il faut se rappeler qu'à la suite de ce spasme l'utérus est rendu plus friable et que les plus grandes précautions sont nécessaires pendant l'opération.

Situation des membres fœtaux. — Il peut se faire que les membres pelviens soient placés si en avant que la main de l'opérateur ne puisse atteindre le point où ils sont, comme cela se voit avec les dorso-posté-

rieures surtout s'il existe une antéversion utérine.
L'avant-bras arrêté par le corps du pubis ne peut arriver jusqu'à la poche antérieure dans laquelle se trouvent les pieds.

Quand on échoue en opérant de la façon ordinaire on peut suivre le conseil qui a été donné par **Martin**, de faire coucher la femme sur le côté vers lequel est tourné le siège de l'enfant, ainsi sur le côté gauche quand les pieds sont à gauche, sur le côté droit quand les pieds sont à droite.

L'opérateur se place ensuite derrière le dos de la parturiente et opère avec la main droite quand la femme est couchée sur le côté gauche et avec la main gauche quand la femme est couchée sur le côté droit.

Par ce moyen l'accoucheur fait pénétrer son bras sans ressentir de fatigue liée à des mouvements forcés, et la main arrive facilement dans la poche antérieure de l'utérus : avec la main libre on soutient l'utérus. Quand la jambe est saisie on peut, sans retirer la main, faire remettre la femme sur le dos, pour achever l'opération.

On a aussi conseillé, pour les cas de ce genre, de mettre la femme dans la position génu-pectorale qui permet au bras de pénétrer très en avant, vers la paroi antérieure de l'utérus. Il faut se tenir en garde contre les déchirures qui peuvent se produire sous l'influence de cette manœuvre, au niveau des attaches de l'utérus avec le vagin.

Il peut arriver que la main puisse arriver jusqu'au siège de l'enfant sans parvenir à atteindre les membres pelviens. C'est dans ces cas qu'on peut recourir au procédé dit *ano-pelvien* de Guéniot : il consiste à introduire un doigt, de préférence le médius, dans le rectum, et, à l'aide de ce doigt courbé en crochet, de tirer avec continuité, soit sur le pubis, soit sur le sacrum, de manière à entraîner le bassin de l'enfant jusque dans l'excavation.

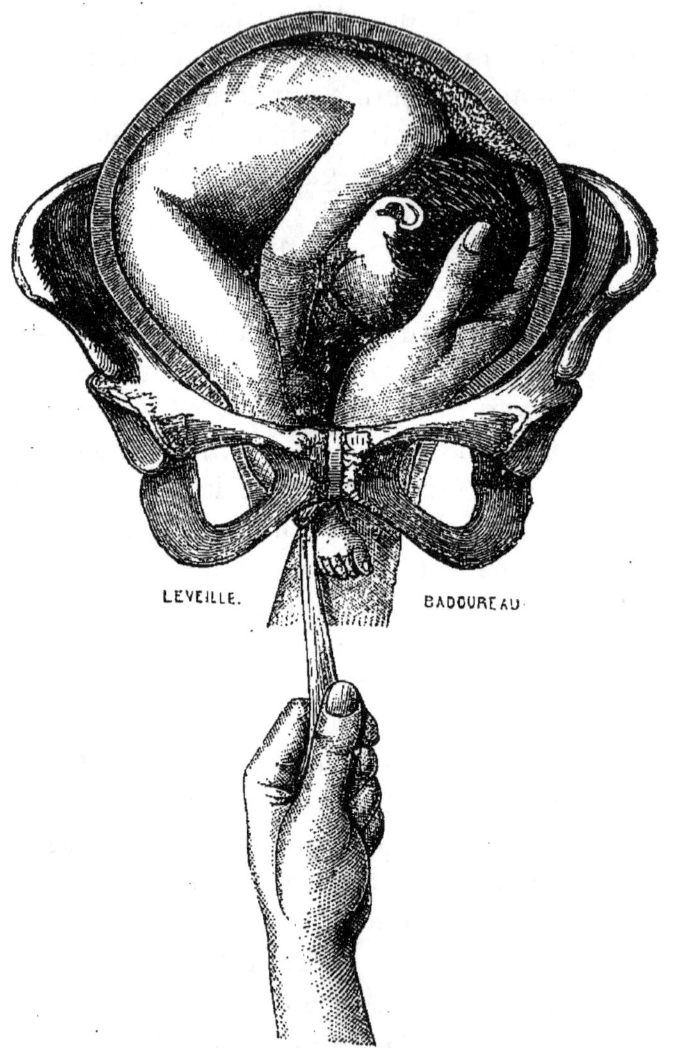

Fig. 119. — Double manœuvre.

Évolution ou version proprement dite. — Quand on est arrivé jusqu'aux pieds de l'enfant on n'est pas toujours sûr de pouvoir faire la version, parce que l'utérus *rétracté* peut mettre obstacle à l'évolution de l'enfant. Dans le cas où la violence serait employée, l'utérus serait menacé d'une rupture presque certaine. Il faut donc savoir s'arrêter et attendre la période de relâchement de l'utérus.

Une autre difficulté qui peut se présenter à ce moment est l'absence d'évolution liée à la rétraction utérine qui commande l'abstention et la tendance à l'engagement simultané de la tête et des pieds, l'enfant

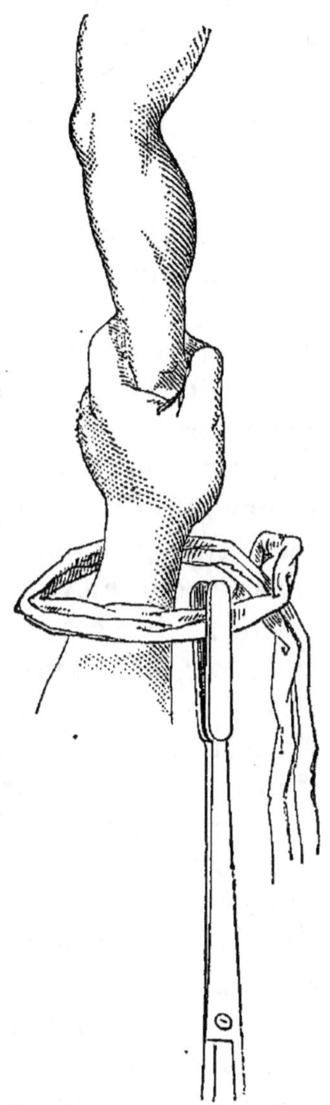
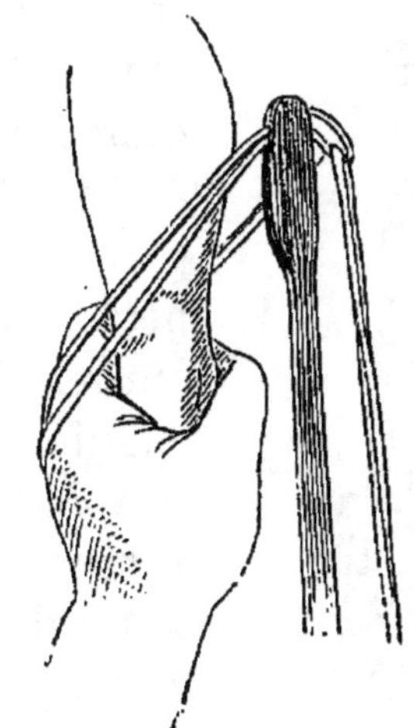

Fig. 120 et 121. — Application d'un lacs à l'aide d'une pince.

étant plié en deux. Continuer les tractions ne ferait qu'enclaver la tête avec les membres inférieurs.

Contre cette anomalie il faut avoir recours à ce qu'on appelle la *double manœuvre*.

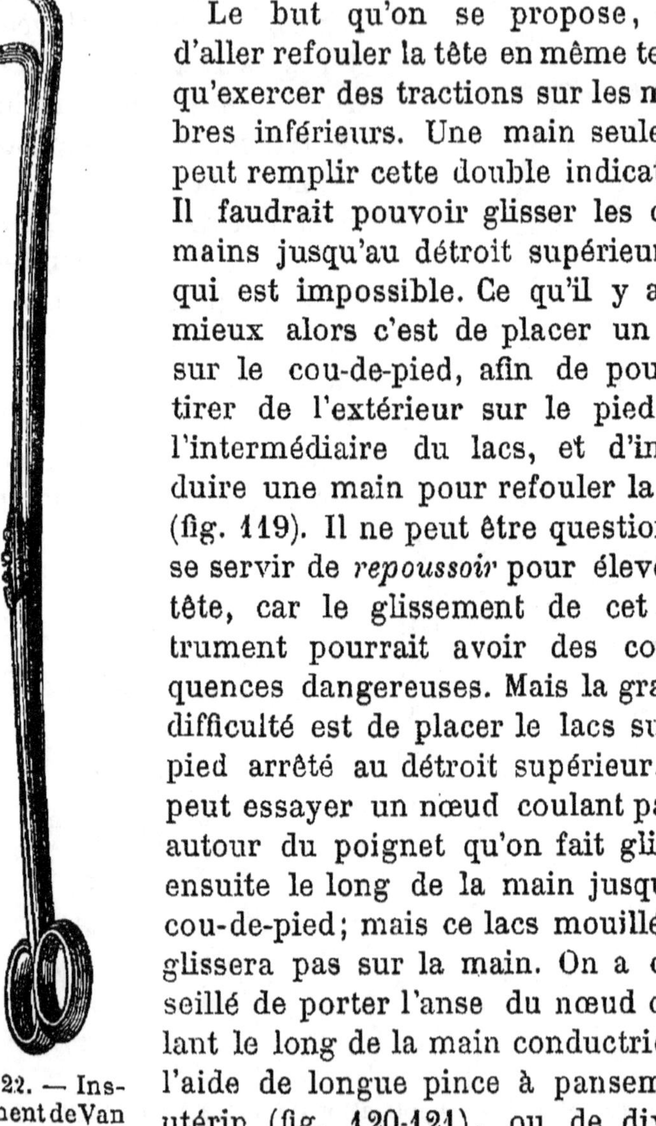

Fig. 122. — Instrument de Van Huevel.

Le but qu'on se propose, c'est d'aller refouler la tête en même temps qu'exercer des tractions sur les membres inférieurs. Une main seule ne peut remplir cette double indication. Il faudrait pouvoir glisser les deux mains jusqu'au détroit supérieur, ce qui est impossible. Ce qu'il y a de mieux alors c'est de placer un lacs sur le cou-de-pied, afin de pouvoir tirer de l'extérieur sur le pied par l'intermédiaire du lacs, et d'introduire une main pour refouler la tête (fig. 119). Il ne peut être question de se servir de *repoussoir* pour élever la tête, car le glissement de cet instrument pourrait avoir des conséquences dangereuses. Mais la grande difficulté est de placer le lacs sur le pied arrêté au détroit supérieur. On peut essayer un nœud coulant passé autour du poignet qu'on fait glisser ensuite le long de la main jusqu'au cou-de-pied; mais ce lacs mouillé ne glissera pas sur la main. On a conseillé de porter l'anse du nœud coulant le long de la main conductrice à l'aide de longue pince à pansement utérin (fig. 120-121), ou de divers instruments (fig. 122-123). Tout le monde peut construire un appareil simple avec une sonde en gomme munie d'un mandrin. Par l'œil de cette sonde on fait sortir l'anse d'un nœud coulant dont les chefs sortent par l'ouverture inférieure de la sonde. Le nœud coulant est maintenu en place par le mandrin (fig. 124).

On place alors l'anse du nœud coulant autour des doigts de la main qui opère, arrangés en cône. Quand ces

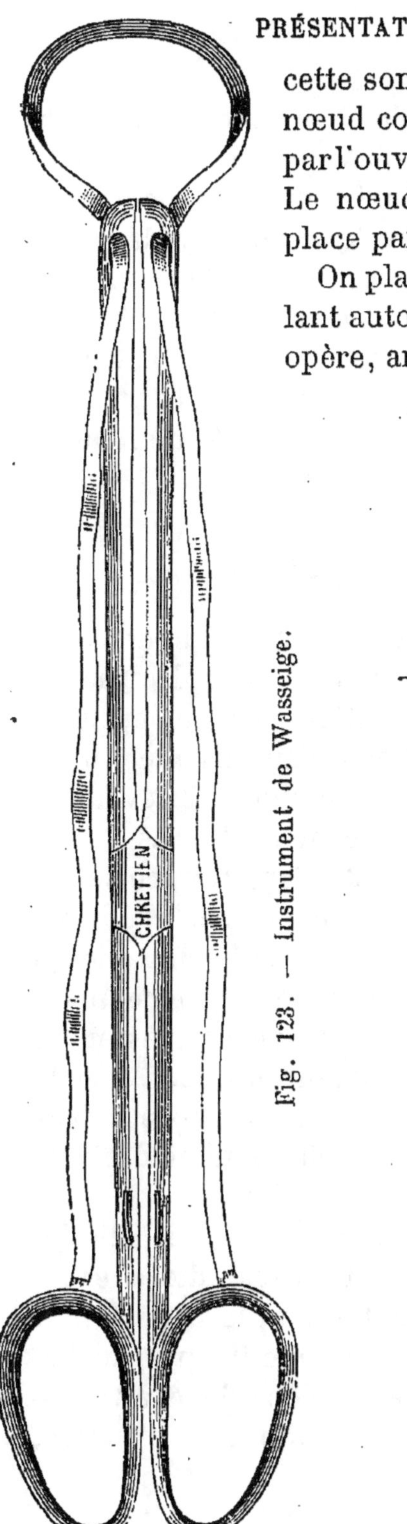

Fig. 123. — Instrument de Wasseige.

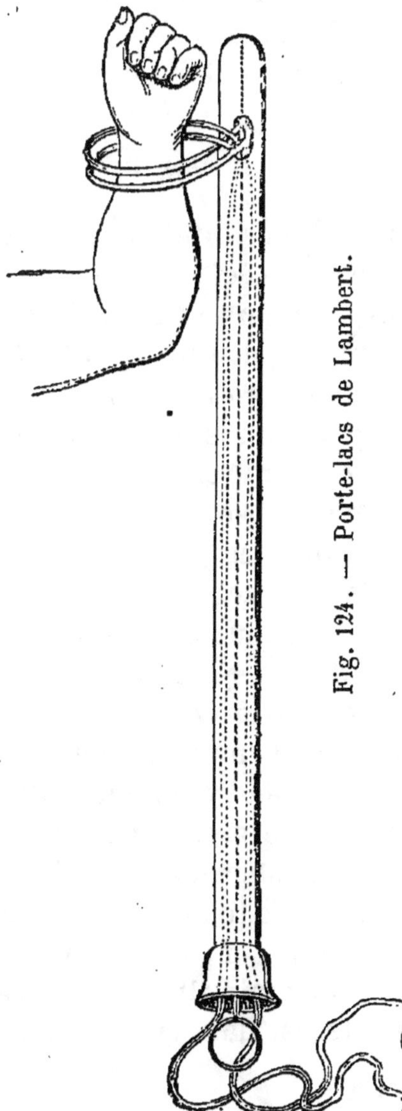

Fig. 124. — Porte-lacs de Lambert.

doigts tiennent le cou-de-pied, on pousse avec la sonde l'anse sur le cou-de-pied, puis on serre cette anse en tirant sur les deux chefs pendants. Le cou-de-pied étant ainsi serré on retire le mandrin, et la sonde sort facilement en glissant le long des chefs du lacs.

Le lacs ainsi placé permet de tirer sur la jambe ; on introduit une main jusqu'à la tête pour la dégager du détroit et la faire remonter, pendant que la traction sur le lacs abaissse davantage le membre inférieur et la version peut ainsi être terminée.

3° *Application de la version.*

Dans la description générale de la version nous avons donné les règles qui s'appliquent à tous les cas ; il suffirait donc d'en faire l'application à chaque position de l'une ou l'autre épaule. Nous n'aurons plus, pour compléter notre chapitre qu'à indiquer brièvement les applications de ces règles à chacun des cas.

A. Acromio-iliaque gauche de l'épaule droite. — La tête repose sur la fosse iliaque gauche, le dos est en avant, les pieds sont dans la partie postérieure droite de l'utérus. Selon la règle : tête à gauche, main gauche, il faut introduire la main gauche, passer du côté de la symphyse sacro-iliaque droite. Avec la jambe inférieure droite, si elle est seule saisie, l'évolution de l'enfant se fera sur le plan latéral droit, le siège descendra en sacro-iliaque droite.

La jambe supérieure, gauche, est-elle saisie, elle devient la postérieure, et, selon toute probabilité, elle fera tourner le fœtus sur son axe, entraînant le siège devant le sacrum pour passer à gauche en sacro-iliaque gauche.

B. Acromio-iliaque droite de l'épaule droite. — La tête est dans la fosse iliaque droite, dos en arrière, jambes dans la partie antérieure gauche de l'utérus.

Choix de la main : main droite. — Passer derrière le pubis. Difficulté d'arriver assez en avant pour saisir les pieds. Si cela est nécessaire, faire coucher la femme sur le côté gauche. Le pied supérieur, le gauche, serait celui qui deviendrait régulièrement l'antérieur. Théoriquement il est le meilleur ; pratiquement l'évolution est plus difficile ; il vaudrait peut-être mieux saisir les deux. Avec le supérieur ou avec les deux, la position devant une SIG. Avec le pied inférieur, le siège aurait une tendance à tourner en SID.

C. **Acromio-iliaque gauche de l'épaule gauche.** — La tête est dans la fosse iliaque gauche, dos en arrière, jambes dans la région antérieure droite de l'utérus.

Choix de la main : main gauche. — Passer derrière le pubis pour aller en avant et à droite. S'il est nécessuire, faire coucher la parturiente sur le côté droit. La jambe supérieure, la droite, deviendrait régulièrement l'antérieure ; pratiquement l'évolution pourrait être difficile. La jambe inférieure devant devenir, si on tire sur elle, la postérieure, on peut se demander s'il ne serait pas préférable de tirer sur les deux pour dégager l'enfant en SID.

D. **Acromio-iliaque droite de l'épaule gauche.** — Tête arrêtée dans la fosse iliaque droite, dos en avant, jambes en arrière et à gauche.

Choix de la main : main droite. — Passer du côté de la symphyse sacro-iliaque gauche. La jambe inférieure (la gauche) deviendrait naturellement la jambe antérieure, et l'extraction se ferait en SIG.

E. **Présentation du dos.** — *Céphalo-iliaque gauche.* — Essayer d'abaisser l'épaule postérieure, la droite, le dos tourne en avant. La position devient une acromio-iliaque gauche de l'épaule droite.

Céphalo-iliaque droite. — Abaisser l'épaule postérieure, la gauche, et transformer ainsi la présentation
en une acromio-iliaque droite de l'épaule gauche.

F. Présentation du plan antérieur. — Le fœtus
ayant conservé sa courbure naturelle aura le dos
dirigé vers le fond de la matrice. Il suffit d'attirer les
pieds dans le vagin.

Le fœtus renversé sur le dos de façon à présenter le
sternum ou l'abdomen — cela paraît impossible. —
Il faudrait introduire la main correspondant aux pieds,
se contenter de saisir les genoux et les entraîner en
fléchissant le tronc sur son plan latéral plutôt que de
chercher à courber en avant le rachis incurvé en
arrière.

DEUXIÈME SECTION

EXTRACTION DE L'ENFANT VIVANT PAR LES VOIES NATURELLES ÉLARGIES.

Nous avons étudié jusqu'ici les opérations qui permettent d'extraire l'enfant vivant à travers la filière
pelvienne. Nous devons rechercher maintenant ce qui
peut être tenté pour délivrer la mère quand la filière
pelvienne ne présente plus les dimensions suffisantes
pour laisser extraire l'enfant selon les procédés qui
ont été décrits.

Pour conserver la vie à l'enfant *on peut élargir les
voies pelviennes,* faire disparaître l'obstacle qui s'oppose
à la descente de l'enfant : C'est ce que peut donner la
pubiotomie ou symphyséotomie, la pubio-ischioto-
mie, pour certains rétrécissements osseux ; c'est ce

que peut faire toute opération chirurgicale pratiquée dans le but de désobstruer la filière, comme la ponction d'un kyste, l'énucléation d'un fibrome, quand les limites dans lesquelles cet élargissement des voies pelviennes peut donner des résultats sont dépassées, ou bien quand les obstacles provenant des parties molles ne peuvent être écartés.

Laissant de côté les opérations de chirurgie générale telles que la ponction d'un kyste, leur ablation, l'énucléation des fibromes, débridements, que nous ne pouvons que signaler, mais qui ne rentrent pas dans notre programme, nous étudierons les opérations pratiquées dans un but purement obstétrical : la symphyséotomie, l'ischio-pubiotomie.

Comme il a été dit, les obstacles provenant des parties molles de la filière que doit traverser le fœtus relevant des opérations de la chirurgie générale, nous n'avons à nous occuper que des obstacles qui proviennent de la ceinture osseuse du bassin. Ces obstacles sont le résultat des déformations pelviennes engendrées par les affections du tissu osseux, par celles des articulations coxo-fémorales par les lésions des membres inférieurs et par les déviations de la colonne vertébrale. Ces déformations pelviennes connues de tout médecin, en rétrécissant l'aire pelvienne arrêtent le fœtus dans sa descente. Le fœtus poussé contre l'obstacle, serré par les contractions utérines finirait par mourir, si on n'apportait pas un remède à cette situation en temps opportun. Les parties maternelles subiraient une attrition grave du fait des pressions prolongées qu'elles auraient à supporter, l'utérus s'épuiserait en de vains efforts, l'épuisement et l'infection amèneraient la mort de la mère.

Quand il y a disproportion entre les dimensions de

l'enfant et les diamètres pelviens, l'accouchement est possible dans deux cas :

1° Lorsque la tête du fœtus est assez malléable, grâce au faible degré d'ossification et à la largeur des sutures, pour se mouler dans la filière osseuse modérément rétrécie ;

2° Lorsque le bassin déformé et amolli par l'ostéomalacie se laisse dilater par la tête fœtale qui y pénètre à la façon d'un coin. Ce dernier phénomène doit être considéré comme exceptionnel.

La réductibilité de la tête et son accommodation à la forme du bassin est un fait observé assez fréquemment en clinique dans les bassins aplatis dont le diamètre antéro-postérieur mesure de 8°,5 à 9°,5. Il faut en conclure qu'une certaine expectation est indiquée, mais elle ne doit pas dépasser les limites imposées par la prudence et l'intérêt de la mère aussi bien que l'intérêt de l'enfant.

Lorsque l'accoucheur a attendu suffisamment, puis essayé de faire l'extraction de l'enfant avec le forceps sans réussir, que doit-il faire ?

Dans les cas où il n'y a pas de contre-indications, il doit ouvrir le cercle pelvien, si de l'agrandissement qui doit en résulter découle la possibilité d'obtenir un accouchement par les voies naturelles. Cet agrandissement de l'aire pelvienne s'obtient par deux opérations : la section de la symphyse pubienne, opération déjà ancienne, et l'ischio-pubiotomie récemment proposée par le professeur Farabeuf. Nous aurons à rechercher dans quelles conditions ces opérations peuvent donner des résultats satisfaisants.

CHAPITRE PREMIER

SYMPHYSÉOTOMIE PUBIENNE OU PUBIOTOMIE.

On désigne sous ce nom la section de l'articulation pubienne ou des branches osseuses qui concourent à sa formation, pratiquée dans le but d'agrandir les diamètres du bassin pour permettre ou faciliter l'accouchement, dans les cas de sténose pelvienne (Bouchacourt).

Cette opération, qui était presque oubliée, vient de conquérir en 1892 une place importante parmi les opérations destinées à sauvegarder la vie de l'enfant. Les résultats qu'elle a donnés en Italie, dans ces dernières années, et en France récemment tant pour la mère et pour l'enfant, grâce à l'antisepsie, paraissent si remarquables qu'il semble logique de conclure aujourd'hui que dans les limites et les circonstances où elle peut être employée utilement, il n'est plus permis au médecin de la négliger pour lui préférer la réduction de volume de l'enfant vivant.

Avant d'exposer les détails de cette opération, qu'il me soit permis de rappeler les péripéties par lesquelles a passé cette opération avant de conquérir de nouveau la faveur des accoucheurs.

La symphyséotomie, imaginée en 1768 par un de nos compatriotes, étudiant en chirurgie, Sigault, fut pratiquée pour la première fois, avec succès en 1777 sur la femme d'un soldat du guet, nommé Souchot. L'opération fut mal accueillie par l'Académie de chirurgie, tandis que la Faculté de médecine décernait une médaille commémorative à son élève pour son invention.

Camper déclarait que cette opération semblait appelée à rendre des services à l'humanité.

Sigault trouva de nombreux imitateurs dans son pays, à Paris, d'abord, puis en province et bientôt après à l'étranger. Mais bientôt une réaction se produisit et l'on put assister à une lutte ardente entre les *symphysiens* et les *césariens*.

Parmi les adversaires acharnés de la symphyséotomie il faut citer Baudelocque, dont le jugement défavorable sur l'opération contribua à la faire abandonner. Elle fut cependant encore pratiquée par Antoine Dubois, Cliet, Auguste Petit, Maslieurat, Langemard. Elle se trouve mentionnée dans les thèses de Faure-Biguet, de Lacour, dans les articles des Dictionnaires de médecine. Malgré cela l'opération ne tarda pas à disparaître de la pratique des accoucheurs français.

On retrouve, à l'étranger, la même opposition de la part de Naegele, Kilian, Scanzoni.

L'opération trouva un refuge en Italie, où elle fut bien accueillie et pratiquée nombre de fois, depuis le commencement du siècle, et depuis quelques années presque exclusivement par l'école napolitaine. Les résultats obtenus furent à plusieurs reprises publiés par le professeur Morisani.

Enfin en 1892, Spinelli publie en France une statistique des plus favorables ; à partir de ce moment l'opération entre dans une nouvelle phase et les succès obtenus depuis lors paraissent confirmer les résultats annoncés par les accoucheurs italiens.

Mettant à profit les documents contenus dans les travaux récents sur la question qui nous intéresse, nous devrons fixer certains points sur lesquels on se base pour établir les limites de l'opération, les résultats qu'on peut en attendre et les renseignements nécessaires pour l'exécution de la pubiotomie :

1° Nous devons rechercher le degré d'écartement des os du pubis que permet l'opération sans produire de lésions du côté des symphyses sacro-iliaques;

2° Établir l'agrandissement qui en résulte pour les diamètres antéro-postérieurs et pour d'autres diamètres;

3° Fixer le degré de rétrécissement pour lequel la pubiotomie peut être appliquée avec avantage;

4° Rechercher à quelles formes de bassins peut convenir l'opération.

ARTICLE Ier. — DONNÉES ANATOMIQUES ET PHYSIOLOGIQUES.

§ 1er. — Degré de l'écartement que permet l'opération.

Après la section du pubis les deux os iliaques peuvent s'ouvrir à la façon de volets dont la charnière se trouve au niveau des symphyses sacro-iliaques. Ce mouvement d'ouverture ne peut avoir lieu sans un certain degré de tiraillement des ligaments antérieurs de la symphyse sacro-iliaque. Si on examine au moment où l'on produit expérimentalement l'écartement des pubis, on voit que l'articulation sacro-iliaque est béante en avant, tandis qu'au moment où l'on rapproche les os du pubis, les surfaces qui forment l'articulation reprennent leur contact.

Tel est le fait, mais ce qu'il importe de savoir c'est, avec un degré déterminé d'écartement pubien, s'il se produit des lésions appréciables des articulations sacro-iliaques et des conséquences ultérieures.

Le ligament postérieur, solide et puissant d'ailleurs, ne subit aucune élongation puisque la partie postérieure de l'os iliaque située en arrière de la surface articulaire se rapproche des apophyses épineuses du sacrum pendant l'expérimentation.

Il en est autrement pour les ligaments antérieurs qui se trouvent soumis à une distension pendant l'écartement de l'os iliaque. Baudelocque affirmait que les symphyses sacro-iliaques se déchirent pour un écartement des os du pubis de moins de deux pouces et demi. C'est sur ces raisons qu'il combattit cette opération et jeta sur elle le discrédit. L'autorité de Baudelocque ne suffit plus ; c'est aux faits qu'il faut demander la solution du problème.

Les observations cliniques, nombreuses actuellement, démontrent que, grâce à l'antisepsie observée pendant le travail, les articulations sacro-iliaques reprennent rapidement leur état normal, quand l'opération est restée dans les limites établies. Des expérimentations ont été pratiquées sur le cadavre pour fixer ce point important à connaître.

M. Pinard, ayant produit un écartement de 6 centimètres sur le bassin d'une femme morte en couches de néphrite, déclare « qu'il faut y regarder de près pour retrouver traces du décollement » et conclut « que l'écartement maintenu dans des limites utiles, il se fait sans autre altération du bassin qu'un décollement des ligaments antérieurs des symphyses sacro-iliaques ». Dans sa dernière leçon, il déclare qu'il serait imprudent de dépasser 7 centimètres d'écartement.

M. Bouchacourt nous dit également qu' « on peut, sans plus de déchirures dans les parties molles ni *diastasis* dans les symphyses sacro-iliaques porter l'écartement des pubis à 4 ou 5 centimètres, jusqu'à 6... »

Pour Morisani « l'écartement peut aller avec une grande facilité à 6 et même à 7 centimètres sans produire aucune lésion des symphyses sacro-iliaques.

Celles-ci sont, à vrai dire, un peu écartées, les lames fibreuses superficielles un peu distendues, mais les

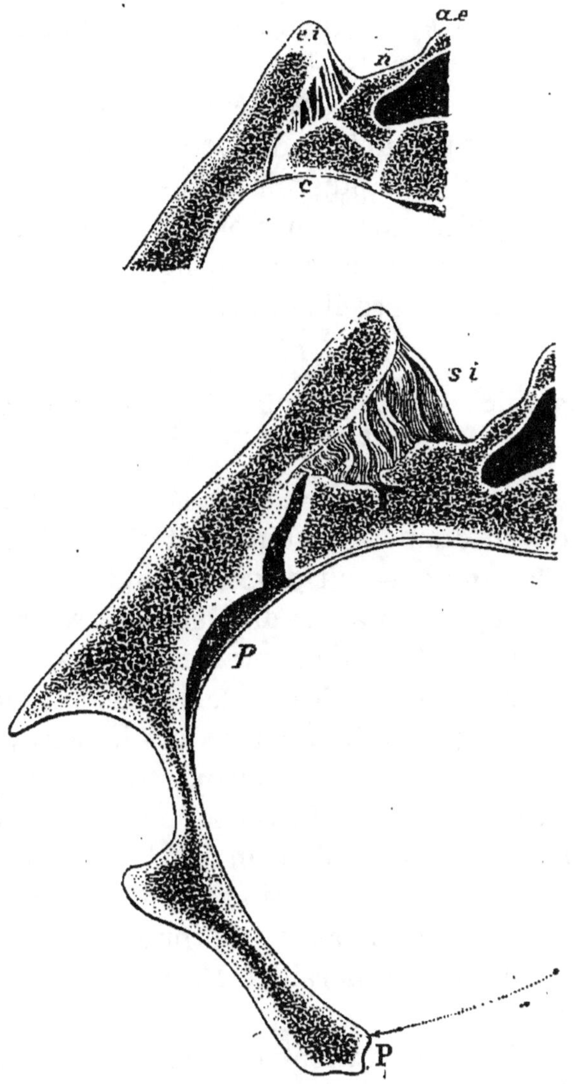

Fig. 125. — Écartement de la symphyse sacro-iliaque.

tissus qui forment l'articulation se conservent parfaitement intactes et indemnes. »

Une figure que nous empruntons à M. Farabeuf (fig. 125) montre très nettement ce qui se produit au niveau de la face antérieure de l'articulation sacro-iliaque

Mais au delà de 6 centimètres, 7 au maximum d'écartement interpubien, il faut s'attendre à voir se produire des lésions plus ou moins considérables et graves, des déchirures, parfois l'arrachement avec quelques parcelles osseuses des ligaments antérieurs des articulations sacro-iliaques.

§ 2. — Agrandissement du diamètre antéro-postérieur et des autres diamètres.

En réalité, on peut dire avec Morisani que l'augmentation du diamètre antéro-postérieur n'existe pas puisque la symphyse où devrait aboutir ce diamètre est elle-même détruite. Ce diamètre est remplacé par deux lignes qui, du milieu du promontoire vont à chacun des pubis écartés. Ces deux lignes obliques remplaçant une ligne droite, sont naturellement plus longues que cette ligne, cela découle d'une proposition géométrique. D'après Morisani, pour chaque centimètre d'écartement pubien on obtient une augmentation de près de 2 millimètres et demi, de sorte qu'avec 6 centimètres de distance interpubienne, les lignes sacro-pubiennes gagneraient 13 à 15 millimètres de longueur.

Mais le diamètre antéro-postérieur qui aboutit aux parties molles allant d'un pubis à l'autre, est-il augmenté? Oui, parce que les extrémités pubiennes des os coxaux se portent à peu près constamment en avant, à mesure que leur écartement augmente, assertion émise par quelques accoucheurs et que Bouchacourt dit avoir vérifiée à plusieurs reprises dans ses expériences sur le cadavre, assertion confirmée encore par les dessins produits par le professeur Farabeuf.

Cet habile anatomiste a employé un autre moyen pour fixer l'augmentation du diamètre antéro-posté-

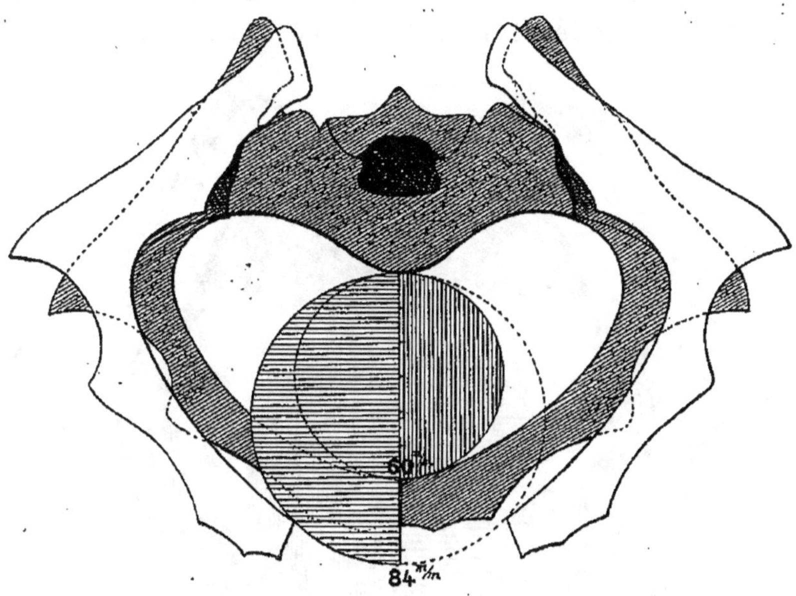

Fig. 126. — Augmentation de l'aire pelvienne après symphyséotomie. (D'après M. Farabeuf.)

rieur. Après section des pubis et écartement de 6 cen-timètres il a recherché le diamètre de la sphère acceptée par l'aire pelvienne et il a traduit ses résul-tats dans des dessins schématiques (fig. 126 et 127).

M. Farabeuf a fait remarquer récemment que l'agrandissement du diamètre conjugué (antéro-pos-térieur) qui est le diamètre insuffisant dans les bassins aplatis, n'est pas uniformément proportionnel à l'écar-tement des pubis séparés ; que cet agrandissement est accéléré, c'est-à-dire que minime pour les premiers centimètres d'écartement pubien, il croît de plus en

13.

plus pour chaque nouveau centimètre qui vient s'ajouter aux précédents. Ainsi, d'après le même anatomiste, si un écartement pubien de 3 centimètres
allonge le diamètre antéro-postérieur praticable de
de 8 millimètres, 3 centimètres d'écartement en plus
l'allongeront de 12 millimètres et non de 8 seulement.

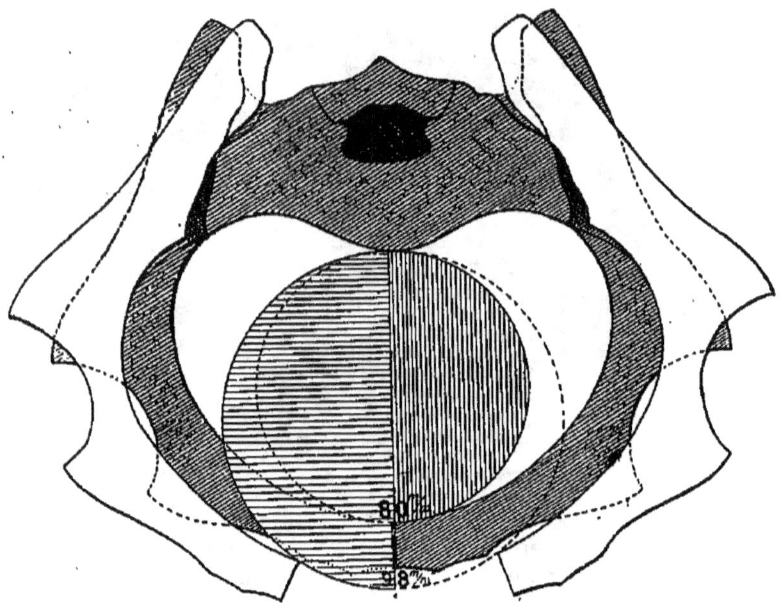

Fig. 127. — Augmentation de l'aire pelvienne après symphyséotomie. (D'après M. Farabeuf.)

L'augmentation du diamètre antéro-postérieur est
un fait constaté, démontré, et fixé par les tableaux
publiés en janvier 1893 par M. Farabeuf. Il y a à relever un fait remarquable, dans les tableaux schématiques qu'il a établis, à savoir que c'est dans les
bassins fortement rétrécis qu'on trouve le plus d'ac-
croissement pour le diamètre conjugué, et que plus
le conjugué d'un bassin se rapproche de la normale,
moins il augmente pendant l'écartement des pubis
(voy. fig. 128). Ainsi pour un écartement de 7 centi-

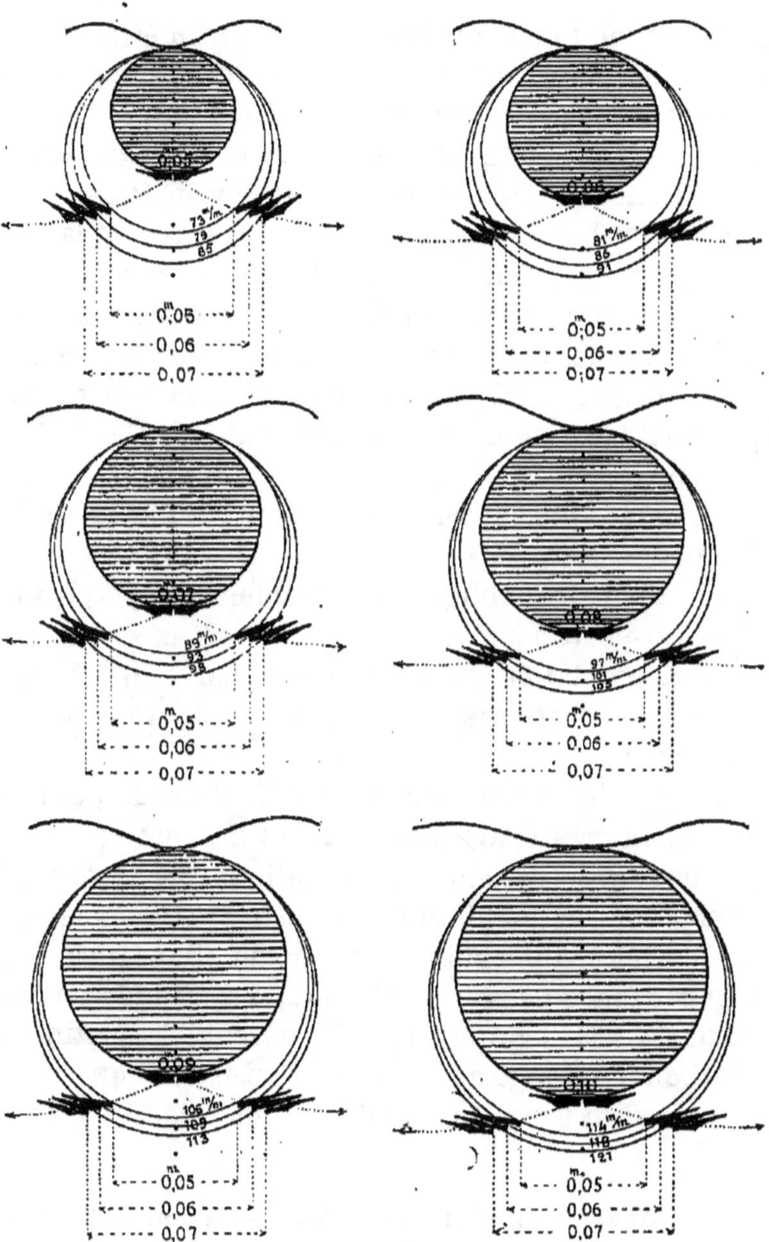

Fig. 128. — Résultats de la symphyséotomie appliquée à des bassins de différents diamètres. (D'après M. Farabeuf.)

mètres produit sur un bassin de 5 centimètres de diamètre conjugué, ce diamètre s'accroît de 35 millimètres ; il s'accroît de 31 millimètres quand il mesurait 6 centimètres, de 28 quand il mesure 7 centimètres... 21 millimètres quand il mesure 10 centimètres.

Quel est le bénéfice que peuvent retirer de la symphyséotomie les autres diamètres du bassin ?

Ce que nous avons dit du mécanisme de l'augmentation du diamètre antérieur nous permettra de comprendre pourquoi les diamètres promonto-pectiné, promonto-cotyloïdiens s'accroissent sous les mêmes influences.

Voici ce que dit M. Bouchacourt pour les autres diamètres :

Les diamètres obliques augmentent un peu plus que l'antéro-postérieur ;

L'augmentation du diamètre transversal atteint la moitié de l'écartement des pubis dans toute la hauteur du bassin ;

L'agrandissement transversal de l'arcade pubienne est à peu près égal à l'écartement des pubis ;

Quant à la distance bi-ischiatique au détroit inférieur, son augmentation est bien près d'égaler celle de l'espace interpubien lui-même. Dans des expériences faites par Aug. Polosson, 4 centimètres d'écartement des symphyses donnèrent 3 centimètres d'agrandissement de la distance bi-ischiatique, 8 centimètres lui firent gagner 62 millimètres.

§ 3. — Jusqu'à quel degré de rétrécissement la pubiotomie peut-être employée ?

La question doit être scindée en deux parties :
1° La femme est arrivée au terme de la grossesse ;

2° La femme est dans les derniers mois de la grossesse.

Premier cas. — La femme est en travail, au terme de sa grossesse.

A. Dans l'hypothèse d'un bassin aplati, à partir de quel degré de rétrécissement la symphyséotomie peut-elle devenir nécessaire? Les auteurs italiens donnent le chiffre de 88 millimètres de diamètre antéro-postérieur comme étant la limite supérieure de rétrécissement pouvant réclamer l'opération de la symphyséotomie. La tête fœtale à terme étant généralement réductible permet une certaine diminution de ses diamètres transverses, de sorte que le diamètre bipariétal, qui mesure ordinairement 9^{cm},5, peut se réduire à 9 centimètres et même 8^{cm},8 pendant son passage dans la filière rétrécie grâce au chevauchement des os, soit sous l'influence des tractions exercées à l'aide du forceps. On peut donc espérer obtenir un accouchement spontané ou amener l'enfant par le forceps dans les bassins dont le diamètre conjugué est compris entre 9^{cm},5 et 8^{cm},8.

Cependant dans des conditions exceptionnelles, fœtus très développé, tête ossifiée, la symphyséotomie pourra se trouver indiquée dans des bassins à peine déformés ou même normaux quand le fœtus bien vivant ne peut s'engager ou être extrait, car il y a dans ces cas rétrécissement *relatif* du bassin par rapport à cette tête.

B. Quelle est la limite du rétrécissement portant sur le conjugué au-dessous de laquelle il n'est plus permis d'espérer par la symphyséotomie amener un enfant vivant sans faire courir de sérieux dangers à la mère?

Morisani fixe cette limite à 67 millimètres de conjugué : « L'accouchement sera possible, mais avec quelques difficultés dans les rétrécissements de 67 millimètres de conjugué et facile avec ceux de 70 millimètres. » La tête pourrait s'engager dans ce bassin ouvert, grâce à l'augmentation de 13 à 15 millimètres (d'après Morisani) portant sur le diamètre sacropubien, d'une part, et, d'autre part, grâce à la réductibilité des diamètres transverses de la tête, et de l'engagement de la bosse pariétale antérieure dans l'espace interpubien. Nous voyons d'ailleurs, dans les schémas de M. Farabeuf que des bassins de 7 centimètres de conjugué, avec un écartement interpubien de 7 centimètres, acceptent une sphère dont le diamètre mesure 98 millimètres, ce qui donne une augmentation de 28 millimètres pour le diamètre antéropostérieur. En retranchant ces 28 millimètres de 95 nous arrivons au chiffre de 67 millimètres qui est celui qu'indique Morisani comme limite inférieure. Ce chiffre peut donc être accepté comme fixant la limite au-dessous de laquelle il n'est plus permis de tenter la symphyséotomie dans le travail à terme.

Une question se pose ici : Quand le bassin est vicié et l'enfant mort, faut-il associer la symphyséotomie à l'embryotomie, comme le conseille Jacolucci ? Nous ne le pensons pas, étant donné que le basiotribe de M. Tarnier nous permet d'obtenir une excellente réduction de volume de la tête et son extraction dans des bassins de 54 à 50 millimètres de diamètre conjugué.

Dans des bassins de moins de 54 millimètres, avec un enfant mort, Novi propose l'association de ces deux opérations pour éviter l'opération césarienne. Ce sont les faits cliniques qui permettront de porter un jugement sur la valeur de cette proposition.

Deuxième cas. — La femme est dans les derniers mois de la grossesse.

Les conditions cliniques ne sont pas toujours identiques, il nous paraît donc utile de scinder la question. L'opinion n'étant pas encore appuyée sur un nombre suffisant de faits, nous ne pourrons que poser les questions correspondant aux divers cas cliniques et qui attendent de l'avenir leur solution définitive.

a. Le médecin ayant provoqué le travail prématuré à une époque déterminée de la grossesse en se basant sur le degré de rétrécissement du bassin et sur les diamètres de l'enfant correspondant à cet âge de la grossesse, s'il constate que l'accouchement spontané est impossible, qu'une extraction par le forceps reste sans résultat, doit-il pratiquer la symphyséotomie? M. Bouchacourt répond qu'elle pourrait être pratiquée avec avantage, s'il y a eu erreur sur l'âge de la grossesse, sur le volume du fœtus ou les dimensions du bassin.

b. Vaut-il mieux provoquer un accouchement à huit mois, en comptant sur un accouchement spontané, que d'attendre la déclaration du travail spontané et tempestif et de pratiquer la symphyséotomie?

M. Pinard attend la sanction des faits pour avancer son opinion. Morisani déclare pour sa part que le médecin qui conseillerait d'attendre la fin de la grossesse pour ouvrir la symphyse, ferait de la mauvaise chirurgie.

c. Quand le rétrécissement est assez prononcé pour demander un accouchement provoqué de très bonne heure, devant donner par conséquent un fœtus peu viable, n'est-il pas préférable d'attendre que sa vitalité, que son aptitude à vivre de la vie extra-utérine soient certaines pour le faire naître et ouvrir la symphyse pour le faire passer? M. Pinard estime que la symphyséotomie nous évitera de pratiquer désormais des accouchements provoqués par trop prématurés.

d. Les bassins de 5 à 6 centimètres et 6^{cm},5 de diamètre rétréci imposeront à terme ou le sacrifice de l'enfant ou son extraction par l'opération césarienne. N'y a-t-il pas lieu alors de provoquer un travail prématuré en y associant la symphyséotomie pour obtenir l'agrandissement nécessaire de la filière pelvienne plutôt qu'exposer la femme aux dangers de l'opération césarienne? C'est l'opinion de quelques médecins italiens.

§ 4. — A quelles variétés de bassin peut convenir la pubiotomie?

Il faut citer en premier lieu le bassin aplati rachitique qui constitue le type de déformation le plus généralement observé dans la pratique des accouchements. Son diamètre antéro-postérieur se maintient plus souvent entre 7^{cm},5 et 9^{cm},5 qu'en dessous de ces chiffres. C'est pourquoi la symphyséotomie s'applique si souvent à ces cas de bassins rachitiques modérément aplatis. Dans tout ce que nous avons dit, nous avons fait assez souvent allusion à ces bassins aplatis pour ne plus être obligé d'y revenir.

Quand il s'agit des autres variétés de forme de bassin on se trouve plus embarrassé pour porter un jugement à cause de la rareté des observations.

Dans le groupe des bassins généralement rétrécis, nous trouvons le bassin généralement rétréci dans tous ses diamètres, ou pelvis justo-minor, le bassin ostéomalacique au premier degré de sa déformation, comme pouvant bénéficier de la symphyséotomie.

Les bassins rétrécis dans le sens du diamètre tranverse au détroit supérieur sont d'une rareté extrême. Nous retrouvons le rétrécissement transversal dans le type de bassin en entonnoir.

Le bassin en entonnoir peut tirer de grands avantages de la pubiotomie, le bi-ischiatique profitant d'une manière remarquable de l'écartement des os du pubis.

Les bassins asymétriques ne semblent pas retirer un agrandissement sérieux de la pubiotomie, cependant Porak l'a pratiquée avec succès pour un bassin légèrement asymétrique.

On trouve des exemples de tumeurs pelviennes ayant déterminé le médecin à pratiquer l'opération de la symphyséotomie pour agrandir l'aire pelvienne.

Article II. — Pratique de la symphyséotomie.

§ 1er. — Choix du moment.

Comme l'indique Bouchacourt, le moment opportun pour pratiquer l'opération est celui où le travail est engagé depuis assez longtemps pour que le col suffisamment dilaté ou dilatable ne puisse être considéré comme un obstacle à l'accouchement, et permette une application de forceps. Quand l'obstacle à l'engagement du fœtus est bien reconnu, qu'une expectation suffisante, une tentative prudente d'extraction avec le forceps sont restées sans résultat, il faut se mettre en mesure de procéder à l'opération *en temps utile*, c'est-à-dire quand l'enfant est vivant et avant que la mère soit épuisée et infectée; dans ces conditions on a toutes les chances d'obtenir un succès complet. On ne gagnerait rien à attendre sous le prétexte de voir la tête s'engager dans la suite et de pouvoir l'entraîner plus facilement avec le forceps. L'enfant pourrait mourir dans l'intervalle ; et les craintes d'une infection déjà existante chez la parturiente pourraient faire hésiter le chirurgien à ajouter l'influence d'un nouveau traumatisme à une situation déjà compromise.

§ 2. — Soins antiseptiques.

Du côté de la vulve et du vagin les soins antiseptiques seront ceux qu'on applique dans tout accouchement, dans toute opération pratiquée dans les organes maternels.

L'antisepsie doit être appliquée à la région qui doit être le siège des incisions. Il faudra par conséquent raser les poils du pubis, laver cette région, la partie inférieure de l'abdomen, les plis cruraux à la brosse et au savon en se servant d'une solution de sublimé à 1/2000, puis laver à l'alcool, et de nouveau à une solution antiseptique forte et placer sur la zone opératoire une compresse imbibée d'un liquide antiseptique.

§ 3. — Manuel opératoire.

L'incision n'a pas toujours été pratiquée de la même façon, d'où nécessité de décrire plusieurs procédés opératoires. Pour cette description nous ne suivrons pas l'ordre historique qui nous entraînerait à des redites.

Il nous paraît préférable de grouper les procédés en prenant pour base des subdivisions les diverses manières de faire l'incision extérieure et les méthodes de section de la symphyse.

Nous aurons ainsi les divisions suivantes :

1° *L'incision sous-muqueuse;*

2° *L'incision sous-cutanée;*

3° *L'incision à la partie supérieure et section de la symphyse d'arrière en avant;*

4° *L'incision à ciel ouvert;*

5° *Section à la scie de la symphyse ossifiée.*

Incision sous-muqueuse (Faure-Biguet et Pétrequin). — La femme est placée comme pour la taille sous-pubienne; deux aides maintiennent les cuisses fléchies et légèrement écartées. On introduit une sonde dans la vessie pour éliminer l'urine et éloigner le canal de l'urèthre du côté opposé à celui de l'incision afin de le soustraire à l'action du bistouri. L'opérateur placé entre les cuisses de la patiente écarte les grandes lèvres avec l'index et le pouce de la main gauche, de manière à tendre la muqueuse du vestibule, qui acquiert par la dépression de l'urèthre jusqu'à près de 3 centimètres de hauteur; il porte alors la pointe d'un bistouri à rondache au-dessous et en arrière de la symphyse et, la dirigeant en haut et en avant, il divise successivement d'arrière en avant les parties molles et le cartilage interarticulaire; les téguments restent intacts.

Incision sous-cutanée. — Elle se pratique soit en bas et le bistouri est glissé de bas en haut, soit en haut et le bistouri pénètre de haut en bas; de là, deux méthodes.

Première méthode (Piccinini). — La parturiente étant placée dans le décubitus dorsal, sur un plan fortement incliné en arrière, le bassin soutenu par un coussin épais et un peu dur, position qui a pour but d'éloigner la tête fœtale du pubis, Piccinini commença l'incision extérieure immédiatement au-dessus du clitoris et fit cheminer de bas en haut, sous la peau, un ténotome

légèrement incurvé, avec lequel le fibro-cartilage interarticulaire et les ligaments antérieurs furent coupés
d'avant en arrière et de haut en bas.

Deuxième méthode (ancienne de Morisani, Novi). —
Ces accoucheurs commençaient, d'après Bouchacourt,
la ponction extérieure au centre d'une petite incision
transversale, placée à 3 centimètres au-dessus du
pubis, faisaient cheminer la petite faux, *falcetta* de
Galbiati sous la peau, après avoir traversé les couches
fibreuses superficielles et opéraient la section de l'appareil ligamenteux antérieur de l'articulation de bas
en haut, en commençant par le ligament triangulaire
sous-pubien.

Carbonaï, par l'incision transversale, conseillait, en
1841, d'introduire de haut en bas, sur la ligne médiane, et dans la direction de la symphyse, un bistouri
à lame droite, très étroite et fixée sur le manche. Portant ensuite l'instrument sous la peau, jusqu'à ce que
son extrémité arrive au niveau de la partie inférieure
de la symphyse, il en applique le tranchant contre les
ligaments et opère la section en lui imprimant de légers
mouvements de scie.

**Incision de la peau à la région supérieure du
pubis. — Instrument tranchant glissé derrière la
symphyse.** — *Procédé de Novi.* — L'opérateur, placé
entre les cuisses de la malade, fait avec un bistouri
convexe et sur la ligne médiane une incision longitudinale partant à 1 centimètre au-dessus du pubis et
d'une étendue de 3 centimètres, divisant ainsi toutes
les parties molles jusqu'à la symphyse.

Cherchant alors avec l'index gauche, sur le bord
supérieur du pubis, la petite dépression qui correspond à l'union des deux os, il la met à nu à l'aide d'un
bistouri boutonné.

Ceci fait, et le bord supérieur de la symphyse se trouvant dégagé, il introduit le bistouri à ce niveau, et le fait glisser le long de la face postérieure de la symphyse, jusqu'à l'extrémité inférieure de cette symphyse. Tournant alors le manche de façon que la concavité tranchante de l'instrument corresponde au bord inférieur de la symphyse, il ramène l'instrument de bas en haut en sectionnant les ligaments et le cartilage interarticulaire.

Procédé de Morisani. — La femme est placée sur le bord du lit, dans la position classique et endormie. L'opérateur se place devant. On introduit une sonde dans la vessie. On fait à 2 centimètres du bord supérieur de la symphyse, une incision verticale de 2 à 3 centimètres de long; les tissus sont incisés jusqu'à ce qu'on arrive au bord supérieur de l'articulation; on décolle les tissus rétro-pubiens en rasant la face postérieure de la symphyse et par cette voie on introduit, sous le contrôle du doigt, la faucille de Galbiati (fig. 129), sorte de bistouri fort, boutonné et recourbé sur le tranchant. Le bouton dépasse le bord inférieur de l'articulation, sur laquelle vient appuyer le tranchant courbe de l'instrument : ensuite avec un mouvement d'élévation et d'inclinaison en avant du manche, la jointure est divisée de bas en haut et d'arrière en avant.

Il se sert parfois aussi d'un bistouri boutonné à lame courte et résistante et attaque l'articulation d'avant en arrière.

Il abandonne l'accouchement à la nature, si les contractions utérines sont suffisamment énergiques et efficaces. Dans le cas contraire, on fait l'extraction avec le forceps en ayant soin d'exercer une pression modérée sur les trochanters pendant la traction, afin d'éviter l'écartement brusque des os iliaques.

L'accouchement terminé, on nettoie la plaie, on fait des lavages antiseptiques après l'hémostase et on applique une suture à points séparés. Le pansement se fait avec du coton et une ceinture.

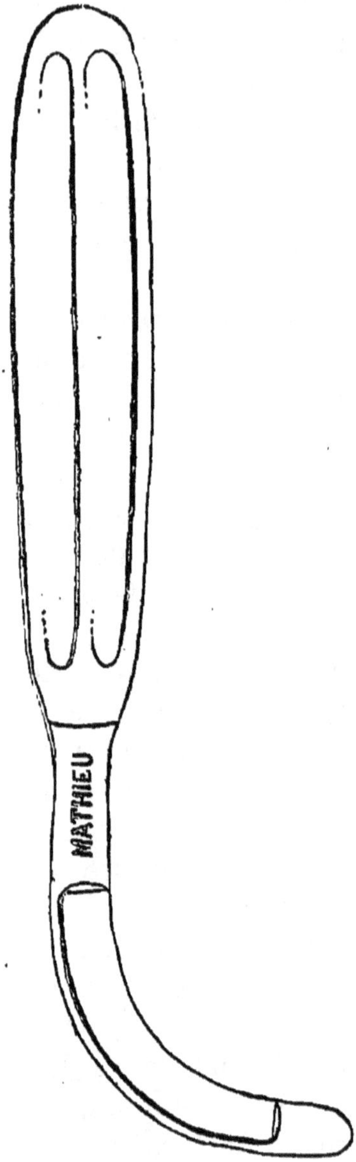

Section à ciel ouvert. — Qu'on peut appeler *méthode française*, employée par Sigault, Leroy, et proposée de nouveau en décembre 1892 par M. Pinard.

Cette opération consiste, au fond, à faire une longue incision sur la région pubienne, s'arrêtant au-dessus du clitoris, de mettre à nu l'articulation pubienne et de la sectionner d'avant en arrière par petits coups en protégeant les organes qui pourraient être blessés.

Nous voyons les anciens détacher la racine gauche du clitoris en rasant la surface osseuse à laquelle il s'insère, le rejeter du côté droit pour éviter des tiraillements, un décollement douloureux ou une déchirure plus ou moins irrégulière au moment de l'écartement des os. Actuellement on n'a plus cette préoc-

Fig. 129. — Faucille de Galbiati.

cupation, et on admet que tous ces organes se prêtent à la distension ; aussi dans les descriptions récentes on ne trouve plus mention de ce décollement de la racine du clitoris. Cette réserve faite, j'emprunterai à la dernière leçon de M. le professeur Pinard la description de l'opération de la symphyséotomie *à ciel ouvert* telle qu'il l'avait proposée en décembre 1891 et pratiquée depuis plusieurs fois.

Procédé de M. Pinard (ou procédé français). — On prépare un bistouri à lame courte, solide et mince, et un bistouri boutonné. Il faut avoir à sa disposition une scie à chaîne et l'écarteur enregistreur (fig. 130). Toutes les précautions antiseptiques prises, tous les instruments chirurgicaux et obstétricaux préparés, la femme doit être placée dans le décubitus dorsal parfait, au bord d'un lit résistant et de hauteur modérée, afin de pouvoir dominer du regard, tombant à pic, la ligne médiane qu'il s'agit d'inciser. Si sur le cadavre, on peut se placer à droite pour pratiquer la symphyséotomie, sur le vivant, il vaut mieux, en raison du développement du ventre, se placer entre les jambes.

Inciser sur la *ligne médiane*, exactement sur cette ligne, les téguments et la graisse prépubienne dans une étendue de 8 centimètres environ. L'incision s'arrêtant au-dessus du clitoris, séparer les muscles droits dans la partie supérieure de la plaie et immédiatement au-dessus de la symphyse, pour permettre au doigt, l'index, de pénétrer dans la cavité prévésicale, et de protéger la vessie. Ce doigt joue un rôle capital : il protège, il renseigne. Il protège la vessie par sa face dorsale, il sent souvent le bourrelet de la symphyse (mais pas toujours, car ce dernier est quelquefois si peu accusé que sa saillie n'est pas appréciable) et alors rend facile la section. Dès que le bistouri a pénétré dans la symphyse, c'est ce doigt, sur lequel vient buter l'extrémité boutonnée de l'instrument, qui rend compte des progrès de la section jusqu'aux dernieres fibres du ligament sous-pubien. Le doigt étant ainsi dans la cavité prévésicale, inciser la symphyse de haut en bas et d'*avant en arrière* par plusieurs traits de bistouri, en laissant ce dernier pénétrer là où il trouve le moins de résistance. Dès qu'on a pénétré dans la symphyse, il faut laisser le bistouri nous guider pour ainsi dire, et ne pas vouloir lui faire suivre la ligne droite d'une façon immuable.

Ne pas s'arrêter après la section de la symphyse, mais sectionner complètement le ligament sous-pubien. Pour cette section, prendre la précaution de faire introduire une sonde dans l'urèthre afin de récliner ce dernier en bas vers le côté ; puis attaquer avec précaution le ligament par petits coups, en coupant pour ainsi dire fibre par fibre. Le doigt renseigne sur les progrès accomplis et, règle générale, au moment où le doigt apprend qu'il ne reste plus que quelques fibres, qu'une petite corde résistante, cette corde se rompt, et l'écartement spontané qui n'était que de quelques millimètres, augmente subitement et atteint 2 ou 3 centimètres. Une prudente abduction des cuisses montre alors qu'un écartement plus considérable peut être facilement obtenu. Avant toute tentative obstétricale, dit M. Pinard, il faut s'assurer que la section est complète, qu'il ne reste rien dont le fœtus ait à triompher par la violence et au péril de sa vie, c'est-à-dire qu'il faut que les pubis soient écartés de 4 *centimètres au moins*.

Si l'abduction des cuisses ne suffit pas pour produire cet écartement on introduit l'écarteur enregistreur (fig. 130) entre les deux surfaces de section, qui produira facilement le résultat désiré et indispensable. Cela fait, remplir la plaie et la recouvrir avec une éponge, avec de la gaze ou de la ouate antiseptique.

M. Pinard conseille ensuite de faire une application de forceps régulière (comme il la pratique, *voy*. p. 72 et 98) sur une tête fléchie, après comme avant la symphyséotomie (1). Il laisse la délivrance se faire, et si après un quart d'heure celle-ci n'est pas venue en raison de

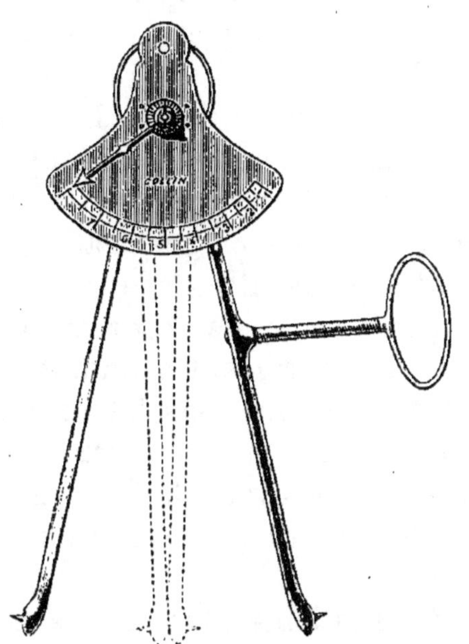

Fig. 130. — Écarteur-enregistreur de M. Pinard.

(1) A la dernière réunion de la *Société obstétricale de France* (session du 5 au 7 avril 1893) la symphyséotomie a été l'objet de plusieurs communications. Nous citerons cette conclusion de M. Varnier : « La symphyséotomie donnera les succès sans mélange que l'on est en droit d'attendre d'elle a ces conditions seulement qu'elle sera faite d'emblée, qu'elle sera complète, que l'écartement préalable à l'emploi du forceps sera celui que le calcul aura démontré nécessaire et possible, que la traction du forceps régulièrement appliqué sur la tête maintenue en transversale sera dirigée aussi en arrière que possible, ce que permet seul le forceps à traction axile. »

M. Varnier recommande, d'autre part, de refermer le bassin, de réduire la brèche antérieure à O, dès que la tête est engagée à fond et la rotation faite, peut-être même avant, dit-il (dans les bassins aplatis rachitiques), pour éviter la déchirure de la commissure antérieure qui n'est plus soutenue lorsque la symphyse est ouverte, quitte, une fois la tête dégagée par déflexion, à laisser se rouvrir le bassin pour l'engagement et la descente des épaules.

la chloroformisation, il pratique la délivrance artificielle, fait une injection intra-utérine, et quand l'utérus est bien rétracté, il introduit dans le vagin de la gaze iodoformée, nettoie la plaie avec une éponge trempée dans une solution phéniquée à 5 p. 100 et procède à la suture des *parties molles*. Les symphyses rapprochées et bien en contact, il place quatre fils d'argent profonds rasant la face antérieure du pubis et quatre superficiels, puis recouvre le tout d'iodoforme et de gaze iodoformée. On immobilise la femme dans son lit par des tampons latéraux, ou dans une gouttière de Bonnet, ou bien par le simple rapprochement des jambes avec un bandage de corps bien appliqué et bien serré au niveau du bassin ou un bandage plâtré.

Le huitième jour les fils doivent être enlevés. On permet le lever vers le vingtième jour.

Section à la scie de la symphyse ossifiée. — Il nous reste à envisager les cas rares où la symphyse peut être ossifiée, comme cela a été observé.

Procédé de M. Stoltz. — On pratique une petite boutonnière au mont de Vénus préalablement rasé, au point correspondant à la crête pubienne, à droite ou à gauche de la symphyse, on passe par cette ouverture une aiguille longue et légèrement recourbée, à laquelle on fixe la scie à chaînette, puis on glisse l'aiguille le long de la face postérieure des pubis, en rasant l'os et faisant sortir sa pointe à côté du clitoris, entre un des corps caverneux et la branche descendante du pubis. Lorsque l'aiguille a entraîné la scie, on adapte la poignée, puis on tend légèrement la scie entre les deux mains et quelques mouvements de va-et-vient suffisent pour diviser le pubis.

L'opération se pratiquerait de la même façon, si,

après avoir fait l'incision prépubienne des téguments, on constatait l'ankylose des os du pubis.

La symphyséotomie étant pratiquée, l'écartement des os du pubis étant maintenu au degré fixé d'avance (6 à 7 centimètres) à l'aide de l'écarteur enregistreur, on peut se demander s'il est préférable d'abandonner le travail aux forces de la nature ou s'il vaut mieux procéder immédiatement à l'extraction du fœtus à l'aide du forceps.

Au préalable, nous dirons avec M. Farabeuf : « Immédiatement après la symphyséotomie, il faut disjoindre les deux articulations sacro-iliaques : il ne faut *rien laisser à faire à la tête du fœtus* », c'est-à-dire que la tête ne doit pas être obligée d'ouvrir la filière par elle-même, les pressions qui en résulteraient devant être nuisibles pour la mère aussi bien que pour l'enfant.

Donc, les voies pelviennes étant ouvertes, on peut, d'après Morisani, abandonner l'accouchement à la nature, si les contractions utérines sont suffisamment énergiques et efficaces.

M. Pinard, d'autre part, conseille, comme nous l'avons vu, de ne pas laisser aux contractions seules le soin d'expulser le fœtus et de l'extraire avec le forceps appliqué selon la méthode qu'il préconise.

Nous nous contentons d'enregistrer les opinions de ces deux maîtres, laissant à l'avenir le soin de nous dire à laquelle il faut souscrire.

Rappelons encore, avant de terminer, que, d'après M. Pinard, avant comme après la symphyséotomie, il est préférable que l'enfant se présente par le sommet, une application de forceps valant mieux qu'une extraction par les pieds.

CHAPITRE II

ISCHIO-PUBIOTOMIE.

Un progrès vient d'être fait nouvellement dans la voie de l'agrandissement de l'aire pelvienne.

ARTICLE Ier. — DONNÉES ANATOMIQUES ET PHYSIOLOGIQUES.

Grâce aux recherches anatomiques de M. Farabeuf, nous connaissons le moyen d'élargir la filière du bas-

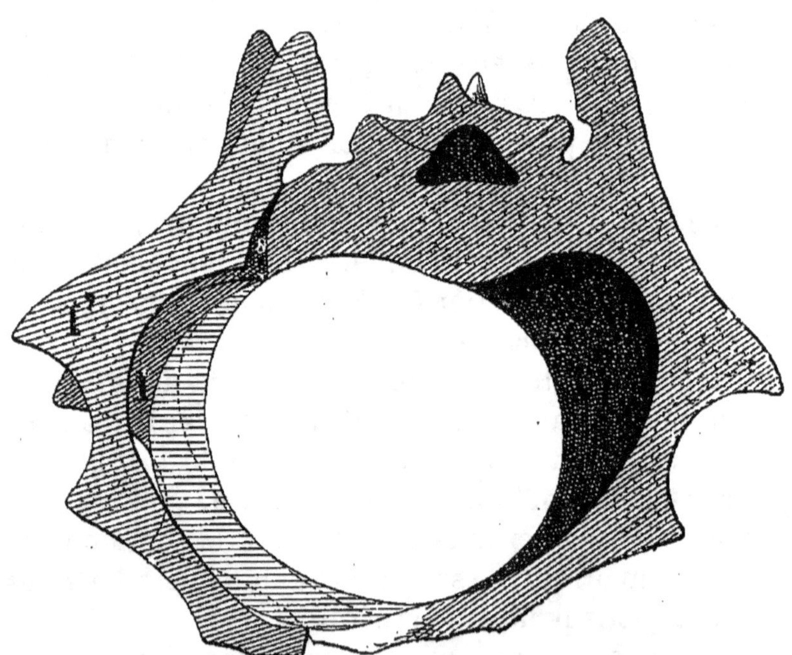

Fig. 131. — Symphyséotomie sur un bassin oblique-ovalaire.

sin oblique ovalaire de Naegele. Étant donné que l'ankylose d'une symphyse sacro-iliaque est la règle presque absolue, on comprend que la symphyséoto-

mie ne peut donner que moitié de son effet puisque
seul l'os iliaque non ankylosé se laisse écarter. Or, cet
écartement d'un seul os iliaque ne peut donner qu'un
résultat insuffisant puisqu'il ne porte que sur le côté
sain, tandis que l'autre os iliaque reste immobile et

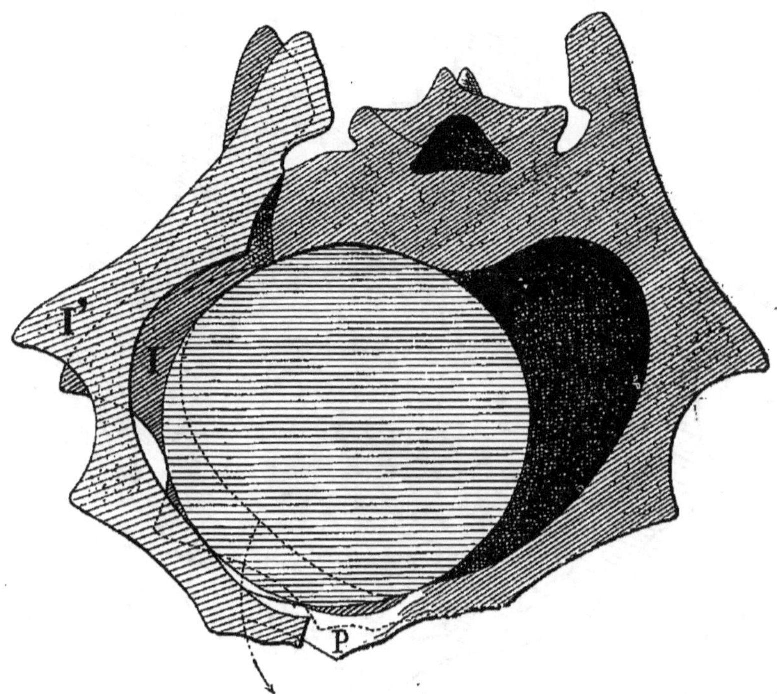

Fig. 132. — Résultat qui serait fourni par l'ischio-pubiotomie
pratiquée du côté sain.

rapproché du promontoire (fig. 131). M. Farabeuf a eu
l'idée de reporter l'incision qui, dans la symphyséotomie, devait se faire sur le cartilage interpubien, de
la reporter, dis-je, sur l'os pectiné et la branche ischio-
pubienne, à 4-5 centimètres du pubis, par une opération appelée l'ischio-pubiotomie. Elle pourrait être
pratiquée sur l'os iliaque (fig. 132) mais il est préférable de la faire porter sur l'os iliaque ankylosé. Cette opération permet à l'os iliaque non ankylosé de s'ouvrir de

14.

10 millimètres, maximum d'écartement possible d'un
côté, sans lésions appréciables de la symphyse sacro-
iliaque ; elle permet, en outre, à la valve osseuse
détachée de l'os iliaque ankylosée et entraînée par l'os
liaque du côté sain de se déplacer en avant comme

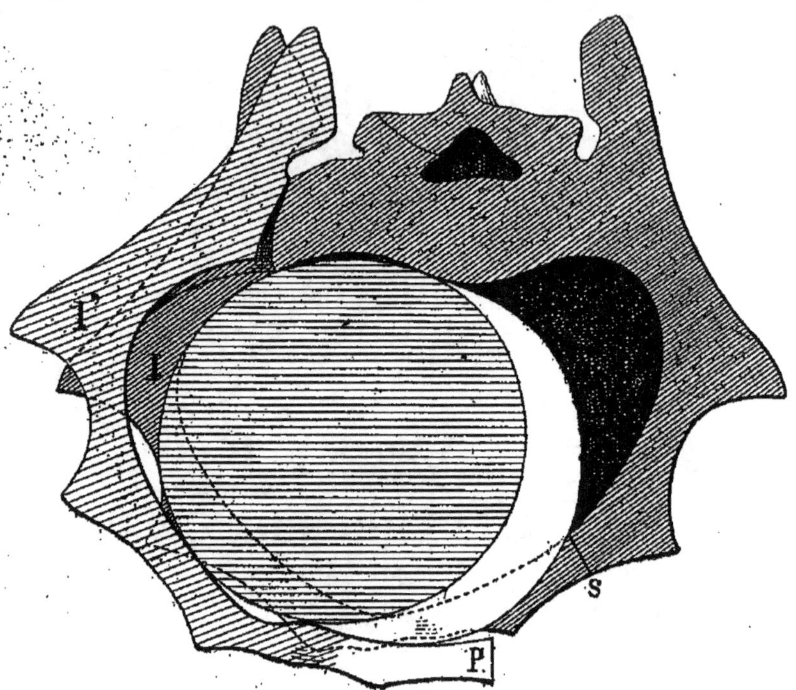

Fig. 133. — Ischio-pubiotomie sur un bassin oblique ovalaire.
(Farabeuf.)

un volet grâce à la souplesse de l'articulation interpubienne et d'augmenter ainsi l'ouverture pelvienne
du côté rétréci (fig. 133). Cette opération a déjà été
pratiquée une fois sur le vivant par M. Pinard avec
plein succès.

ARTICLE II. — PRATIQUE DE L'ISCHIO-PUBIOTOMIE.

Opération de Farabeuf. — Voici la description
d'après l'auteur : Instrumentation : bistouri, ciseaux,

pinces hémostatiques, écarteurs, rugines, scie à chaîne et ses accessoires, aiguille mousse flexible, passe-fil emmanché; si l'on veut faire des sutures: perforateurs et fils métalliques, aiguilles et fil divers,

Les *incisions tégumentaires* doivent se trouver sur une ligne parallèle à la ligne médiane et distante de 4 centimètres. C'est là que le cadre osseux du trou ischio-pubien sera dénudé en deux points, que la scie à chaîne sera passée.

Première section, ischion. — La femme est en position obstétricale, au bord du lit, rasée; l'opérateur entre les cuisses relevées par des aides.

Un doigt étant introduit dans le vagin (qui a été tamponné), le pouce placé dans le pli qui sépare la cuisse de la grande lèvre ou inversement, on pince tout le possible (lèvres et bulbe vaginal) et on sent l'os du bout des doigts.

On fait alors sur l'os même, une incision antéro-postérieure de 4 centimètres dont la partie moyenne est au droit de la fourchette.

Ayant exposé la face extérieure de l'os en donnant un coup de bistouri dans le sens des fibres muscu-laires qui en partent, on prend la rugine courbe pour dénuder dans l'étendue nécessaire la face extérieure, les bords, la face postérieure du pilier de l'arcade et enfin pour le contourner et le charger de dedans en dehors, en faisant apparaître le bout de l'instrument dans le trou sous-pubien.

Pendant ce temps le doigt placé dans le vagin exerçait une surveillance au point de vue de l'inté-grité de la paroi vaginale.

On passe l'aiguille et la scie à chaîne de dedans en dehors dans la voie faite derrière l'os et l'on ne scie qu'après avoir refoulé les parties molles plus possible en arrière vers la tubérosité de l'ischion, derrière la fourchette, et on tâche de ne pas faire de pointes.

Avec le doigt et le bout d'une rugine droite on essaye de détacher aussi haut qu'on le peut la membrane obturatrice du bord interne du trou ischiopubien.

Deuxième section, pubis. — On marque bien l'épine pubienne du côté opéré. A 4 centimètres de la ligne médiane il faut tracer une ligne parallèle (elle passe à un petit travers de doigt en dehors de l'épine) sur laquelle on fait une incision de 5 centimètres, commençant à un grand travers de doigt au-dessus de l'arcade crurale. L'hémostase faite, on aperçoit les fibres blanches de l'arcade et au-dessous, l'enveloppe aponévrotique du muscle pectiné dont on détache l'arcade et le ligament de Gimbernat pour les couper dans le sens de l'incision cutanée, c'est-à-dire perpendiculairement à leurs fibres. Il faut en effet diviser et cela se fait en dehors de l'orifice inguinal externe, toutes les fibres que l'on voit et aussi celles des ligaments de Gimbernat et de Cooper que l'on trouve dans la profondeur avec la plus grande facilité, tout en respectant le contenu du canal inguinal. L'on fend alors hardiment sur l'os, le pectiné; et la surface pectinéale du pubis se montre à nu et se sent. Quelques coups de rugine sont à peine nécessaires pour permettre de passer la scie à chaîne derrière l'os de dessus en dessous. Mais avant de scier, la rugine sera quelquefois rappelée pour refouler en dehors les parties molles, car il faut diviser l'os loin de la ligne médiane, à 5 centimètres. Il faut peut-être pour y arriver soulever la tête fœtale.

Achèvement de la séparation des os. — La double section osseuse accomplie, rien ne s'écarte encore. Il faut que par la plaie supérieure, la rugine soit poussée de haut en bas le long du bord interne du trou pour achever la désinsertion de la membrane obturatrice; il faut que l'exploration de l'index gauche, à mesure que l'écartement se produit, signale les brides fibreuses tendues qui persistent à résister, afin que la droite, à l'aide d'un instrument mousse et fort, une rugine, des ciseaux fermés, charge ces obstacles et les rompe en faisant une pesée appuyée sur le pubis. Le doigt explorateur fait lui-même bien des choses et réussit à forcer sans danger, par exemple, la bandelette d'insertion du releveur, si on la juge trop résistante.

Quand le doigt a senti que toute l'arcade crurale superficielle et profonde, y compris la bordure de Cooper qui rampe sur la crête pubienne, est parfaitement divisée; que rien ne reste entre les deux plaies de ce qui fut la membrane obturatrice, etc., les os ne s'écartent pas encore, si l'aide qui tient la cuisse la tient écartée. Car ainsi les adducteurs insérés au corps du pubis sont distendus et retiennent celui-ci, rapproché des parties dont la scie vient de le séparer.

De toute nécessité, il faut donc que la cuisse soit tenue *dressée*, c'est-à-dire en demi-flexion et en *abduction très légère* juste suffisante pour permettre à l'accoucheur de manœuvrer librement. Ainsi les muscles adducteurs non distendus cesseront de s'opposer à l'écartement. Il faut en outre que la jambe ne soit pas immobilisée afin que la cuisse reste *libre de tourner*, c'est-à-dire de céder aux muscles obturateurs, pour que ceux-ci puissent céder au pubis qui, en s'écartant, emporte une partie de leurs insertions.

Ces conditions étant réalisées, l'opérateur aura à se rendre compte de la souplesse de la symphyse pubienne; il ne lui serait pas difficile de l'augmenter, même sans davier, car du bout des doigts on arrive à luxer en avant la valve pelvienne mobile, au détriment de quelques fibres intra-pelviennes insignifiantes.

M. Farabeuf estime qu'on obtiendra facilement, dût-on faire une pesée entre les os avec un ciseau, un écartement transversal de 3 centimètres et plus, entre les surfaces sciées. Plus n'est pas nécessaire, car la symphyse sacro-iliaque restée seule mobile ne le permettrait peut-être qu'avec des risques.

TROISIÈME SECTION

EXTRACTION DE L'ENFANT VIVANT PAR LA VOIE ABDOMINALE.

Quand les voies pelviennes sont obstruées par des tumeurs volumineuses qui ne peuvent être déplacées ou enlevées, quand elles sont oblitérées par des tissus cicatriciels qui ne peuvent être suffisamment débridés, pour permettre le passage d'un enfant ; quand un rétrécissement osseux est trop prononcé pour permettre à la symphyséotomie de fournir l'élargissement nécessaire sans produire des délabrements danreux, il ne reste plus d'autre ressource, pour obtenir un enfant vivant, que de créer une voie nouvelle par la laparotomie, dans le but de pratiquer ce qu'on appelle un accouchement césarien.

On distingue pour cette opération deux sortes d'indications : les indications absolues et les indications relatives.

Il y a indication absolue de pratiquer l'opération, lorsque cette opération seule peut permettre de délivrer la mère, lorsque, par conséquent, on n'a pas le choix entre cette opération et d'autres opérations visant au même but, la délivrance de la mère. Dans les cas où les voies pelviennes sont tellement obstruées ou déformées qu'il ne peut être question d'y faire pénétrer des instruments capables de réduire le volume du fœtus, ou bien même, la réduction de volume étant obtenue, s'il ne devait pas être possible d'exraire cet enfant, dans ces cas, dis-je, l'opération césarienne se trouve formellement indiquée. C'est ce qui se présentera pour certaines tumeurs fixes inopé=

rables, des fibromes, des carcinomes étendus, des kystes, des exostoses du bassin, tumeurs obstruant la filière pelvienne; c'est ce qui arrive avec des cicatrices étendues fermant le canal vaginal. L'opération césarienne pourra devenir également nécessaire dans des cas de présentation de l'épaule arrêtée par un bassin trop vicié pour permettre la version ou l'embryotomie, enfin, dans les cas de rétrécissement extrême du bassin devant empêcher l'introduction, le maniement des instruments de broiement et l'extraction du fœtus.

Il y a indication relative pour l'opération césarienne, quand le degré de rétrécissement pelvien étant au-dessous des limites dans lesquelles la symphyséotomie permet le passage d'un enfant vivant, le médecin a le choix entre une opération qui ouvre une voie nouvelle, non pas sans risques pour la mère, par laquelle un enfant vivant est extrait, et une opération qui sacrifie l'enfant pour le réduire de volume afin de l'extraire par les voies naturelles. Tel est encore le cas, lorsqu'une tumeur fixe, tout en obstruant en partie l'excavation pelvienne, permet encore de pratiquer l'embryotomie. Pendant les derniers mois de la grossesse une heureuse association de la symphyséotomie et de l'accouchement prématuré provoqué pourra sans doute dans l'avenir reculer la limite du rétrécissement qui doit imposer l'opération césarienne; mais quand une femme se présente en travail à terme avec un bassin de 5^{cm}, 6^{cm} ou 6^{cm},5 l'accoucheur se trouve dans un cruel embarras. Il se trouve en effet dans l'alternative de choisir soit l'opération césarienne, soit l'embryotomie : par la première il sauve l'enfant mais fait courir des risques à la mère; par la seconde il sacrifie l'enfant en exposant fort peu la mère. Dans ces dernières années, les perfectionnements apportés à la technique de l'opération césarienne, les progrès continus de la chirurgie abdominale, grâce à l'antisepsie, ont rendu les accoucheurs plus audacieux et les ont portés à pratiquer l'opération césarienne dans des cas d'angustie relative dans lesquels naguère ils n'auraient pas hésité à sacrifier l'enfant. Entre les mains d'hommes habiles et habitués à tous les détails de la chirurgie abdominale, l'opération césarienne moderne a donné de magnifiques résultats, en comparaison de ceux des anciennes statistiques. Mais plus d'un qui n'a pas la même expérience chirurgicale que Léopold hésitera devant les difficultés de différente nature que comporte l'opération. Ce qui peut être pratiqué facilement dans une clinique où tout est préparé en vue des grandes opérations peut devenir difficile dans les conditions où exerce le simple médecin. Aussi est-il prudent pour le médecin qui prévoit de bonne heure la nécessité d'une intervention aussi grave, de diriger ces femmes vers une clinique spéciale.

La statistique générale de l'opération césarienne moderne n'est pas aussi favorable que celle de certains opérateurs; la mortalité générale est d'environ 23 à 25 p. 100 (Caruso et Törggler) tandis que la statistique particulière de Léopold est de 4 p. 100.

De là l'hésitation présentée par plusieurs accoucheurs à l'égard de l'opération césarienne quand ils sont en présence de cas où elle n'est indiquée que d'une façon relative, et la préférence accordée par eux à l'embryotomie.

En passant en revue ce qu'on écrivait sur la question, on voit qu'on a cherché de tout temps à reculer autant que possible la limite du rétrécissement imposant d'une façon absolue l'opération césarienne.

M. Tarnier a fixé comme limite à l'embryotomie les rétrécissements de 54 et même 50 millimètres ; Fehling, ceux de 65 millimètres ; les Belges et les Anglais font l'embryotomie jusqu'à 40 millimètres de rétrécissement. M. Pajot donne le chiffre de 27 millimètres, H. Martin 60 millimètres pour les bassins aplatis et généralement petits, 50 millimètres pour les bassins aplatis ; Guéniot, 65 millimètres pour les médecins peu habitués aux opérations obstétricales, 40 millimètres pour les médecins expérimentés.

Ces réserves étant faites, en ce qui concerne les indications de l'opération césarienne, il nous reste à dire comment elle doit être exécutée. Il est bon de faire remarquer qu'il n'est pas dans notre intention de donner la description de toutes les méthodes opératoires qui ont été proposées depuis le moment où elle fut exécutée pour la première fois, et à travers toutes les phases de son histoire : cela dépasserait le but que nous nous sommes proposé ; nous décrirons l'opération telle qu'elle se pratique à notre époque depuis qu'elle a été transformée et perfectionnée.

On a défini l'opération césarienne : l'extraction par une incision pratiquée à l'abdomen, d'un fœtus développé dans la matrice (Berlin). Cette définition exclut ainsi les opérations dirigées par l'abdomen contre les grossesses extra-utérines, et s'applique aussi bien à la laparo-élytrotomie qu'à l'opération césarienne classique.

Ce qui distingue l'opération césarienne classique moderne, c'est, d'une part, l'application rigoureuse de l'antisepsie, d'autre part, le traitement de l'utérus après l'extraction de l'enfant. Elle sera l'objet de notre étude. Nous laisserons de côté la laparo-élytrotomie, parce qu'en dehors de l'Amérique, où elle a quelques partisans, elle ne jouit d'aucune faveur auprès des accoucheurs, en raison des accidents et complications qui surgissent fréquemment dans le cours de l'opération.

L'opération césarienne classique moderne comprend deux faits principaux :

Le premier consiste à ouvrir la paroi abdominale, à faire une boutonnière sur l'organe gestateur et à extraire par cette voie l'enfant ainsi que son arrière-faix. Cette extraction de l'enfant constitue ce que l'on peut appeler l'*accouchement césarien*. Ce premier acte, qui comprend la partie obstétricale de l'opération césarienne est commun à toutes les méthodes de l'opération moderne.

Le deuxième fait opératoire, qui constitue la partie plus spécialement chirurgicale, comprend le traitement consécutif appliqué à cet utérus divisé et béant, qu'il n'est plus permis d'abandonner dans la cavité abdominale parce qu'il peut y déverser ses sécrétions en y provoquant bien souvent une péritonite septique.

Trois méthodes de traitement s'offrent au choix du chirurgien. Il donnera la préférence à une ou à l'autre d'après les indications tirées de chaque cas particulier. Ce sont : 1° la réparation de la plaie utérine par la suture, méthode de Sänger ; 2° l'ablation de l'utérus et de ses annexes, amputation utéro-ovarienne de Porro ; 3° l'ablation totale, corps et col de l'utérus, ou opération de Bischof.

Telles sont, par ordre d'importance clinique, les trois méthodes de traitement de l'utérus incisé parmi lesquelles le chirurgien devra faire son choix en se basant sur les indications relatives à chaque cas, indications que nous devrons faire ressortir à l'occasion de l'étude de chacune de ces méthodes.

CHAPITRE PREMIER

ACCOUCHEMENT CÉSARIEN.

Une incision est pratiquée sur la paroi abdominale, une boutonnière est faite sur l'utérus gravide. Par cette voie l'opérateur extrait l'enfant et ses annexes. Avant de décrire les différents temps de cette opération, il est utile de dire comment on réalise l'antisepsie et d'indiquer quels sont les instruments nécessaires pour répondre à toutes les indications opératoires.

ARTICLE Ier. — ANTISEPSIE.

Lorsque l'opération a pu être discutée dans les derniers temps de la grossesse, il faut y préparer la femme par des soins généraux et locaux. On lui fera prendre de grands bains en ayant soin de faire savonner tout le corps. Dans les jours qui précèdent le terme on fera faire des injections vaginales avec des solutions de sublimé, ainsi que toilettes fréquentes de la région vulvaire. On administrera également un purgatif léger. Le jour de l'opération on fait prendre un grand bain, on rase les régions pubienne et vulvaire et on les lave ainsi que le ventre et les cuisses avec une solution de sublimé à 1/2000 en se servant de savon et de la brosse. Pour enlever les corps gras on lave ces régions avec de l'éther ou de l'alcool, pour terminer par un dernier lavage à la solution de sublimé. Quand la région sur laquelle doit porter l'incision est ainsi préparée on la recouvre de compresses trempées dans une solution phéniquée forte.

Le vagin est encore une fois irrigué, et, pour empê-cher toute pénétration de germes, on y introduit un tampon de gaze iodoformée.

La femme sera revêtue de vêtements de toile très propres, passés à l'étuve, si c'est possible ; les jambes sont entourées de flanelles neuves et l'opérée sera endormie sur son lit autant que possible.

On choisit comme local une chambre propre, bien aérée, clarteuse, débarrassée de tout meuble et rideaux inutiles. Si on en a le temps, on asperge le plancher et les murs avec une solution phéniquée, ou on fait fonctionner le pulvérisateur à vapeur en même temps qu'on élève la température de la pièce jusqu'à 25 degrés centigrades.

Le lit doit être élevé et peu large, et si on ne possède pas la table à opération des cliniques, on compose un lit d'opération avec une table recouverte d'un matelas replié à une extrémité. On dispose par-dessus une toile cirée lavée avec un liquide antiseptique sur laquelle on étend une alèze bien propre.

Le chirurgien et ses aides font une toilette sévère des mains et des avant-bras et revêtent une blouse d'opération minutieusement propre.

L'anesthésie, qui se pratique avec du chloroforme bien pur, quelquefois avec d'autres agents selon les préférences des opérateurs, est confiée à un aide habitué aux anesthésies longues et difficiles. Celui-ci a soin de tenir à proximité tout ce qui peut être né-cessaire en cas d'accidents chloroformiques.

ARTICLE II. — INSTRUMENTS.

Il faut préparer les instruments devant répondre à toute éventualité. Le chirurgien ne peut pas toujours régler à l'avance tous les temps de l'opération ; selon les indications qui peuvent surgir, son plan peut changer ; au lieu d'une suture utérine, il peut être amené à pratiquer une amputation utéro-ovarienne.

Nous ne reviendrons pas sur les moyens à employer pour rendre les instruments aseptiques. Le succès de l'opération dépend non seulement de l'habileté du chirurgien mais encore de l'application rigoureuse de l'antisepsie.

L'opérateur aura à sa disposition :

Un bistouri ordinaire, un bistouri boutonné ; des ciseaux droits et courbes ; des pinces à dissection, des pinces à griffes et à dents de souris ; des érignes, des écarteurs ; deux ou trois douzaines de pinces hémostatiques ; de longues pinces pour porter les éponges ; deux aiguilles de Reverdin de courbures différentes ; des aiguilles à suture de différentes grosseurs et de courbures variées ; un porte-aiguille ; du fil d'argent, du catgut pour ligature de vaisseaux, du fil de soie de deux grosseurs différentes, du catgut chromé, du crin de Florence ; un tube de caoutchouc non perforé, long de 1 mètre, de 5 à 10 millimètres d'épaisseur ; deux fortes broches d'acier, une pince tranchante pour les couper ; un serre-nœud avec un fil de fer solide ; une curette tranchante, le thermocautère ; un petit forceps, la seringue de Pravaz ; tout ce qui est nécessaire pour ranimer l'enfant.

Après stérilisation, les instruments en métal seront plongés dans une solution phéniquée à 5 p. 100.

Solutions :

Un flacon d'éther, solution d'ergotine, solution de chlorhydrate de morphine ; plusieurs litres de solution phéniquée à 5 p. 100 ; plusieurs litres de solution de sublimé à 1 p. 1000 ; une solution de chlorure de zinc à 1 p. 8 ; de l'eau distillée bouillie ; de l'eau qui a été bouillie, maintenue à 50° ; de l'eau froide (qui a été bouillie) ;

D'autre part :

Un appareil à irrigation ; des éponges arrondies en grand nombre, neuves autant que possible, et ayant subi une préparation les rendant aseptiques, conservées dans une solution phéniquée forte jusqu'au moment de s'en servir ; ou bien des sachets en gaze, cousus, qu'on a fait bouillir pendant une heure dans une solution phéniquée ; des compresses aseptiques conservées dans une solution phéniquée forte ; des serviettes, des alèzes conservées dans une étuve chaude.

Les objets de pansement :

Poudre d'iodoforme, gaze iodoformée, coton hydrophile antiseptique, bandes de tarlatane aseptisées, un bandage de corps en flanelle.

Aides :

Leur nombre doit être restreint. Ils doivent se soumettre aux mêmes soins antiseptiques que le chirurgien. On veillera à ce qu'aucune personne étrangère ne touche aux instruments et aux objets de pansement.

Un aide occupé spécialement de l'administration du chloroforme ; un aide direct placé en face du chirurgien, connaissant tous les détails de l'opération, devant éponger les surfaces saignantes, aider à placer les sutures, les ligatures ; il a à sa portée les éponges et les compresses.

L'opérateur a, à sa droite, tous les instruments nécessaires qu'il prend et remet dans le bassin renfermant une solution phéniquée. A sa gauche il a le troisième aide qui a pour mission d'appliquer la paroi abdominale sur l'utérus, d'empêcher l'infiltration des liquides dans la cavité péritonéale et de s'opposer à l'issue des intestins; une personne instruite sera chargée de l'enfant et lui donnera les premiers soins; deux infirmières.

ARTICLE III. — CHOIX DU MOMENT DE L'OPÉRATION.

Baudelocque admettait deux temps pour l'opération césarienne : un temps de nécessité, un temps d'élection.

On peut encore accepter cette classification en attribuant à ces termes cette signification :

Il y a *temps de nécessité* quand, le travail étant commencé depuis un temps plus ou moins long, tout retard ne ferait que compromettre la vie de l'enfant et celle de la mère. L'opération césarienne étant déclarée nécessaire, le chirurgien se trouve dans la nécessité d'accepter la situation telle qu'elle se présente. Des touchers répétés ont pu être pratiqués, les soins antiseptiques ont pu faire défaut : les conditions sont loin d'être favorables; néanmoins, quand le médecin n'a pas le choix entre plusieurs modes d'intervention, il fait comme il peut et non comme il veut.

Il y a *temps d'élection* quand l'opération ayant été discutée et décidée à l'avance, le médecin a le temps devant lui pour faire l'antisepsie préventive, pour surveiller et tonifier la patiente, en un mot, la placer dans les meilleures conditions de résistance et pour choisir le moment le plus favorable.

On s'est posé cette question : Faut-il opérer dans les derniers jours de la grossesse pour agir plus à son aise, en plein jour, en l'absence de toute fatigue et de causes d'infection, faire en quelque sorte comme

si on se trouvait en présence d'une simple hystéroto-
mie pour laquelle on choisit le moment le plus favo-
lable? *A priori*, ce serait le meilleur parti à prendre.
Mais on objecte : que l'utérus surpris avant l'établis-
sement des contractions pourrait rester inerte après
la délivrance et devenir la source d'hémorrhagie
grave et incoercible ; que, d'autre part, la persistance
du col, l'absence de dilatation pourraient mettre obstacle à l'écoulement des lochies.

La deuxième objection n'a qu'une importance secondaire puisqu'on pourrait placer un drain à travers
le canal cervical pour assurer l'écoulement lochial.

Tandis que la première objection mérite d'être
prise en considération, car les faits publiés semblent
lui donner raison. Pour abanbonner un utérus suturé
dans l'abdomen il faut être sûr de l'hémostase et
cette hémostase n'est obtenue que par une bonne
rétraction utérine. Cette objection perdrait de sa valeur, si l'amputation utéro-ovarique devait succéder
à l'extraction de l'enfant.

Dans les conditions ordinaires on attend que le travail soit déclaré, mais sans laisser la femme s'épuiser
par de longues heures de souffrance. On opère quand
le col est effacé, l'orifice moyennement dilaté, quand
les contractions ont acquis leur régularité et leur in-
tensité normales. On peut estimer en moyenne à six ou
huit heures le temps nécessaire pour arriver à ce résultat. Dans tous les cas on touchera le moins possible,
on surveillera l'état de la mère et celui de l'enfant, et,
si la poche venait à se rompre, on hâterait les préparatifs pour ne pas laisser aux germes le temps d'infecter la cavité utérine.

Si les membranes sont intactes il faut se garder
de les rompre : l'opération est plus facile, on est

moins exposé à blesser le fœtus, les dimensions de la plaie utérine après rétraction de l'organe seront d'autant plus faibles que l'utérus était plus distendu à l'instant où l'incision a été pratiquée.

ARTICLE IV. — TECHNIQUE DE L'OPÉRATION.

Incision de la paroi abdominale. — Elle se fait exactement sur la ligne médiane.

Sa longueur doit être de 16 à 17 centimètres pour permettre le passage de la grande circonférence de la tête fœtale qui mesure 32,5 à 33 centimètres.

Elle doit s'arrêter à deux ou trois travers de doigts ou 4 à 5 centimètres du pubis afin de ne pas s'exposer à blesser la vessie ; elle doit contourner sur la gauche la cicatrice ombilicale ; elle se trouve ainsi pour un tiers ou une moitié au-dessus de l'ombilic. Elle doit correspondre au tiers moyen de l'utérus, et par conséquent se trouver dans certains cas à un niveau plus élevé que celui qui vient d'être indiqué.

Le chirurgien, placé à droite de l'opérée, s'étant assuré par la percussion qu'il n'y a aucune anse intestinale devant l'utérus, ayant écarté un peu les compresses phéniquées qui recouvrent le champ opératoire, commence l'incision de la peau en partant de la partie supérieure, incise la peau et le pannicule adipeux, place des pinces sur les vaisseaux qui saignen , enlève le sang avec des éponges, puis pratique une boutonnière sur l'aponévrose et tombe sur le péritoine pariétal qu'il ouvre également ; par la boutonnière s'écoule parfois un peu de liquide citrin.

S'il doit se servir du bistouri, il engage une sonde cannelée par cette petite ouverture et complète l'incision par en haut et par en bas, ou bien il glisse l'index et sur celui-ci il incise la paroi avec de forts ciseaux. Il pince immédiatement les vaisseaux qui donnent du sang.

Pendant ce temps un aide a bien soin d'appliquer la paroi abdominale contre la paroi utérine afin d'empêcher toute pénétration de sang dans la cavité péritonéale. Une éponge est placée à l'angle inférieur pour absorber les liquides et une autre à l'angle supérieur pour s'opposer à l'issue des intestins.

Si on rencontre l'épiploon ou une anse intestinale, on les refoule en haut et on les fait maintenir avec une compresse antiseptique chaude.

On place deux ou trois pinces sur les bords du péritoine pariétal afin de faciliter l'opération ultérieure de la suture.

Incision de l'utérus. — C'est le temps le plus émouvant à cause de l'abondance de l'hémorrhagie qui en résulte.

Dans cette partie de l'opération césarienne, deux accidents peuvent se présenter : l'hémorrhagie et la pénétration de liquides septiques utérins dans la cavité péritonéale. Avant de donner des détails sur la manière de pratiquer l'incision, recherchons ce qui peut être fait pour parer à ces accidents.

A. L'incision portant sur un organe très vasculaire on a cherché le moyen de restreindre l'hémorrhagie.

1° On a conseillé d'inciser l'utérus sur la ligne médiane où les vaisseaux utérins présentent leurs plus faibles dimensions. Dans ce but on redresse l'utérus généralement incliné sur un côté et on le fait fixer par un aide dans sa situation régulière.

2° On a proposé d'éviter le placenta implanté une fois sur trois sur la paroi antérieure de l'utérus. On reconnaît que le placenta est en avant à l'aide de plusieurs signes : un renforcement du souffle utérin au niveau où siège le placenta, une sensation d'épaississement et de mollesse à ce niveau perçue par la palpation, l'insertion des trompes relativement plus en arrière quand le placenta est en avant. On a conseillé d'enfoncer un petit trocart à l'endroit où doit porter l'incision, s'il tombe sur le placenta, du sang s'écoule par son ouverture, dans le cas contraire, c'est du liquide anatomique qui apparaît.

3° Müller a conseillé de faire l'incision sur le fond de l'utérus en allant même sur la paroi postérieure parce que le placenta n'occupe qu'exceptionnellement le fond de l'utérus.

4° On a proposé de placer un tube de caoutchouc à l'union du corps et du col et d'exercer une constriction à ce niveau avec ce tube pour arrêter la circulation utérine. Si l'utérus reste en place on glisse ce tube par l'intermédiaire d'une sonde de Belloc ou d'un cathéter utérin en argent auquel on donne la courbure voulue. On peut redouter pour l'enfant l'effet de cet arrêt de circulation et pour l'utérus la contusion et l'inertie consécutive à cette constriction.

5° Dans le même but on a fait la compression provisoire des vaisseaux des ligaments larges.

6° Enfin, et c'est la manœuvre suivie généralement, on fait avec rapidité l'incision sur la paroi utérine et l'on se hâte d'extraire l'enfant pour permettre à l'organe de se rétracter immédiatement et de fermer ainsi les orifices des vaisseaux.

B. Le deuxième accident consiste, avons-nous dit, en la pénétration des liquides utérins parfois déjà septiques dans la cavité péritonéale. Le sang pur, le liquide amniotique normal ne sont pas dangereux pour le péritoine ; mais est-on bien sûr qu'il n'y ait pas déjà pénétration de germes septiques ? Il est plus prudent de s'opposer à cette infiltration.

Pour ce faire on a proposé deux moyens :

1° Dans le premier on incise l'utérus *in situ* en prenant les précautions suivantes : Un aide appliquera pendant la section la paroi abdominale exactement sur la surface de l'utérus et suivra le retrait de l'organe. Tout en suivant le retrait de l'organe, il fera glisser les bords de l'incision abdominale sur les côtés de l'utérus puis en arrière pour déterminer une véritable énucléation de l'utérus et refermera la cavité abdominale derrière la matrice. L'opérateur, de son côté, attirera l'utérus hors de la cavité abdominale tout en faisant l'extraction de l'enfant et aussitôt après en accrochant l'utérus avec l'index introduit à l'angle supérieur de l'incision. L'aide direct absorbera les liquides et le sang avec les éponges.

2° Dans le second moyen proposé, on attire l'utérus gravide hors de l'abdomen qu'on referme derrière cet organe, et on procède alors à l'incision utérine. Tel est le procédé de Müller qui lui reconnaît les avantages suivants : *a*) de supprimer le prolapsus intestinal, *b*) de rendre plus facile la section de l'utérus, *c*) de favoriser l'hémostase, *d*) de réduire au minimum le nombre des aides.

Ce procédé a l'inconvénient de nécessiter une longue incision de la paroi abdominale, ce qui ne se fait pas sans difficulté chez les femmes petites et rachitiques, et de contusionner la plaie abdominale et l'organe gestateur.

Cette manœuvre, d'abord bien accueillie, conservée encore par quelques opérateurs, ne jouit plus maintenant de la même faveur auprès du public. Elle peut être réservée pour les cas où le fœtus est mort, l'œuf putréfié, l'écoulement septique, autrement dit, pour les cas où il y a tout lieu de redouter l'infection du péritoine.

Manuel opératoire. — *Premier cas.* — L'utérus ayant été ramené sur la ligne médiane, l'opérateur se propose de faire une incision d'une longueur égale à celle de la paroi abdominale, 16 à 17 centimètres, sur le tiers moyen de l'utérus qui correspond sensiblement à l'incision abdominale. En cas de longueur insuffisante il sera plus sage de prolonger l'incision vers la partie supérieure. L'incision prolongée vers la partie inférieure de la matrice pourrait atteindre l'anneau de contraction à la section duquel on a rattaché certaines hémorrhagies incoercibles. Il faut donc ne pas descendre jusqu'au point où le péritoine se réfléchit de l'utérus sur la vessie, disposition qui indique la limite de séparation du corps de l'utérus d'avec le segment inférieur, et se rappeler qu'à la suite d'un travail prolongé le segment inférieur peut être très distendu et l'anneau de contraction plus élevé que dans les conditions ordinaires.

L'opérateur fait près de l'angle supérieur de l'incision abdominale une boutonnière à l'utérus avec le bistouri pointu, en coupant le muscle utérin couche par couche, et arrive ainsi sur les membranes qui bombent légèrement, si toutefois elles n'ont pas été intéressées par cette section. Il glisse le doigt indicateur gauche entre l'œuf et l'utérus et sur ce doigt il conduit un bistouri mousse et achève ainsi rapidement la section de l'utérus en bas et en haut. On peut se servir également de forts ciseaux conduits sur le doigt. La déchirure de l'utérus avec le doigt, quoique facile et nette, n'est pas à recommander.

Si les membranes étaient rompues auparavant, on

opérerait de même, tout en se mettant en mesure de ne pas blesser le fœtus.

Les membranes sont-elles conservées intactes ; il est facile de les rompre au niveau de la plaie.

Le placenta peut se trouver sur le chemin du bistouri, que faut-il faire en pareil cas ? Après avoir incisé résolument l'utérus, malgré l'abondance de l'écoulement sanguin, il faut se hâter de se frayer un chemin. Inciser le placenta peut demander un certain temps, exposer l'enfant à une hémorrhagie ; quoique cela ait été fait quelquefois, il est préférable d'aller décoller le placenta sur un côté, de déchirer les membranes, d'écarter l'arrière-faix et d'extraire rapidement l'enfant. Dans des cas exceptionnels il est nécessaire d'enlever le placenta avant de faire l'extraction du fœtus.

Deuxième cas. — *Procédé de Müller.* — L'incision abdominale est agrandie par en haut jusqu'à ce qu'elle permette la sortie de l'utérus. Elle mesure alors 24 centimètres environ. On passe à la partie supérieure de cette incision plusieurs fils de suture provisoire dans le but de fermer l'abdomen immédiatement après la sortie de la matrice.

On glisse la main derrière le fond de l'organe pour l'attirer pendant que l'aide ramène en arrière les lèvres de la plaie abdominale et serre les ligatures provisoires.

On place le tube de caoutchouc destiné à faire l'hémostase en cas de besoin, ainsi qu'une cravate de gaze antiseptique pour absorber les liquides.

L'incision ne présente rien de particulier à signaler.

ARTICLE V. — EXTRACTION DE L'ENFANT.

Dans les présentations du sommet, qui sont les plus fréquentes, on trouve facilement un ou les deux membres inférieurs. On les saisit et on attire le fœtus au dehors avec douceur pour ne pas contusionner les

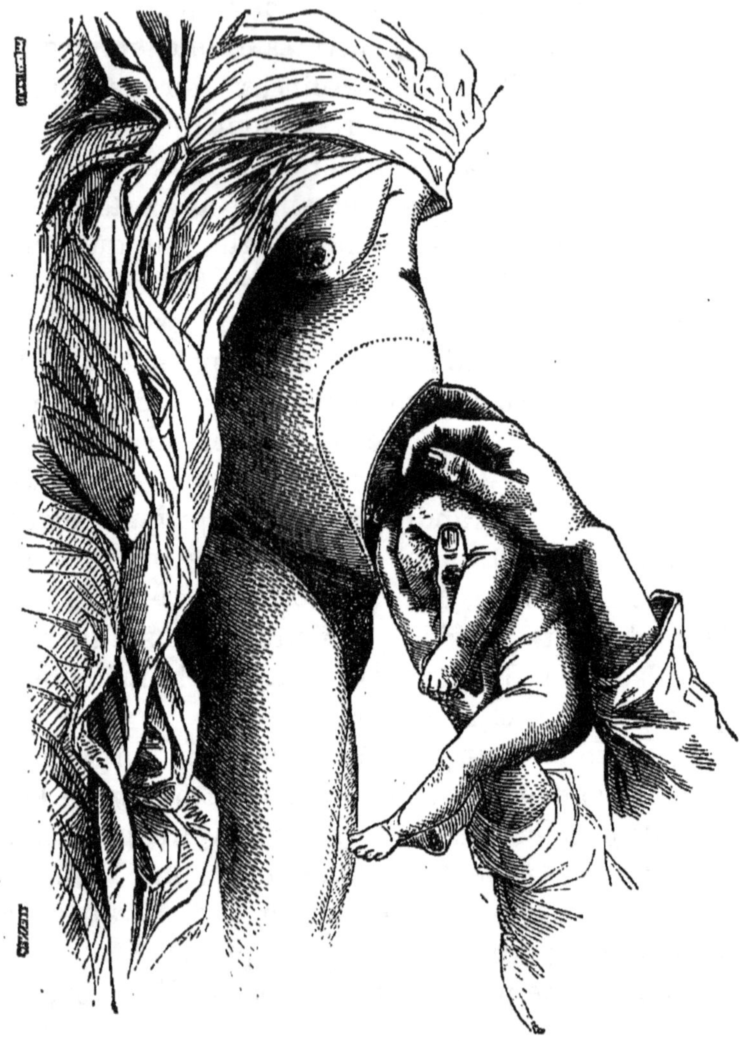

Fig. 134. — Extraction du fœtus dans l'opération césarienne.

lèvres de l'incision; on dégage les bras avec précaution, puis on extrait la tête en dernier lieu (fig. 134). Celle-ci peut se trouver arrêtée par la boutonnière utérine qui se resserre sur le cou. Il faut recourir alors à la méthode de Mauriceau, c'est-à-dire accrocher le maxillaire inférieur pour fléchir la tête et tirer avec les doigts de l'autre main placés en crochet sur les épaules. Si on rencontre quelque résistance, on peut agrandir par en haut l'incision utérine. On a dû même dans ces cas recourir à l'emploi du forceps. On cite des cas où la tête était fortement engagée dans le détroit supérieur, d'où il a fallu la dégager avec le forceps.

Dans les présentations du siège la tête pourra se présenter à l'orifice utérin. Il faudra, par des pressions douces, la faire sortir comme par une énucléation et le corps suivra facilement. Ce mode de dégagement est le meilleur, et chaque fois qu'on pourra le provoquer, on agira sagement.

Quand l'enfant se présente par une épaule, il ne faudra pas se laisser aller à tirer sur le bras, car on amènerait à l'ouverture le fœtus plié en deux.

On doit aller à la recherche d'un ou des deux pieds, faire l'évolution et l'extraire par le siège.

Dès que l'enfant est extrait on fait la ligature du cordon et on remet cet enfant à la personne chargée de le ranimer et de lui donner les premiers soins.

Après la sortie de l'enfant il s'échappe souvent un flot de liquide que l'aide absorbe, tandis que le second aide ferme la cavité abdominale derrière l'utérus qui est alors complètement au dehors.

Article VI. — Délivrance.

Le placenta décollé par le retrait de l'utérus et les contractions se présente parfois immédiatement à l'orifice de section.

D'autres fois la délivrance met cinq à dix minutes à se faire, et si la rétraction est normale, l'hémorrhagie très modérée, il n'y a pas à se presser. Pendant ce temps on fait la toilette et on place le tube de caoutchouc par précaution, mais sans le serrer.

Si l'utérus doit être amputé il n'est pas nécessaire d'extraire la délivrance, on peut faire de suite la constriction élastique.

Dans les autres cas, si l'hémorrhagie ou l'adhérence placentaire le commandent, on fait la délivrance artificielle. Selon les cas on tire le placenta par le cordon ou par l'un de ses bords ou bien on va le décoller avec la main. On a soin d'extraire immédiatement toutes les membranes et les portions de placenta et de membranes restées adhérentes.

On a signalé la possibilité d'une inversion utérine qui serait facile à réduire.

L'accouchement césarien est maintenant terminé. Il n'est plus permis d'abandonner cet utérus ainsi béant dans la cavité abdominale où il déverserait ses sécrétions lochiales. On peut affirmer que si l'opération césarienne a donné de beaux résultats dans ces dernières années, elle le doit, d'une part, à l'antisepsie, et, d'autre part, aux soins consécutifs, au traitement réservé à l'utérus débarrassé du produit de conception.

CHAPITRE II

TRAITEMENT CONSÉCUTIF.

D'après l'état actuel de nos connaissances on peut dire qu'il y a *un traitement de choix* qui consiste à suturer l'utérus (méthode de Saenger) et *un traitement de nécessité* qui consiste à supprimer l'utérus blessé soit en faisant l'amputation utéro-ovarienne ou opération de Porro, soit en enlevant tout l'utérus, corps et col, ou opération de Bischoff.

Nous commencerons l'étude du traitement consécutif par la description du procédé de choix.

ARTICLE Ier. — SUTURE DE L'UTÉRUS.

Réparer la brèche faite à l'utérus, tel est le traitement le plus rationnel à appliquer à cet organe ouvert par la section césarienne. Pour cela il faut obtenir la coaptation des lèvres de la plaie et leur réunion par première intention. Pendant longtemps on ne put croire à la possibilité de cette réunion parce qu'elle devait se faire pour la plus grande partie dans un tissu musculeux soumis pendant les couches à des alternatives de contractions et de repos, et parce qu'elle exigeait l'emploi de sutures à travers un tissu supposé très friable, et parce qu'il fallait, à un moment donné, retirer ces sutures. Nous ne dirons pas par quels tâtonnements, par quels timides essais on a procédé pour arriver à la suture complète de la plaie telle qu'elle se pratique aujourd'hui. La suture est possible, elle rapproche les lèvres de la plaie, permet leur réunion, et les substances *aseptiques* employées comme agent de suture sont tolérées par les tissus : tel est le fait acquis. On ne peut pas dire que l'opération ne soit plus perfectible, bien des détails sont encore en litige, mais on peut espérer trouver dans l'avenir la solution des questions non encore résolues. Donc si l'opération de la suture est possible, elle devient le procédé de choix puisqu'au lieu de mutiler la femme, comme ration de Porro, elle permet d'obtenir une guérison complète, *restitutio ad integrum.*

Dans quelles conditions la suture devra être préférée aux autres méthodes de traitement?

Toutes les fois que l'opération césarienne aura été pratiquée dans des conditions favorables, antisepsie bien appliquée, absence d'épuisement, absence d'infection, autrement dit, quand on est autorisé à croire que l'utérus rentré dans l'abdomen ne deviendra pas la source d'une infection pour l'organisme.

Avant de suturer l'utérus on recommande de le désinfecter par mesure de précaution. Sans recourir au raclage avec la curette, qui a été proposé, on enlève les caillots et des débris de membranes et de caduque, puis on lave la cavité avec une solution phéniquée à 5 p. 100 et on y insuffle de la poudre d'iodoforme.

Il est un accident qui, à moment, peut apporter un certain retard ; nous voulons parler de l'hémorrhagie. Celle-ci peut avoir deux sources : les lèvres de la plaie et la surface placentaire.

Une bonne rétraction de l'organe peut conjurer ces hémorrhagies. Le resserrement des couches musculaires, en fermant la lumière des vaisseaux, peut assurer l'hémostase sur ces deux points. Si l'organe est bien rétracté, l'hémorrhagie est réduite au minimum et l'on peut dire que la suture arrêtera définitivement tout écoulement de sang par la plaie utérine.

En cas d'hémorrhagie il ne peut être question de lier les vaisseaux de la plaie parce qu'ils sont enfoncés dans des mailles des couches musculaires. Il faut bien se garder également d'appliquer des pinces sur les lèvres de la plaie, elles déchireraient les tissus et devraient porter sur des tranches utérines mesurant environ 2 centimètres. L'aide pourrait tenir avec les doigts les lèvres de la plaie utérine serrées contre les lèvres de la paroi abdominale.

Pour faire sortir l'utérus de son état d'inertie, il faut le frictionner, le pétrir, faire une injection chaude de 50°, parfois une injection froide, injecter sous la peau une injection d'ergotine ou d'ergotinine; on a même conseillé de faire cette injection dans le parenchyme utérin.

En attendant le réveil de la contractilité, on doit faire l'hémostase en empêchant l'afflux du sang dans les vaisseaux de l'organe. Pour y arriver on a trois moyens : 1° fléchir l'utérus en avant, le col appuyant sur le corps du pubis ; 2° faire serrer par les mains d'un aide la région du col et du segment inférieur, constriction graduée ; 3° faire la constriction de la région inférieure de l'utérus à l'aide du tube de caoutchouc. Nous connaissons déjà ses inconvénients : meurtrissure des tissus utérins, inertie secondaire, congestion passive par dilatation des vaisseaux. C'est pourquoi on tient ce tube à sa portée pour ne s'en servir qu'en cas de nécessité. Dans ces cas, le tube faisant deux fois le tour du pédicule, de telle sorte que les chefs soient en avant, est serré modérément, et les chefs sont fixés par une pince, un clamp on un fil de soie.

L'hémostase étant obtenue, on procède à la suture. De quel agent faut-il se servir pour faire cette suture?

Le fil d'argent fut d'abord employé. Il présentait des avantages : état aseptique facile à obtenir par le flambage, son action efficace ; mais ultérieurement il occasionnait des souffrances, ses extrémités irritaient le péritoine, la vessie, les intestins. Il est abandonné actuellement.

Le catgut simple se résorbait trop rapidement et la suture pouvait se relâcher.

On se sert actuellement d'un catgut rendu résistant par un mode spécial de préparation ou de la soie aseptique. Les accoucheurs ne sont point d'accord sur la préférence à accorder à l'une ou à l'autre de ces substances. On trouve des partisans de la suture au catgut et des partisans de la suture à la soie. Cette question est encore à l'étude, cependant la suture à la soie semble devoir l'emporter sur la suture au catgut (1).

Opération de la suture. — L'utérus, après rétraction, présente une plaie qui n'a plus que 8 à 10 centimètres de longueur, plus largement entre-bâillée à la partie superficielle qu'à la partie profonde, de sorte que cette plaie a la forme d'un cratère dont les parties profondes se touchent presque ; il faudra donc rapprocher les bords de la plaie surtout dans la partie superficielle où se trouve le maximum d'écartement.

Nous ne donnerons pas la description de tous les modes de suture qui ont été proposés et exécutés ; tous les opérateurs sont actuellement d'accord sur l'utilité

(1) Disons comment on peut préparer ces substances.

Pour obtenir un catgut *aseptique*, *résistant* et *souple* (Reverdin), on le soumet, *dégraissé* pendant quatre heures, à l'étuve stérilisatrice (de Weinegg) à une température (chaleur sèche) de 140°. Zweifel le place dans une enveloppe de lettre qu'il cachète, puis le met à l'étuve à une chaleur de 130° à 140° et ne l'ouvre qu'au moment de l'opération.

A défaut de catgut stérilisé à l'étuve on a conseillé le catgut à l'acide chromique, obtenu d'après Léopold et Mikulicz en plongeant le catgut brut pendant vingt-quatre heures dans la glycérine phéniquée à 10 p. 100, puis cinq heures dans une solution d'acide chromique à 1/200 et en le conservant ensuite dans l'alcool absolu. Mais on a pu observer que ces fils n'étaient pas toujours tolérés et qu'ils avaient pu être éliminés plusieurs semaines après l'opération par une fistule.

Pour obtenir la soie antiseptique on l'enroule sur des bobines de verre puis on la cuit pendant une heure, dans une solution de sublimé à 1 p. 1000. Une fois bouillies, on place les bobines dans des flacons que l'on remplit de liqueur de Van Swieten. On a soin de renouveler le liquide tous les quinze jours.

qu'il y a de placer deux plans de sutures pour obtenir une excellente confrontation des lèvres de la plaie : un plan de sutures pour l'affrontement du muscle utérin, un plan pour la réunion du feuillet péritonéal.

Suture musculo-musculaire. — On emploie soit l'aiguille de Reverdin, soit l'aiguille courbe ordinaire. Cette aiguille est enfoncée sur un côté de la plaie, à 1 centimètre environ du bord, traverse d'abord la séreuse utérine, puis obliquement la couche musculaire de façon à venir sortir à la partie profonde de la tranche utérine, un peu au-dessus de la muqueuse qu'on laisse en dehors de la suture pour ne pa s infecter en cas d'endométrite, le trajet de la suture ; puis on engage la pointe de l'aiguille sur l'autre lèvre, dans un point symétrique à celui de la sortie de l'aiguille, par conséquent tout près de la muqueuse, et on lui fait parcourir un trajet oblique à travers la couche musculaire pour faire sortir la pointe sur la séreuse, à 1 centimètre du bord de la plaie. On entraîne le fil de suture à la suite de l'aiguille. On ne ferme pas immédiatement cette anse ; on place d'abord tous les fils qui doivent constituer la suture profonde, en les espaçant environ d'un centimètre, de sorte qu'au total il en faut mettre huit ou dix. Quand tous les fils sont ainsi placés, on les serre l'un après l'autre pendant que l'aide direct affronte les lèvres de la plaie. Le chirurgien fait un nœud chirurgical sur un des côtés, le fait maintenir serré avec une pince et achève en faisant un double nœud pour fixer définitivement la ligature (fig. 135).

A ce moment il ne s'écoule plus de sang. Il est plus prudent de suturer le péritoine pour consolider la première suture.

Suture séro-séreuse. — Elle se fait à points séparés

où bien à fil continu. On en place autant qu'il en faut pour bien affronter la séreuse. Il en faut généralement deux fois autant que pour la première suture. Saenger avait conseillé de suturer le péritoine de façon à adosser la séreuse à elle-même. On a simplifié depuis l'opération. On traverse la séreuse à un demi-centimètre du bord de la plaie, on conduit l'aiguille dans le tissu musculaire sous-séreux, on suit le même trajet sur l'autre lèvre et on fait sortir l'aiguille sur

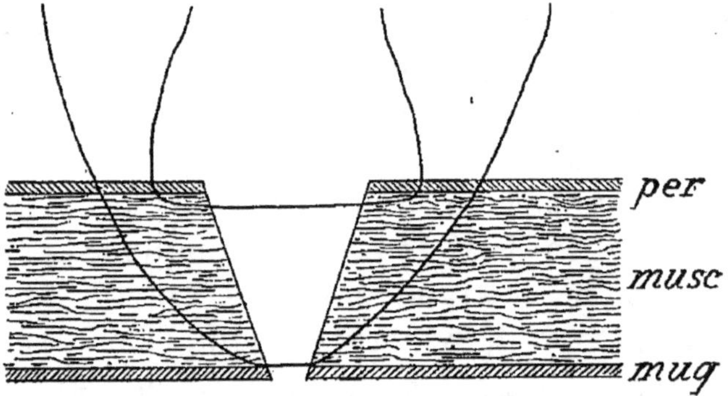

Fig. 135. — Trajet des sutures utérines.

un point symétrique à celui de l'entrée et on lie les chefs par un nœud chirurgical surmonté de deux nœuds simples.

Si le point où pénètre une suture vient à saigner on jette sur ce point une anse de fil qui assure l'hémostase.

Léopold a proposé, pour la suture séro-séreuse, la suture en surjet partant de l'angle supérieur de la plaie, pénétrant de chaque côté à un demi-centimètre de la ligne d'incision, fixée par un nœud au commencement et un nœud à la fin (fig. 136).

Le schéma ci-contre donnera l'idée de la suture de Schultze, qu'on peut faire entre deux points de suture profonde (fig. 137).

L'opération de la suture étant terminée, il faut s'assurer de l'hémostase et nettoyer le péritoine.

Si la suture a été pratiquée sur un utérus bien rétracté il ne surviendra généralement plus d'hémorrhagie. Cependant, s'il survenait un peu d'inertie on la combattra par des injections chaudes intra-utérines, par l'injection hypodermique d'ergotine.

La situation est plus délicate quand le tube de

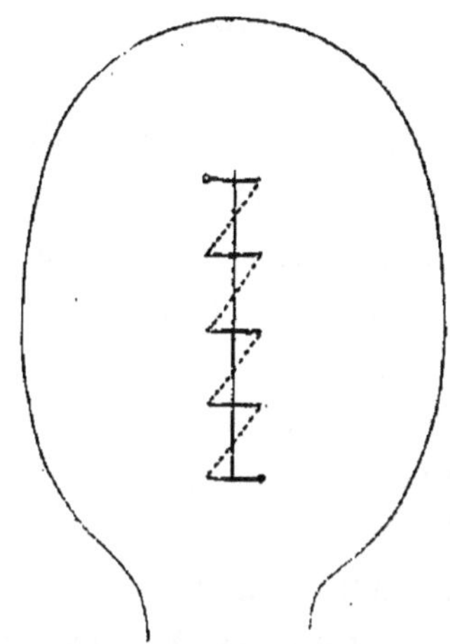

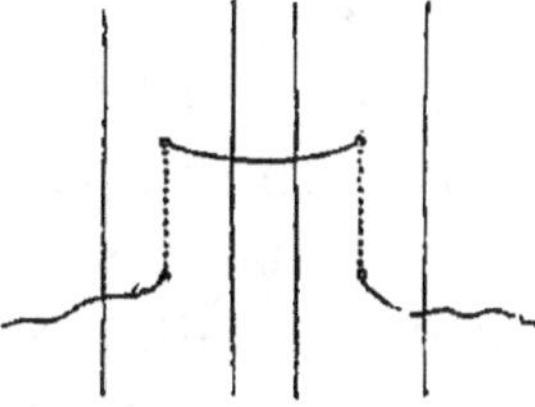

Fig. 136. — Suture en surjet.   Fig. 137. — Suture de Schultze.

caoutchouc a dû être serré sur la partie inférieure de l'utérus. Il est prudent de le desserrer petit à petit pour ne laisser pénétrer le sang que graduellement. Si l'hémorrhagie est persistante on peut se trouver dans l'obligation de le serrer de nouveau et en fin de compte, pour soustraire la mère au danger d'hémorrhagie, on s'est vu dans la nécessité de faire l'amputation utéro-ovarique selon la méthode de Porro.

Pour faire la toilette du péritoine, du cul-de-sac de Douglas, l'éponge montée peut suffire dans les cas simples. Dans les cas où l'on redoute l'infection, il est prudent de faire le lavage péritonéal à l'eau distillée bouillie.

Cela fait, on rentre l'utérus dans l'abdomen, on met les intestins en bon ordre, on étale l'épiploon sur l'utérus après avoir saupoudré d'iodoforme la ligne des sutures, et il ne reste plus qu'à fermer la plaie abdominale.

Suture de la plaie abdominale. — La suture se pratique comme à la suite de toute laparotomie.

Berlin conseille de placer une éponge plate montée en avant des parties profondes de façon à les garantir des piqûres et à absorber le sang qui pourrait s'écouler. Voici le procédé suivi par Lucas-Championnière :

Avec une aiguille de Reverdin on traverse de part en part toute l'épaisseur des deux lèvres de la plaie abdominale, y compris le péritoine, à 3 centimètres environ du bord de la plaie. C'est une suture à points séparés, faite au crin de Florence ; les points de suture sont distants les uns des autres de 2 centimètres environ. Les fils ne sont pas serrés tout de suite ; on en réunit provisoirement les chefs entre les mors d'une pince à forcipressure.

Cela fait, on procède à la suture du péritoine. Comme la précédente, elle se fait à points séparés, avec une aiguille de Reverdin de plus petit calibre, c'est une suture perdue, faite au catgut. Quand les fils de cette suture sont en place, on enlève l'éponge plate qui protégeait les parties profondes ; puis on serre ces fils, en aidant à l'affrontement des bords du péritoine pariétal par des tractions exercées sur les fils de la suture précédente ; on les noue, on les coupe au ras des nœuds et on les abandonne dans la profondeur de la plaie.

Pour la suture superficielle de la peau on emploie encore l'aiguille de Reverdin et le crin de Florence. Seulement on embrasse une épaisseur moindre de tissus et on pénètre plus près des bords de la plaie que pour la suture profonde ; les points de suture doivent être notablement rapprochés les uns des autres.

Pansement immédiat. — La ligne de réunion est saupoudrée d'iodoforme, on fait la toilette de la femme, on place de la gaze iodoformée sur la plaie, puis une couche de coton antiseptique, par-dessus une couche épaisse de coton ordinaire, le tout maintenu par un bandage de corps en flanelle ou par des bandes de tarlatane.

Traitement des suites de couches. — Nourriture légère, calmer les douleurs avec la morphine ; faire évacuer de bonne heure l'intestin, donner de la magnésie contre le météorisme ; cathétérisme vésical pendant les premiers jours.

Pas d'injections vaginales les premiers jours, changer la gaze iodoformée placée dans le vagin. Injection après le cinquième jour à moins d'indication commandant une intervention plus rapide.

Le pansement sera renouvelé vers le septième ou huitième jour. On commence à enlever quelques points de suture. Lever vers le vingt et unième jour.

ARTICLE II. — OPÉRATION DE PORRO.

On pratique l'amputation utéro-ovarique selon la méthode de Porro quand il y a danger à abandonner un utérus infecté dans la cavité abdominale, quand l'utérus suturé est le siège d'une hémorrhagie incoercible, quand des tumeurs fibreuses faisant obstacle à l'accouchement naturel ne permettent pas de pratiquer la suture utérine, quand l'utérus s'étant rompu, le fœtus passé dans la cavité abdominale doit être extrait par la laparotomie.

Parmi les indications de cette opération on cite encore l'ostéomalacie qui, d'après les connaissances actuelles, retirerait de grands avantages de ce mode de traitement chirurgical.

Comme on le voit, c'est presque toujours dans le cours du travail que se pose l'indication de pratiquer l'opération de Porro, c'est souvent même au cours de l'opération césarienne que le chirurgien se décide pour l'amputation de l'utérus parce que la suture, procédé de choix, ne peut être exécutée pratiquement, ou appliquée sans exposer la femme à des dangers sérieux.

Dans des cas exceptionnels, le chirurgien convaincu de l'impossibilité matérielle d'un travail naturel, convaincu de la nécessité d'enlever plus tard l'utérus, a pu se décider à ne pas attendre le travail afin d'opérer dans de meilleures conditions, les dangers.d'inertie et de rétention des lochies n'étant plus à craindre avec l'opération de Porro.

Manuel opératoire. — L'amputation utéro-ovarienne n'est appliquée qu'après l'extraction de l'enfant. L'accouchement césarien est la partie commune à toute opération césarienne. N'y a-t-il pas cependant pour cette première partie quelques détails particuliers ? On avait proposé de suivre toujours la manœuvre de Müller, c'est-à-dire de faire basculer l'utérus gravide par une large incision abdominale avant de le sectionner. Actuellement les chirurgiens paraissent peu favorables à cette manœuvre. Cependant elle peut être nettement utile dans les cas d'infection de l'œuf et des liquides, c'est-à-dire quand il y aurait tout à craindre de la pénétration de liquides septiques dans la cavité péritonéale.

Aussitôt l'enfant sorti, on peut se dispenser de faire la délivrance, pour s'occuper d'obtenir immédiatement l'hémostase en faisant une constriction à la partie inférieure de l'utérus. Pour ce faire on se servait primitivement d'un fil de fer recuit simple ou double qu'on serrait avec le serre-nœud. On donne maintenant la préférence à la constriction exercée à l'aide du tube de caoutchouc non perforé, de 5 millimètres environ de diamètre. On le place immédiatement à l'union du col et du segment inférieur, en lui faisant faire deux fois le tour de ce pédicule, en s'assurant bien que la vessie n'est pas pincée. Il doit passer autant que possible en dessous des ovaires pour que ceux-ci soient enlevés en même temps que l'utérus. Si on n'y arrive pas, on les enlèverait séparément après avoir jeté une ligature de soie sur leur pédicule.

On noue ensuite les deux chefs et on fixe le nœud par un clamp ou par une forte pince. L'utérus étant exsangue, on procède à sa section à l'aide d'un bistouri large ou de ciseaux; cette section est faite à 2 centimètres au-dessus du tube constricteur qui n'a aucune tendance à glisser parce qu'il s'est creusé une gouttière dans le tissu du pédicule.

Cette section faite et l'hémostase étant bien assurée, on fixe définitivement le nœud du tube de caoutchouc en y appliquant une ligature solide au fil de soie. Ce pédicule devra être fixé à l'angle inférieur de la plaie abdominale.

Je n'indiquerai que pour mémoire deux modes de traitement appliqué au pédicule qui n'ont pas obtenu la faveur des chirurgiens en raison de l'absence de sécurité ou qui n'ont pas la sanction de la pratique. C'est, d'une part, l'abandon du pédicule dans l'abdomen et, d'autre part, l'inversion du pédicule.

Reprenant l'étude du traitement extra-péritonéal du pédicule nous dirons qu'après avoir fait la toilette du péritoine le chirurgien commence par placer les broches d'acier, à l'exemple de MM. Tarnier et Lucas-Championnière. Il traverse donc le moignon au-dessus

16.

du lien élastique avec une forte broche en acier passée de droite à gauche, et en place une deuxième en croix sur la première, puis abat leurs extrémités effilées. Ces broches serviront à suspendre le moignon pour l'empêcher de retomber dans la cavité péritonéale.

L'opérateur passe ensuite à la préparation du moignon ; il excise tout ce qu'il peut atteindre de muqueuse cervico-utérine ou la détruit avec le thermocautère, parce qu'elle peut être un foyer de germes pathogènes. Il cherchera ensuite à obtenir la momification du moignon en le touchant au thermocautère ou en le badigeonnant avec la solution de perchlorure de fer ou avec la solution de chlorure de zinc au 1/8.

On procède alors à la suture. En premier lieu, on suture le péritoine du moignon, au-dessous du lien élastique avec le péritoine pariétal par le moyen de plusieurs points au fil de soie, dans le but d'obtenir la soudure rapide de la cavité péritonéale au niveau du moignon et de fermer toute communication avec l'extérieur. Les broches en acier suspendront le moignon en prenant leur point d'appui sur la paroi abdominale.

On achève de fermer la plaie abdominale par la suture telle qu'elle a été déjà décrite.

On insinue un peu de gaze iodoformée entre les broches et la paroi abdominale pour éviter toute pression douloureuse.

Pansement immédiat. — On saupoudre le moignon ainsi que la ligne de suture avec de l'iodoforme. On place de la gaze iodoformée autour du moignon et sur la ligne de suture. Par-dessus on applique du coton au sublimé qu'on recouvre d'une couche épaisse de coton ordinaire et on fixe le tout par un bandage de corps en flanelle.

Traitement des suites de couches. — Pour obtenir la momification ou gangrène sèche du pédicule on cautérise tous les jours ce moignon au chlorure de zinc. On enlève aussitôt que possible les parties gangrenées qui se détachent afin d'éviter l'infection de la plaie.

On enlève les fils de la suture abdominale le huitième jour. Le moignon tombe ordinairement avec le lien de caoutchouc dans la troisième semaine. Il reste un entonnoir assez profond qui se remplit de granulations et se comble plus ou moins vite. Au bout de six semaines la plaie est ordinairement cicatrisée et l'opérée peut quitter le lit.

Comme on le voit, les suites sont moins simples qu'après la suture de Saenger. Indépendament des inconvénients et des dangers résultant de la présence du moignon gangrené, il y a un accident qui survient quelquefois rapidement après l'opération : un affolement du pouls avec température normale ou bien des accidents convulsifs, des élévations rapides de la température sans lésions à l'autopsie, phénomènes signalés par Lucas-Championnière, attribués à la compression des plexus nerveux au niveau du pédicule.

ARTICLE III.—OPÉRATION DE BISCHOFF. — HYSTÉRECTOMIE.

Le nom d'opération de Bischoff doit être réservé à l'extirpation de l'utérus *par la voie abdominale* pratiquée à une époque de la grossesse où *le fœtus est à terme* ou tout au moins *viable*. (Berlin.)

Elle n'a été pratiquée que très rarement (sept fois jusqu'en 1890) avec une mortalité de 71 p. 100. Ses débuts sont loin d'être encourageants.

Elle ne peut trouver son indication que dans les cas

où l'opération de Saenger et celle de Porro ne peuvent être suffisantes. C'est ce qui peut arriver dans certaines formes de cancer utérin, quand l'extension limitée de ce dernier, le bon état général de la malade incitent l'opérateur à essayer une intervention curatrice (Blanc), quand, l'enfant étant viable, la marche du cancer rapide, les hémorrhagies répétées, il peut y avoir avantage à soustraire la mère aux dangers immédiats et ultérieurs de l'affection.

La première partie, celle qui a trait à l'accouchement césarien ne présente rien de spécial.

L'enfant étant extrait, on place l'anse élastique, et alors l'utérus peut être enlevé totalement par la voie abdominale ou en partie par la voie abdominale en partie par la voie vaginale.

Première méthode. — On jette des ligatures sur la trompe, le ligament de l'ovaire, le ligament rond, on sectionne ces parties, on ouvre les culs-de-sac, puis, avec un grand crochet, on place une dernière ligature sur la base des ligaments larges ou bien on remplace celle-ci par l'une des pinces usitées dans l'hystérectomie. On doit avoir surtout en vue de ne pas pincer les uretères qui subissent pendant la grossesse des modifications dans leurs rapports verticaux, et de ne pas déchirer la vessie.

Deuxième méthode (Zweifel). — La femme est placée tout d'abord dans la position obstétricale. Premier temps : On incise les insertions vaginales du col au thermocautère et on ouvre le cul-de-sac postérieur. Dans le second temps on place la femme dans la position de la laparotomie, on ouvre l'utérus, on extrait le contenu et on fait l'amputation utéro-ovarienne, on finit en ouvrant le cul-de-sac vésico-utérin. Les fils qui ont servi à la ligature du moignon sont abaissés dans le vagin, à travers ce cul-de-sac. On ferme l'abdomen. Troisième temps : La femme est placée de nouveau dans la position obstétricale ; on attire le pédicule par l'intermédiaire des fils, on le détache complètement de ses ligaments. (D'après Blanc.)

L'opération achevée, on tasse un peu de gaze iodoformée au fond du vagin, en plaçant un ou deux points de suture au catgut, si l'ouverture restante paraît trop considérable. Zweifel ayant remarqué que la gaze contractait parfois des adhérences avec les anses intestinales estime qu'il vaut mieux suturer les côtés de la plaie et mettre au milieu un tube en T saupoudré d'iodoforme.

DEUXIÈME PARTIE

EXTRACTION DE L'ENFANT APRÈS RÉDUCTION
DU VOLUME

Nous avons étudié jusqu'ici les opérations qui permettent d'extraire l'enfant vivant. Dans les cas où un obstacle s'oppose à leur exécution, quand surtout l'enfant est mort ou bien quand le médecin, pour des raisons graves, se décide à sacrifier le fœtus dans l'intérêt de la mère, on peut encore obtenir la délivrance de la mère par les voies naturelles grâce à la réduction de volume de l'enfant, et cela dans deux circonstances :

1° Lorsque celui-ci est arrêté dans sa descente par un rétrécissement ou une obstruction du bassin;

2° Lorsque, avec un bassin normal, un fœtus en présentation de l'épaule négligée ne peut plus être extrait pour la version.

Quand un fœtus en présentation de l'épaule négligée est trop engagé dans la filière ou trop immobilisé par l'utérus tétanisé pour pouvoir être retourné, il ne peut passer qu'exceptionnellement, s'il est à terme ou près du terme et qu'au prix de grands dangers pour la mère. Dans cette disproportion relative entre les dimensions de l'excavation (même supposée normale) et celles de l'enfant ainsi plié en deux, il devient encore nécessaire d'agir sur l'enfant pour diminuer son volume et le faire évoluer ou passer par segments isolés.

Ainsi réduire le volume de l'enfant constitue une méthode de délivrance qui trouve son emploi dans divers cas d'accouchements difficiles, lesquels se résument en ce fait : disproportion entre les dimensions du canal pelvien et celles du fœtus dans les diverses attitudes qui constituent les présentations.

C'est de cette réduction de volume de l'enfant et de son extraction à travers les voies naturelles que nous nous occuperons dans cette « deuxième partie ». Dans le sens le plus général, on donne à toute opération qui a pour effet d'amoindrir tout ou partie du fœtus le nom d'*embryotomie*.

Appliquée aux diverses présentations de l'enfant cette opération d'embryotomie prend un nom variable qui répond le plus souvent au genre d'instrument mis en usage ou à la région anatomique sur laquelle porte l'instrument vulnérant ; c'est ainsi qu'on pratiquera : la craniotomie, la perforation, la céphalotripsie, la basiotripsie, la cranioclasie, la décollation, etc.

Pour exposer avec méthode ce que nous avons à dire, nous prendrons encore la division clinique basée sur le genre de présentation : nous aurons par conséquent quatre grandes divisions : présentations du sommet ; présentations de la face ; présentations du siège et de la tête dernière ; présentation de l'épaule.

CHAPITRE PREMIER

PRÉSENTATION DU SOMMET (TÊTE AU DÉTROIT SUPÉRIEUR.)

RÉDUCTION DE LA TÊTE.

Données anatomiques et physiologiques sur le bassin de la mère et la tête du fœtus.

La tête peut être arrêtée dans sa descente par des obstacles de deux sortes :

a) Par des tumeurs ou des anomalies des parties molles qui tapissent la filière pelvienne;

b) Par des vices de conformation du bassin osseux.

Dans le premier groupe, l'obstacle peut être levé dans certains cas par une opération chirurgicale, par le refoulement ou l'abaissement d'une tumeur, et la filière redevient libre pour le passage de l'enfant. Dans d'autres cas (par exemple : tumeur enclavée) l'aire pelvienne reste amoindrie, et ne laisse pour le passage de l'enfant qu'un espace insuffisant; la tête est arrêtée au-dessus de l'obstacle, le plus souvent au détroit supérieur.

Dans le deuxième groupe nous trouvons tous les vices de conformation qui rétrécissent le canal osseux. C'est de ce côté qu'on rencontre la cause la plus fréquente de l'arrêt de la tête fœtale.

Nous ne pouvons passer ici en revue tous les vices de conformation du pelvis, ce serait sortir de notre programme, mais nous devons montrer leur influence sur l'arrêt de progression de l'enfant et sur l'exécution des opérations que nous avons à pratiquer.

I. — BASSIN.

Les diverses variétés de conformation du bassin rétréci peuvent se ranger en six catégories :

1° Rétrécissement général de la filière pelvienne;

2° Aplatissement antéro-postérieur du détroit supérieur;

3° Rétrécissement transversal du bassin ;

4° Rétrécissement asymétrique ;

5° Bassin en entonnoir ;

6° Bassins obstrués.

Au point de vue de la fréquence, c'est le rétrécissement antéro-postérieur du détroit supérieur qui se rencontre le plus souvent.

Quoi qu'il en soit, ou bien le détroit supérieur rétréci arrêtera la tête, ou bien la partie supérieure du bassin étant suffisamment spacieuse laissera la tête pénétrer dans l'excavatiou, mais la tête se trouvera arrêtée par le détroit inférieur, comme dans le bassin en entonnoir.

Par conséquent, dans notre étude, nous aurons à envisager :

1° La tête arrêtée au détroit supérieur;

2° La tête arrêtée au détroit inférieur.

Comme déduction tirée encore de l'étude anatomique du bassin vicié, nous devons montrer que l'exécution de l'opération sera tantôt relativement facile, tantôt très difficile.

Supposons un vice de conformation se traduisant par un aplatissement modéré du détroit supérieur, et permettant un certain degré d'engagement ou de fixation de la tête, et laissant d'autre part à l'excava tion des dimensions normales; dans ces conditions le maniement des instruments ne présentera que de légères difficultés.

Prenons maintenant un bassin dont le détroit supérieur est déformé et arrête la tête, comme le bassin ostéomalacique, l'oblique-ovalaire, et qui présente en même temps une diminution notable de tous les diamètres du canal pelvien ; il est évident que toute opération conduite à travers cette filière déformée deviendra particulièrement laborieuse.

On doit tenir également compte du degré du rétrécissement, et à ce point de vue on rencontrera dans la pratique bien des différences. Le rétrécissement que doivent franchir les diamètres transverses de la tête commencera à 9^{cm},5, chiffre qui représente le plus grand diamètre transverse de la tête, le bipariétal; ce rétrécissement pourra aller jusqu'à des limites extrêmes, deux ou trois centimètres, par exemple. Or, entre 9^{cm},5 et 2 centimètres, nous pourrons trouver tous les intermédiaires, ce qui nous permet déjà d'avancer qu'il en résultera, au point de vue de l'accouchement et des opérations à exécuter, de très grandes différences. Il y aura des rétrécissements modérés, il y aura des rétrécissements extrêmes. Avec les premiers la tête présentera un certain degré de fixation sur le détroit supérieur qui facilitera l'application des instruments; avec les seconds la tête ne prendra plus qu'un contact partiel par rapport à l'aire du détroit supérieur; le reste de la tête débordera par-dessus le corps du pubis.

Il nous est impossible de décrire tous les appareils qui sont employés pour arriver au but, la réduction du volume de l'enfant; cela nous entraînerait à passer en revue tous les instruments de l'arsenal obstétrical; ce programme est trop vaste et nous entraînerait au delà des limites des interventions de la pratique courante.

Notre but est d'étudier les méthodes qui ont la faveur des accoucheurs de nos jours et d'apprendre le maniement des instruments employés le plus généralement.

En France on emploie plus spécialement le céphalotribe et son dérivé, le basiotribe; à l'étranger le cranioclaste est d'un usage courant.

Dans les cas simples la perforation du crâne peut suffire pour permettre à la tête d'être expulsée ou extraite par le forceps ou d'autres moyens simples. On a remarqué, d'autre part, qu'il était avantageux de faire précéder les autres opérations de la perforation du crâne. C'est le motif qui nous porte à étudier cette opération en premier lieu.

On se sert, depuis son invention par Baudelocque neveu, du céphalotribe, instrument puissant qu'on rencontre encore entre les mains de beaucoup d'accoucheurs. Le broiement de la tête à l'aide de cet instrument sera l'opération que nous étudierons en deuxième lieu.

Cet instrument, par les modifications heureuses que lui a données M. Tarnier, est devenu le basiotribe, qui tend de jour en jour à remplacer le céphalotribe. C'est pourquoi nous étudierons en troisième lieu la basiotripsie.

Enfin, nous ne pouvons négliger le cranioclates, qui est devenu l'instrument de prédilection d'accoucheurs étrangers et qui a été étudié en France par Narich et Auvard. C'est pourquoi la cranioclasie constituera la méthode opératoire qui nous occupera en quatrième lieu.

Quand il s'agit de faire passer dans un bassin rétréci ou obstrué un fœtus en présentation du sommet, il faut se rappeler que l'enfant forme deux segments qui doivent passer l'un après l'autre : la tête d'abord et le tronc en second lieu. Nous devrons étudier la réduction et les procédés d'extraction de ces deux segments.

Notre étude se divisera donc de la façon suivante :

I. — Tête au détroit supérieur : 1° réduction de la tête et extraction, divers procédés ; 2° réduction et extraction du tronc ;

II. — Tête au détroit inférieur.

II. — Tête du fœtus.

Avant d'entreprendre l'étude des méthodes de réduction du volume de la tête, nous devons donner quelques considérations anatomiques sur sa structure.

La tête se compose de deux parties : la voûte, la base à laquelle s'ajoute le massif des os de la face.

La *voûte* est formée de plusieurs os en forme de lamelles réunies entre elles par des parties membraneuses appelées sutures et fontanelles. Ces os de la voûte s'appuient sur la substance cérébrale qui leur sert de support. Ils se continuent à la partie inférieure avec les os de la base. Enlevez le point d'appui fourni par le cerveau, dilacérez les membranes unissantes, ces os deviendront mobiles à la façon de volets et pourront se rapprocher de la base. Ces os, d'autre part, minces et écailleux se laissent facilement plier ou briser en fragments séparés. Donc on peut en conclure que la résistance opposée par la voûte est très faible ; et puisque, en outre, les os se continuent avec ceux de la base, ils suivront ceux-ci dans leur effondrement quand un instrument puissant les démolira.

La *base* est la partie vraiment résistante de la tête ; elle est très peu réductible. « Elle est constituée dans sa structure et par la portion réfléchie de pièces osseuses qui lui sont communes avec la voûte et par des os qui lui appartiennent en propre. Cette partie du squelette céphalique se présente sous forme d'un plan osseux, irrégulier d'aspect, d'épaisseur et de résistance en ses différents points. Par rapport au grand axe de l'ovoïde, elle est inclinée d'avant en arrière, de haut en bas et s'étend des deux arcades sourcilières à la région sous-occipitale. On peut donc, abstraction faite de l'épaisseur de la région glabellaire, dire que « le diamètre antéro-postérieur de la base n'est autre que le diamètre sous-occipito-frontal dans sa direction et dans sa longueur. La partie la plus élargie de la base répond à la ligne qui rejoint les bases des deux rochers.

que nous désignerons sous le nom de diamètre bimastoïdien ». « La caractéristique de la base du crâne, chez le fœtus, c'est d'être formée par la juxtaposition de nombreuses pièces osseuses isolées ou incomplètement soudées. » (Bonnaire.) C'est le sphénoïde qui est le centre de la résistance des os de la base; pour démolir la base il faut que le sphénoïde soit brisé. La base étant réduite, les os de la voûte perdent également leur soutien inférieur. On en a donc conclu que le sphénoïde était la clef de voûte de l'édifice.

Au-dessous de la base, à la partie antérieure se trouve appendu le massif de la face, dont le maxillaire supérieur et les os malaires forment les parties les plus solides. Les pressions exercées en un point quelconque de la face se propageront encore au corps du sphénoïde par l'intermédiaire des grandes ailes du sphénoïde.

Auvard conçoit d'une autre façon la construction de la base. Ajoutant aux os de la base le massif de la face il admet que la base représente la figure d'un cône aplati de haut en bas, ayant pour base la partie antérieure de la face et pour sommet la protubérance occipitale externe. Voici comment il décrit les diamètres de cette partie du crâne :

Les diamètres transverses sont :

1° Le diamètre bimalaire (allant de la partie externe d'une tubérosité malaire à celle du côté opposé), il mesure 70 millimètres en moyenne;

2° Le diamètre bimastoïdien, mesure 70 millimètres en moyenne (Auvard), 75 millimètres d'après Tarnier et Chantreuil, Budin et Ribemont;

3° Le diamètre biastérisque, 75 millimètres en moyenne (Auvard), qui va de l'angle du temporal qui vient s'articuler avec le pariétal et l'occipital, à l'angle du côté opposé.

Nous avons encore deux diamètres à connaître : 1° la hauteur de la face, ou diamètre mento-nasal, 45 millimètres en chiffres ronds; et 2° la hauteur du cône basio-facial, c'est-à-dire diamètre antéro-postérieur de la base du crâne qui se mesure de la protubérance occipitale externe à la racine du nez, soit 115 millimètres.

Telles sont les dimensions de la partie solide de la tête qu'on appelle la base du crâne renforcée dans sa partie antérieure par le massif de la face.

On peut résumer ainsi la question de la résistance anatomique de la tête :

a) La tête étant intacte, il peut arriver que le chevauchement des os de la voûte, la flexibilité de la région fronto-pariétale suffisent à diminuer les diamètres transverses de la voûte au point de leur permettre de franchir un détroit dont les dimensions rétrécies sont sensiblement plus faibles que celles de ces diamètres transverses ; la tête se moule, s'accommode, comme l'a dit déjà Astruc.

b) Quand les dimensions de la voûte du crâne font seules obstacle à l'engagement de la tête, l'élimination de la substance cérébrale, qui sert de point d'appui à cette voûte, peut suffire pour permettre le rapprochement des os, partant le raccourcissement des diamètres transverses et même des diamètres antéro-postérieurs de la voûte et conséquemment le passage de la tête.

c) Mais la base ne pourra franchir la filière rétrécie, qu'à condition d'avoir ses dimensions, transverses particulièrement, inférieures à celles du rétrécissement; sinon il devient nécessaire de briser cette base pour amoindrir ces diamètres irréductibles (ou bien, en se plaçant à un autre point de vue, en élargissant les voies pelviennes par la symphyséotomie). Dans les conditions ordinaires de développement normal du crâne, on ne peut guère espérer voir la base franchir un détroit dont les dimensions rétrécies descendent au-dessous de 75 ou 70 millimètres.

Après cette exposition succincte de notions anatomiques et physiologiques concernant la tête, nous pouvons aborder l'étude de la réduction de la tête.

Il faut avant toute tentative de broiement produire une ouverture du crâne pour donner issue à la matière cérébrale, et cela pour deux motifs :

1° Parce que l'affaissement des os mobiles de la voûte résultant de l'évacuation du contenu crânien peut suffire à réduire les diamètres de la voûte au point de permettre l'extraction dans les cas d'angustie légère du pelvis ;

2° Parce qu'il est impossible de réduire notablement les diamètres d'une poche dont on n'élimine pas le contenu. Les instruments de broiement briseront bien les os de la tête mais le contenu maintiendra la forme de la boîte crânienne à moins qu'il se fasse un échappement du contenu par des fissures ou des trous naturels (orbites, nez, trous rhachidiens). La pulpe cérébrale étant éliminée, les os pourront se rapprocher, se tasser sous l'action des pressions exercées par les instruments de broiement.

ARTICLE Ier. — PERFORATION DU CRANE OU CRANIOTOMIE.

Pour nous conformer au plan de ce travail nous ne devons étudier ici que la perforation dans les présentations du sommet.

Or, la voûte se présentant (sommet plus ou moins fléchi), quels sont les points qui se prêtent le mieux à l'exécution, et donnent les meilleurs résultats?

Deux choses se remarquent d'une façon bien distincte sur la voûte : 1° des régions membraneuses composant les sutures et les fontanelles et n'offrant aucune résistance au point de vue de la perforation; 2° des lames osseuses représentant les os plats de la voûte, mais plus résistants.

A priori, il vaudrait mieux s'attaquer aux régions membraneuses en raison de la facilité d'exécution de l'opération. Mais la perforation pratiquée sur les sutures présente un inconvénient : La perforation sera nécessairement longitudinale, dans le sens de la suture, par conséquent très peu large, peu ouverte pour donner issue à la matière cérébrale.

D'autre part, quand les os chevaucheront pendant le broiement, la perforation se trouvera réduite à l'état d'une simple ligne qui ne laissera plus passer la pulpe cérébrale, donc résultat final insuffisant.

L'espace membraneux de forme losangique, appelé grande fontanelle se prêtera mieux à cette opération, parce que les os restent naturellement écartés à ce niveau et leur rapprochement laissera quand même un orifice béant.

Si nous passons maintenant aux os plats de la voûte nous trouvons qu'ils ont peu d'épaisseur et qu'ils se laissent facilement perforer.

Toute perforation peut être ramenée à deux types : 1° la fente dans un ou plusieurs sens, en forme de ligne ou d'étoile. La fente présente l'inconvénient de fournir un orifice trop étroit. L'étoile pourra donner plus d'espace et donner lieu, pendant le broiement du crâne, à la production de nombreux traits de fractures.

Mais aussi ces pointes osseuses, ces esquilles faisant saillie à travers le cuir chevelu, exposeront les organes maternels à de nombreuses blessures.

2° Le trou simple, formé comme à l'emporte-pièce, présentera l'avantage considérable de rester béant pendant toute l'opération, d'assurer le libre écoulement de la substance cérébrale et de ne présenter aucune esquille pouvant blesser la mère.

De cette discussion nous pourrons tirer logiquement ces conclusions :

Si l'on perfore sur les régions membraneuses, il faut ouvrir largement la fontanelle bregmatique ;

Si l'on perfore un os de la voûte, il est préférable de créer un orifice en forme de trou.

Choix de l'instrument. — Tout corps aigu et tranchant pourrait perforer le crâne ; mais certains instruments donneront des résultats plus satisfaisants que d'autres.

On classe généralement les perforateurs de la façon suivante :

1° Couteaux ;

2° Ciseaux ;

3° Terebellum ;

4° L'olive ;

5° Perforateur alésoir ;

6° Trépan.

Il n'entre pas dans notre plan de décrire ces instruments qu'on trouve figurés dans les traités classiques. Si nous voulons les passer en revue au point de vue de l'usage qu'on en peut faire pour répondre aux desiderata, nous dirons :

1° Les *couteaux* ont pu être utilisés dans les cas où le médecin se trouvait sans instrumentation spéciale. Un couteau de cuisine peut être employé, si on a soin d'en couvrir les trois quarts inférieurs avec du diachylon. Le quart supérieur avec sa pointe pourra être conduit sur la main jusque sur une suture et même sur un os plat et déterminer une ouverture en forme de fente.

2° Les *ciseaux* ont eu beaucoup de partisans.

Si quelques perforateur s- ciseaux ont leurs lames tranchantes en dedans, beaucoup d'autres sont construits de façon à avoir leurs lames tranchantes au dehors et des constructeurs les ont munis de gaine protectrice pour rendre leur introduction moins dangereuses (fig. 138, 139).

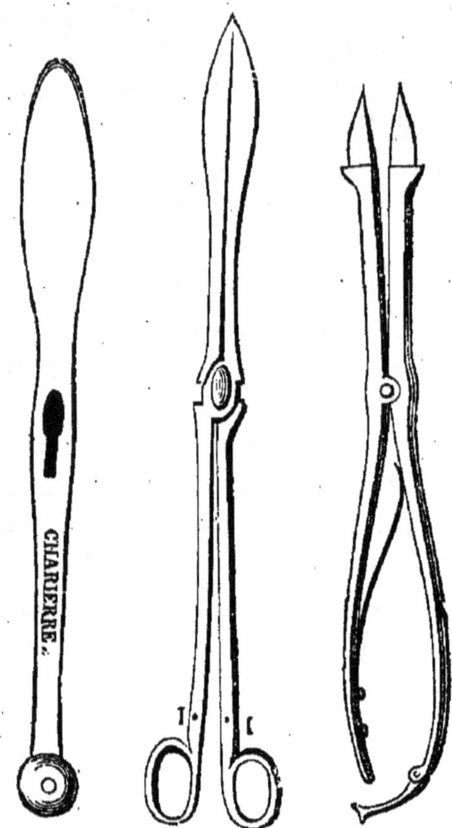

Fig. 138. — Ciseaux de Smellie.

Fig. 139. Ciseaux de Naegele.

Ces instruments produisent une fente dans le sens de leurs lames ; la longueur de cette fente sera proportionnée à l'écartement des deux lames. Si on dirige les lames dans plusieurs sens on déterminera une ouverture étoilée. Ces instruments pénètrent facilement à travers les tissus du crâne, mais au point de vue du résultat pratique nous savons déjà que les fentes et les étoiles présentent des inconvénients que nous avons déjà signalés.

Une mention spéciale doit être faite pour les ciseaux de Blot qui forment un excellent perforateur (fig. 140). Cet instrument est composé de deux lames se recouvrant mutuellement, de telle façon que l'instrument étant fermé, le bord mousse de l'une déborde d'un millimètre le bord tranchant de l'autre. Sur l'extrémité supérieure de chaque face libre se trouve une arête qui donne à la pointe de l'instrument une forme quadrangulaire. Quand on ouvre l'instrument, chaque lame devient tranchante au dehors. On fait pénétrer la pointe à l'endroit déterminé et lui imprimant quelques mouvements de rotation pour faire engager la pointe quadrangulaire, puis à partir de ce moment on peut agir de deux façons :

Ou bien, on ouvre les lames à la manière des lames de ciseaux et on

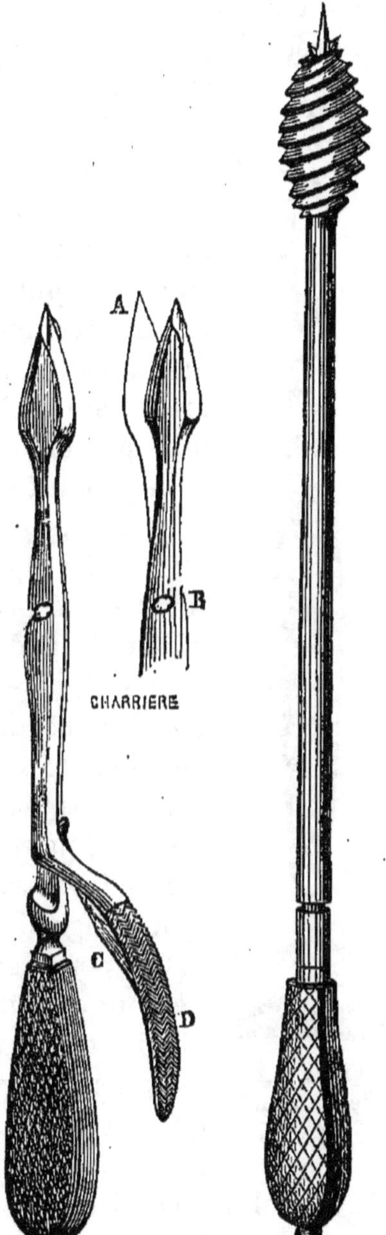

Fig. 140. — Ciseaux de Blot.   Fig. 141. Terebellum.

fait ainsi une fente; si on l'ouvre dans divers sens on crée plusieurs traits de fracture en forme d'étoile.

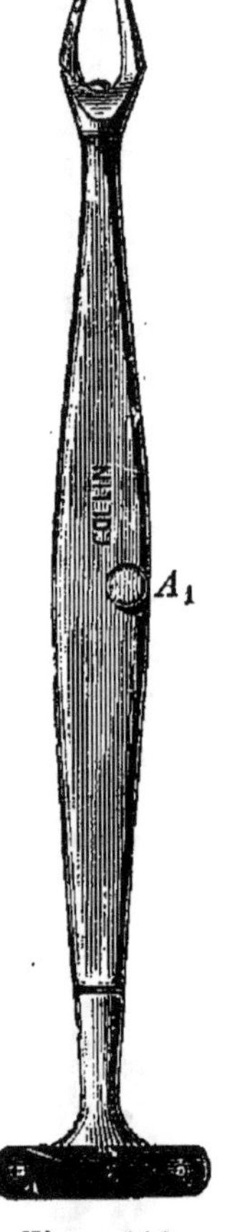

Fig . 142.
Perforateur
alésoir.

On obtient ainsi une ouverture à bords irréguliers et esquilleux;

Ou bien, aussitôt que la pointe a pénétré dans l'os, on ouvre légèrement l'instrument pour mettre à nu les lames tranchantes, puis on imprime à l'instrument un mouvement de rotation combiné à quelques oscillations de va-et-vient, on arrive ainsi à faire une perforation circulaire présentant beaucoup d'analogie avec celle produite avec le trépan. (Auvard.)

3° Le *terebellum* (fig. 141) pénétrera bien dans l'os mais en faisant éclater cet os et en produisant des traits de fracture qui rendront l'ouverture irrégulière et esquilleuse.

4° L'*olive* donne une ouverture petite, inégale.

5° Le *perforateur alésoir* (fig. 142) est représenté par la branche médiane du basiotribe Tarnier. Il a la forme d'un cône à 4 ou 2 tiges, terminé par un tirefond. On le fait pénétrer dans le crâne par un mouvement de rotation sur son axe. Il produit ainsi un trou large, béant. L'opération est plus longue et plus pénible que celle qui est faite avec l'instrument de Blot Quoi qu'il en soit, au point de vue du résultat, celui-ci est bien préférable au résultat fourni par les ciseaux.

6° Le *trépan* se trouve représenté par l'instrument de Kiwisch (fig. 143) modifié par Leisnig (fig. 144) il a pour effet d'enlever une rondelle du cuir chevelu et une rondelle osseuse. Un reproche sérieux à lui faire c'est qu'il ne mord pas bien dans les tissus.

Un trépan auquel on ne peut pas adresser le même reproche est celui de F. Guyon (fig. 145 et 146). Son tirefond se fixe séparément et avec la plus grande facilité au point fixé. Quand le trépan est ensuite appliqué il ne peut se déplacer et la main fait tourner directement l'axe sur lequel est implantée la couronne.

L'orifice produit par le trépan est absolument régulier, le cuir chevelu et l'os sont coupés au même niveau.

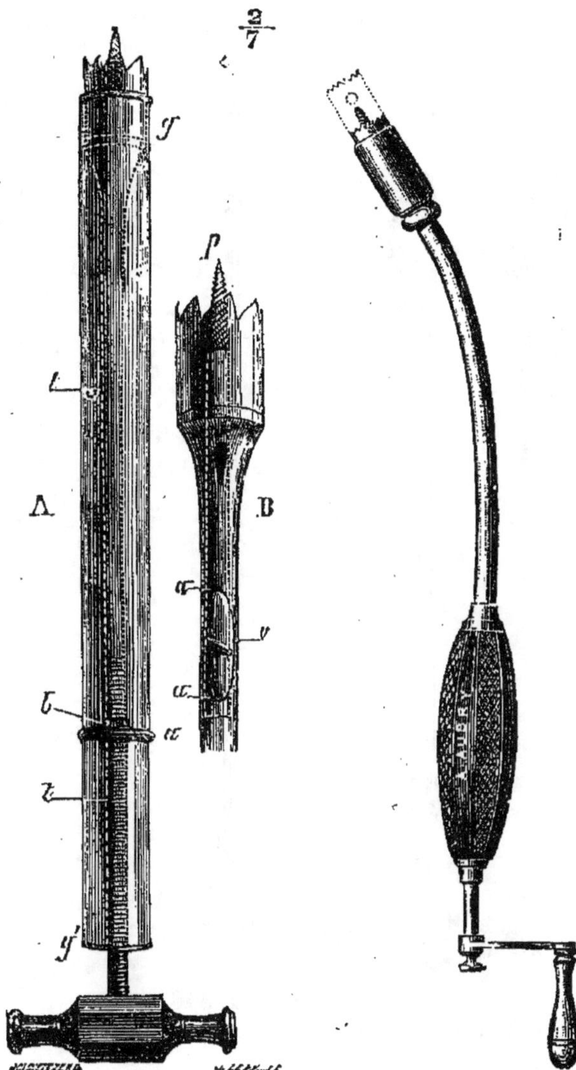

Fig. 143. — Trépan de Kiwisch.

Fig. 144. — Trépan de Leisnig.

D'après ce qui a été dit, on fera facilement le choix d'un instrument.

Pour pratiquer l'opération il y a lieu de prendre des mesures de précaution pour ne pas blesser les organes maternels. Pour cela on introduit au moins quatre doigts de la main gauche dans le canal génital jusque sur la tête, de façon à circonscrire le point du crâne sur lequel doit porter l'instrument (fig. 147). Celui-ci est conduit dans l'intérieur de la main jusqu'au crâne et ne doit manœuvrer que sous la surveillance des doigts protecteurs.

En même temps un aide presse par l'extérieur sur la tête de façon à l'empêcher de fuir sous la pression du perforateur.

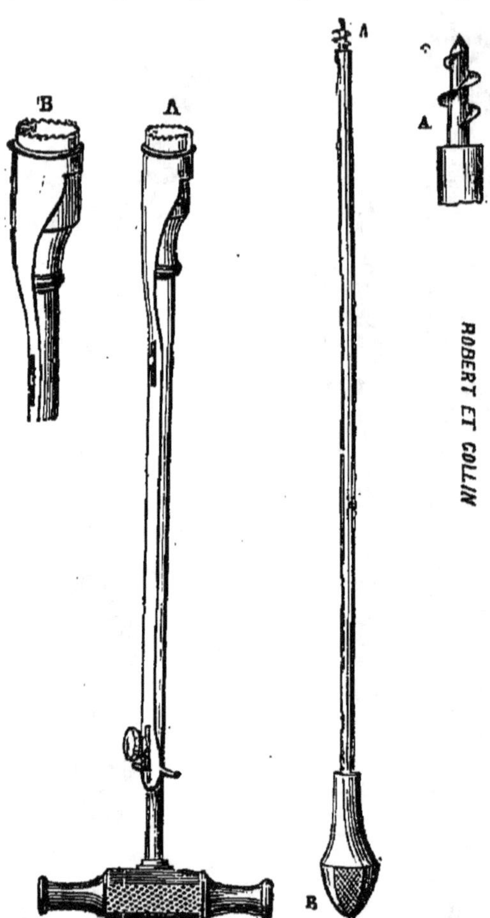

Fig. 145. — Trépine de Félix Guyon.

Fig. 146. — Tire fond de Guyon.

Évacuation de la substance cérébrale. — Quand l'instrument a pénétré dans le crâne, on le promène en plusieurs sens de façon à diviser le cerveau. Si l'ouverture est large l'encéphale s'échappe sous l'influence des pressions exercées sur la tête. Comme il

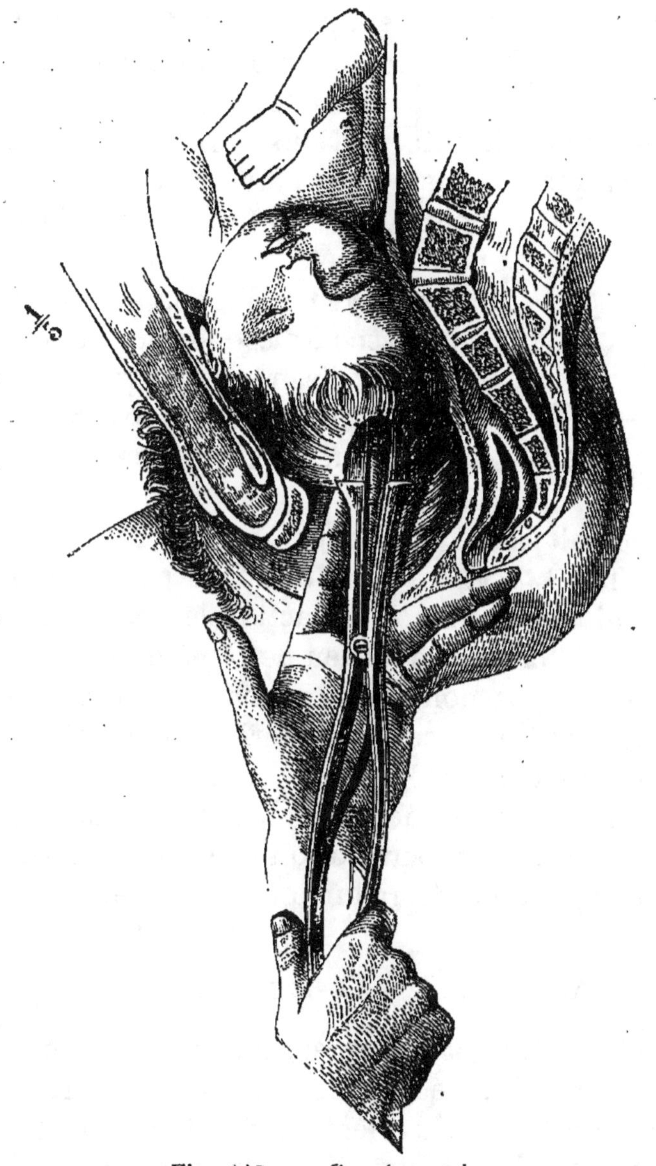

Fig. 147. — Craniotomie.

peut arriver que l'orifice soit obstrué par une branche
d'un instrument ou par toute autre cause, il peut être

préférable d'extraire d'avance une partie du continu crânien. Pour cela on peut se servir d'une curette, d'une cuiller, ou bien faire une injection d'eau poussée avec force dans la boîte du crâne.

Extraction de la tête. — Nous avons dit que, dans les cas de léger rétrécissement pelvien, la perforation pouvait être suffisante pour laisser passer la tête.

Le moyen auquel on a naturellement recours est le forceps appliqué selon les règles ordinaires.

La version pourrait trouver son application dans quelques cas particuliers.

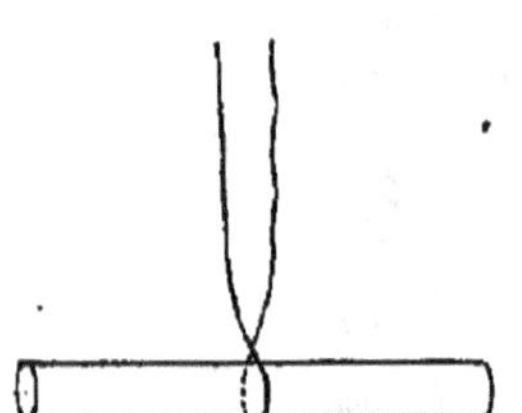

Fig. 148. — Bâtonnet de Danavia.

On pourrait aussi employer le petit bâtonnet de Danavia (fig. 148) glissé par l'orifice de perforation et placé ensuite de champ. L'extraction se ferait en tirant sur le cordon fixé sur le milieu de ce bâtonnet.

Une pince à os dont une branche serait glissée à l'intérieur, l'autre placée à l'extérieur pourrait aussi permettre l'extraction.

Dans les cas compliqués, il faut procéder au broiement de la tête : la perforation devient le premier temps de l'opération de réduction du crâne.

ARTICLE II. — CÉPHALOTRIPSIE.

Le céphalotribe est un forceps puissant capable de broyer la tête, d'en réduire le volume, au point de la faire passer à travers la filière pelvienne rétrécie.

Comme dans le forceps, il y a trois parties à distinguer dans cet instrument : les manches, l'articulation, les cuillers.

Nous n'aurons pas à décrire les manches et l'articulation qui ne présentent rien de particulier; on n'y trouve que des modifications de détail qui ne changent en rien le principe de l'instrument.

Nous aurons surtout à envisager l'action des cuillers, qui par leur rapprochement et leur puissance doivent saisir et broyer le crâne.

§ 1ᵉʳ. Théorie de l'action du céphalotribe.

Céphalotribe non croisé. — Supposons un forceps à branches parallèles qu'on veut transformer en instrument broyeur. Pour pouvoir rapprocher avec force les cuillers l'une de l'autre, il faut d'abord un point d'appui. Celui-ci se trouvera au point de jonction des manches qui s'articulent ensemble à leur extrémité inférieure. La résistance à vaincre se trouve au niveau des cuillers appliquées sur la tête.

La force devra donc s'appliquer sur un point intermédiaire accessible, c'est-à-dire restant au dehors des organes, par conséquent plus rapproché des manches que des cuillers.

Le mécanisme sera représenté par une tige fixée à l'une des branches et traversant l'autre branche. Le rapprochement s'obtient par le mouvement d'une vis appliquée au dehors.

Nous avons dans cet instrument une application du levier du troisième genre, c'est-à-dire le moins favorable au point de vue du résultat; l'expérience a démontré, en effet, que la réduction laissait beaucoup à désirer, l'effort produit par les cuillers étant insuffisant pour broyer complètement la tête.

Le seul avantage réside dans la plus grande facilité rencontrée dans l'application des cuillers, puisqu'on peut commencer indifféremment par l'une ou par l'autre ; mais cet avantage n'est obtenu qu'au détriment de la puissance.

Ce type de céphalotribe se trouve représenté par l'instrument de Lazarewitch qui a une courbure pelvienne.

Céphalotribe croisé. — C'est l'instrument généralement employé, celui qui donne le plus de puissance comme moyen de compression de la tête.

Le point d'appui se trouve au niveau de l'articulation de jonction, où chaque branche prend un point d'appui sur l'autre branche. La force est appliquée à l'extrémité inférieure des manches. Ceux-ci étant rapprochés de force par l'intermédiaire d'un mécanisme spécial, l'effet se trouve transmis aux cuillers qui se rapprochent proportionnellement à l'action de l'effort qui rapproche les manches.

Nous avons là une application du levier du premier genre, le plus puissant de tous.

Le rapprochement des manches se trouve réalisé le plus souvent par une tige qui unit les extrémités des manches, tige munie d'un pas de vis sur lequel on fait avancer une vis à volant qui imprime avec force un mouvement de rapprochement aux deux manches. Je ne décrirai pas les différents systèmes employés par les constructeurs, il me suffit d'en avoir fait comprendre le principe.

Le céphalotribe est donc une pince puissante dont les branches sont croisées. En serrant mécaniquement les manches on produit un rapprochement proportionnel des cuillers entre lesquelles la tête se trouve comprimée.

Du moment que tout l'effort produit se concentre au niveau des cuillers, c'est cette partie de l'instrument qui devient la partie essentielle, car c'est elle qui broie, qui réduit le volume de la tête.

C'est donc l'étude des propriétés et des qualités des cuillers qui doit nous arrêter tout particulièrement.

Il faut se rappeler : 1° que l'instrument doit saisir la tête et surtout la base ; 2° qu'il doit passer dans les bassins rétrécis ; 3° qu'il doit maintenir la tête dans ses cuillers ; 4° et pour tout cela, qu'il doit s'adapter à la forme de la filière pelvienne. — Donc quatre choses à étudier :

1° *Longueur des cuillers*. — Il faut aux cuillers une longueur suffisante pour pouvoir atteindre la base et la broyer ; quand, d'autre part on tient la tête de la face à l'occiput, comme cela se présente souvent lorsque la suture

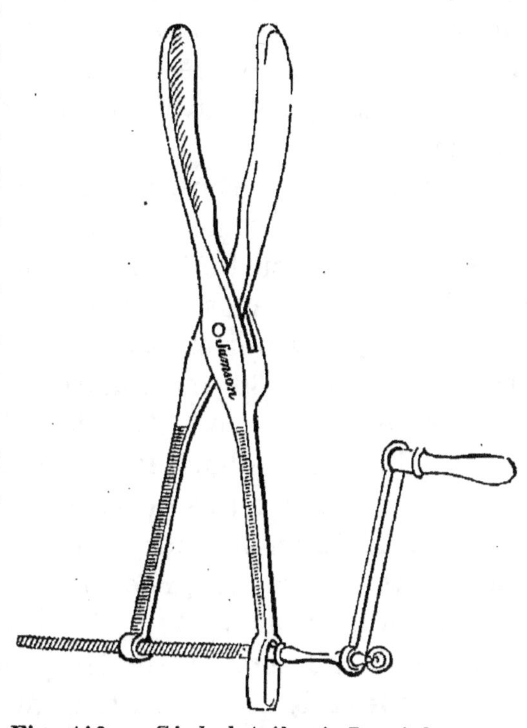

Fig. 149. — Céphalotribe de Baudelocque.

sagittale s'inscrit dans le diamètre transverse, il faut que la cuiller descende assez sur la face pour broyer le massif osseux.

2° *Largeur des cuillers*. — Voulant rendre le céphalotribe théoriquement utile pour tous les bassins rétrécis, les accoucheurs ont donné aux cuillers des dimensions très faibles dans le sens de la largeur, mais pratiquement l'instrument a perdu du côté de ses qualités de préhension. C'est ce que nous allons démontrer dans les considérations suivantes :

Les premiers instruments avaient des cuillers de dimensions semblables à celles du forceps. Baudelocque diminua beaucoup la largeur des cuillers pour pouvoir les introduire dans les bassins très rétrécis, et pour leur conserver de la solidité il les laissa pleines (fig. 149). Cette forme de cuillers pleines, étroites et solides fut adoptée par un grand nombre de constructeurs.

Nous avons à en discuter les avantages et les inconvénients. Les avantages des cuillers pleines et peu larges consistent surtout dans la possibilité d'introduire l'instrument dans les bassins de rétrécissement considérable et de porter la céphalotripsie jusqu'à ses dernières limites (36 millimètres, Pajot). Un autre avantage consiste encore dans la solidité de la partie qui doit broyer et dans la force de pénétration à travers les parties dures du crâne.

Les inconvénients sont : 1º le poids même de ces instruments rendus massifs et partant plus dangereux pour les organes maternels ; 2º la tendance presque constante au glissement sur les plans inclinés de la tête toutes les fois que les cuillers ne s'appliquent pas tangentiellement au diamètre à saisir, ce qui est difficile à obtenir sur un corps arrondi et mobile comme la tête et dans les situations variables qu'elle peut occuper. Saisir la tête et ne pas l'échapper hors des cuillers, tel est le problème le plus difficile à résoudre avec les céphalotribes pleins et étroits ; les cuillers glissent soit en avant soit en arrière et en saisissant souvent qu'une faible portion de la tête.

Ce dernier inconvénient ne pouvait échapper à personne, aussi s'efforça-t-on de soustraire les cuillers étroites à ce glissement presque inévitable.

Pour cela on créa des aspérités sur la face interne

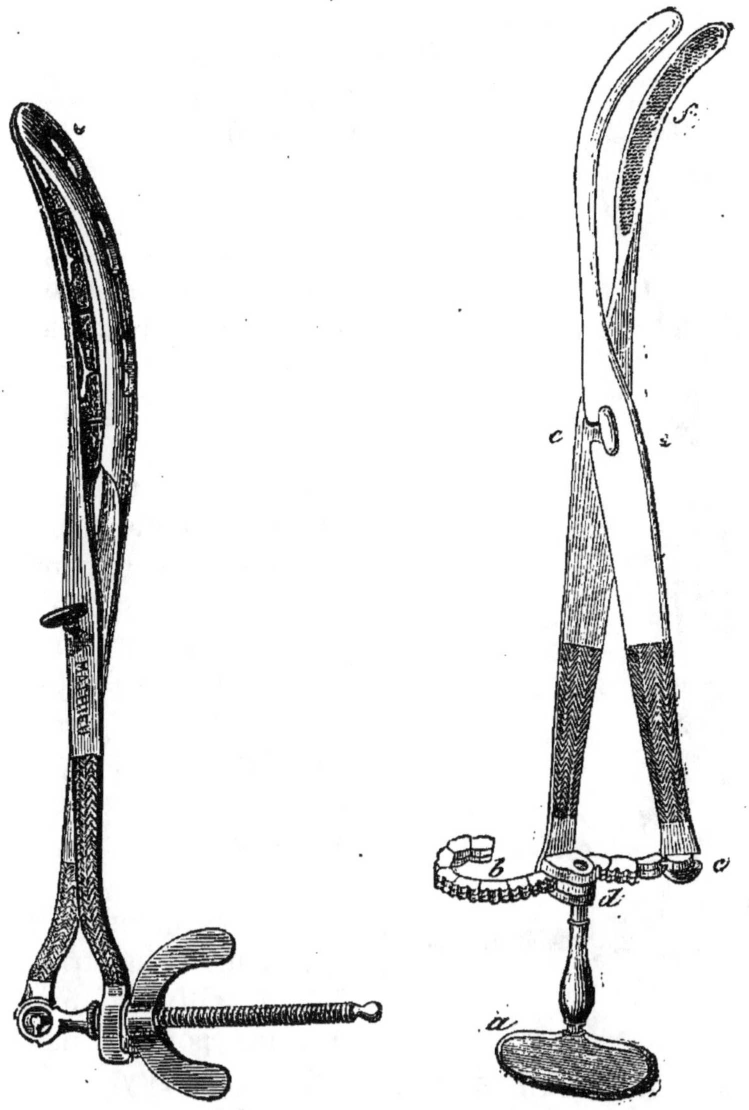

Fig. 150. — Cépahlotribe de
M. Tarnier.

Fig. 151. — Céphalotribe de
Depaul.

des cuillers, des dentelures, des lames, des sillons
creusés dans le métal et environnés d'arêtes plus

saillantes pour incruster, pour ainsi dire, la cuiller sur le crâne (fig. 150).

On creusa la face interne de la cuiller en forme de gouttière avec accentuation du rebord afin d'obtenir une empreinte sur la convexité de la tête (fig. 151). Ces moyens sont dangereux ou inefficaces.

Aussi a-t-on pensé devoir revenir à la fenestration des cuillers en leur donnant un peu plus de largeur qu'aux cuillers pleines, et en leur conservant de la solidité. De cette façon la partie de la tête qui est logée dans les fenêtres s'y encastre et assure une bonne prise.

C'est ce qu'ont fait pour leur céphalotribe MM. E. Bailly (fig. 152), Tarnier (pour un modèle) et Breisky.

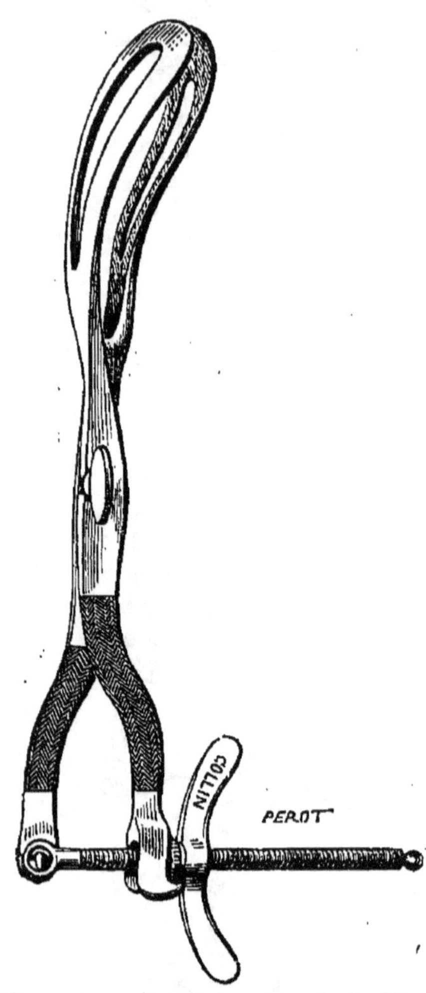

Fig. 152. — Céphalotribe de Bailly.

La plus grande largeur des cuillers du céphalotribe de Bailly est de 56 millimètres. Cet instrument conviendra donc pour les bassins de rétrécissement moyen compris de 65 à 95 millimètres qui sont de beaucoup les plus communs.

3° *Courbure céphalique des cuillers*. — Plus la courbure céphalique est prononcée, moins l'instrument pourra réduire le diamètre saisi, mais aussi mieux il tiendra la tête pour l'entraîner. Il y a là un antagonisme. C'est là la cause d'une nouvelle difficulté pour choisir le genre de courbure à donner aux cuillers. Les cuillers à forte courbure réduiraient à peine la tête, tandis que des cuillers droites, en se rapprochant, donneraient le maximum d'effet puisqu'elles pourraient se rapprocher jusqu'au contact, mais elles perdraient tout effet pour entraîner la tête.

Il ne pouvait être question de garder la courbure céphalique des cuillers du forceps, car elle est trop accentuée, comme le démontrent ces chiffres représentant le plus grand écartement des cuillers lorsque l'instrument est fermé.

| Cet écartement est de 50 mm. pour le forceps de Smellie. |
—	50	—	Levret.
—	67	—	Naegele.
—	70	—	français.
—	70	—	Stoltz.
—	75	—	Simpson.

Donc une tête réduite par un instrument présentant une forte courbure ne pourrait passer que dans un rétrécissement peu marqué.

Pour éviter cet inconvénient de la courbure céphalique des cuillers on l'a diminuée au point de la faire disparaître ; aussi, voyons-nous dans les céphalotribes qui sont munis de cuillers pleines et étroites, la courbure si peu marquée, que celles-ci se touchent presque complètement quand l'instrument est fermé (fig. 153).

Théoriquement avec un rapprochement semblable on devrait obtenir le maximum de réduction de la tête, mais pratiquement cet effet est-il réalisé ?

Quand on fixe des cuillers sans courbure céphalique sur la région saillante de la tête, c'est-à-dire sur la région équatoriale de la sphère céphalique, il peut en résulter que la voûte seule soit saisie et que la base échappe à l'action de la compression.

La tête, d'autre part, pressée par deux forces appliquées obliquement, doit être repoussée hors des cuillers. On peut, il est vrai, faire maintenir la tête par les mains d'un aide chargé de s'opposer à un glissement par en haut.

Pour broyer la base on a conseillé d'enfoncer les cuillers très profondément. La tendance au dérapement n'existera pas moins; cette manière de faire présentera en outre l'inconvénient d'exiger un grand écartement des cuillers dont l'extrémité forme une saillie qui pourra blesser la paroi utérine.

Avec les cuillers étroites et pleines nous avons déjà signalé le glissement des cuillers en avant ou en arrière de la tête, nous aurons par le fait du parallélisme des cuillers échappement de la tête par en haut. Il deviendra donc difficile de saisir efficacement la tête pour la broyer.

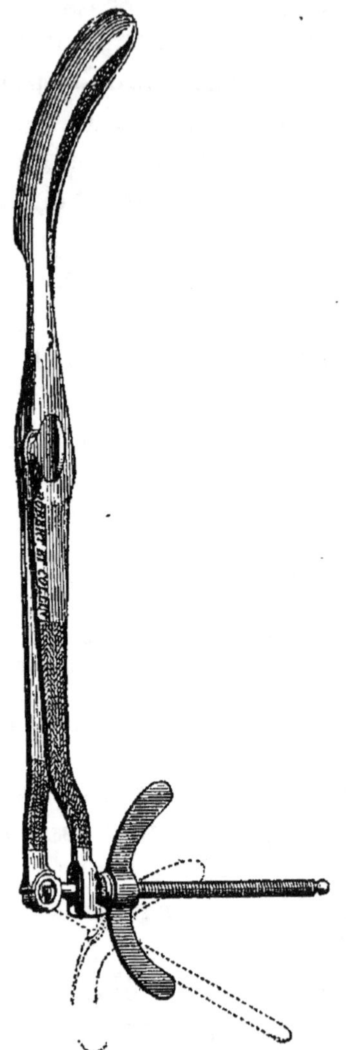

Fig. 153. — Céphalotribe de Blot.

Aussi les successeurs de Baudelocque ont-ils essayé
d'apporter aux cuillers des modifications ayant pour
but de maintenir la tête dans l'intérieur des cuillers.

Cazeaux a placé au niveau de l'articulation une en-

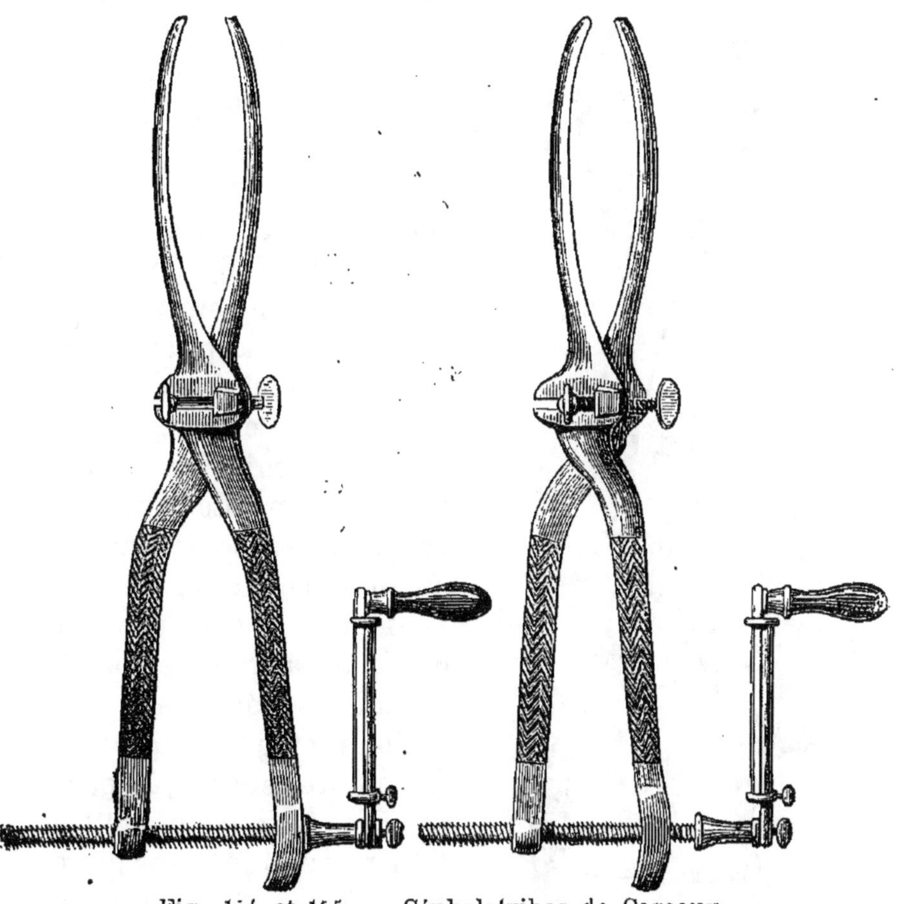

Fig. 154 et 155. — Céphalotribes de Cazeaux.

tablure beaucoup plus large que celle du forceps
(fig. 154). Cet élargissement donné à la partie articulaire permet des mouvements latéraux qui sont com-
mandés par une vis régulatrice qu'on fait agir à volonté, et dont l'extrémité appuyant sur le pivot peut
donner à la base des cuillers un écartement beau-

coup plus considérable qu'à leur extrémité (fig. 155).

D'autres ont placé à la face interne des cuillers des séries d'aspérités, de crêtes, des lames, qui sous la moindre pression pourraient pénétrer dans les parties molles et augmenter la solidité de la prise.

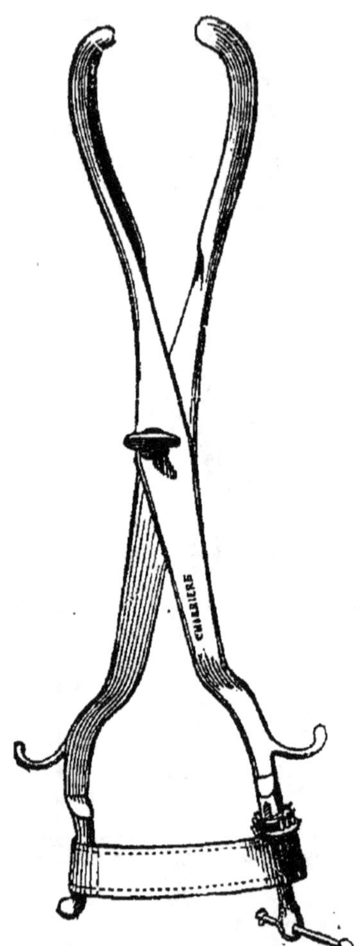

Fig. 156. — Céphalotribe de Chailly.

D'autres ont recourbé l'extrémité des cuillers en forme de crochet dirigé en dedans (fig. 156). Cette disposition donne en réalité de la solidité à la prise, parce que l'extrémité recourbée en crochet s'enfonce dès le début du broiement dans la base du crâne. Cet avantage est malheureusement acheté au prix d'un grand inconvénient : la présence des crochets augmente singulièrement l'épaisseur des cuillers, et quand on veut introduire celles-ci, la paroi utérine est souvent si étroitement appliquée sur le fœtus qu'on ne peut passer ou bien l'introduction n'est obtenue qu'au prix d'une véritable effraction. D'autre part, si les cuillers tiennent mieux pendant le broiement, leur stabilité avant et pendant l'articulation est beaucoup moindre, la saillie faite par les crochets s'oppose à ce que les branches de l'instrument s'appliquent bien sur la tête et il n'est pas rare de voir les cuillers se retourner en se déplaçant, d'où le danger de blesser grièvement l'utérus. (Bar.)

M. Pajot, par une disposition ingénieuse a trouvé moyen (en 1886) de conserver cette disposition, tout en la faisant disparaître, grâce à un mécanisme spécial, au moment de l'introduction et du placement des cuillers. Près de l'extrémité, les cuillers présentent sur leur face interne une tige munie de dents qui, par le jeu d'un mécanisme, reste cachée pendant l'introduction, et peut, selon la volonté de l'opérateur, faire saillie avant ou pendant le broiement et assurer la prise de la tête (fig. 157 et 158).

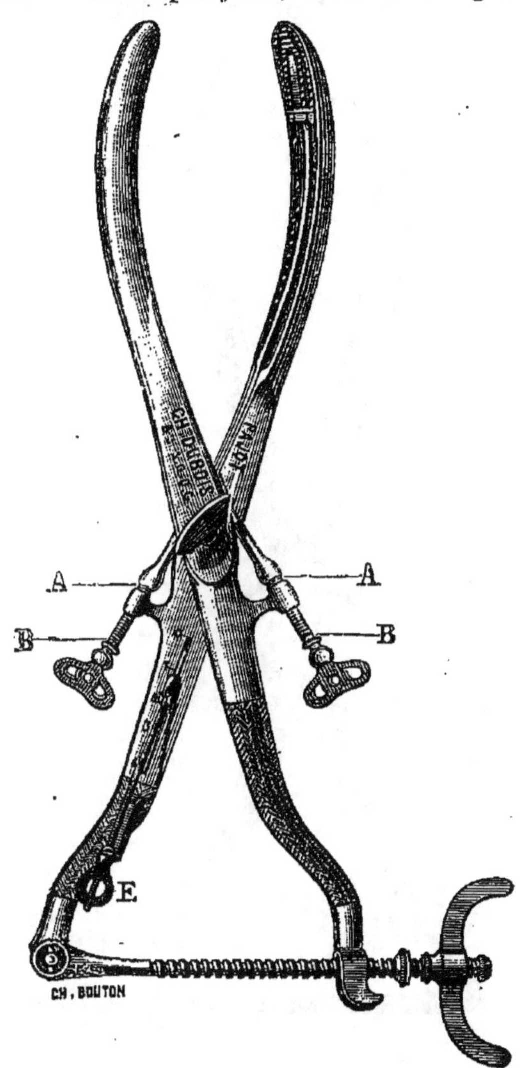

Fig. 157. — Céphalotribe de M. Pajot tige dentée cachée.

Cette disposition donne une supériorité au céphalotribe de M. Pajot sur ceux de la même catégorie, à cuillers étroites et pleines et peu courbées.

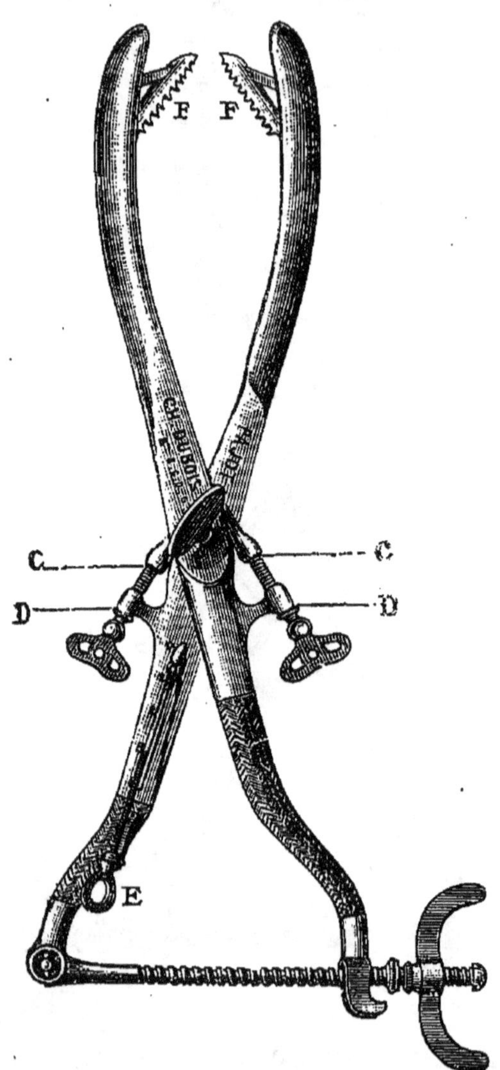

Fig. 158. — Céphalotribe de M. Pajot tige dentée saillante.

Le glissement de l'instrument ou, ce qui est la même chose, l'échappement de la tête, étant l'inconvénient majeur des céphalo tribes à cuillers pleines et étroites, et à courbure céphalique très peu marquée, on a été conduit à donner de nouveau à l'instrument des cuillers fenêtrées dans le but de retenir la tête qui tend à s'échapper aussi bien en haut qu'en avant ou en arrière.

On donna donc à l'instrument des cuillers grandement fenêtrées, plus longues et plus rigides que celles du forceps, mais notablement plus larges que celles du céphalotribe de Baudelocque, présentant d'autre part une courbure céphalique qui fut généralement plus notable que celle des anciens céphalotribes, tout en étant assez faible pour ne pas augmenter dans de trop grandes proportions les dimensions transversales de l'instrument.

La plus grande largeur des cuillers du céphalotribe de Bailly est de 56 millimètres. Quand elles se touchent par leur extrémité libre, le plus grand écartement mesuré d'une face externe à l'autre est de 55 millimètres. Sur vingt-deux opérations faites par Charpentier l'instrument n'a pas une fois laissé échapper la tête.

Des considérations que nous venons d'exposer on peut déduire que :

Dans les rétrécissements du bassin compris entre 65 millimètres et 95 millimètres, qu'on rencontre le plus souvent dans la pratique, il faudra donner la préférence aux céphalotribes munis de cuillers fenêtrées ;

Dans les bassins plus étroits, seuls les céphalotribes à branches étroites et pleines peuvent agir, et le mécanisme spécial du céphalotribe de M. Pajot lui donnera une supériorité sur les instruments de cette catégorie.

Courbure pelvienne du céphalotribe. — Les bassins déformés présentant des formes et des dimensions variables, il est difficile d'établir une courbure pelvienne qui puisse s'adapter à tous les cas. Avec un faible degré de rétrécissement pelvien, la tête s'applique sur le détroit supérieur d'où une prise relativement facile. Avec un fort rétrécissement, la tête se trouve refoulée par dessus le pubis par la saillie du promontoire, et ne recouvre que partiellement l'aire pelvienne, et devient conséquemment difficile à atteindre. Notons en outre que la tête n'est pas toujours d'aplomb sur le détroit mais souvent inclinée sur un des pariétaux, si c'est sur le pariétal antérieur la base est inclinée en avant, si c'est sur le pariétal postérieur, la base est inclinée vers la colonne vertébrale. Voilà autant de conditions qui nécessiteraient des courbures variables adaptées à chaque cas particulier. Cette variété de courbure ne peut exister en pratique ; il faut donc s'en tenir à un type moyen.

Le céphalotribe ne peut pas être droit parce que les cuillers resteraient près du promontoire et ne saisiraient que le segment de la tête rapproché de la colonne vertébrale, et le broiement serait imparfait.

Le céphalotribe ne doit pas être fortement courbé. On serait tenté de courber fortement les cuillers pour qu'elles puissent venir assez en avant, au-dessus du pubis, où se trouve en grande partie la tête dans les rétrécissements notables. Or l'examen des différents cas cliniques démontre que cette disposition est défectueuse.

Dans les rétrécissements modérés, une forte courbure des cuillers les rapproche du bord supérieur du pubis et cette fois c'est la partie antérieure du crâne qui est saisie avec une faible portion de la base et le résultat laisse beaucoup à désirer (fig. 159).

Avec un bassin notablement rétréci on voit les cuillers se placer sur la voûte et presque parallèlement à la base. Plus on portera les manches en arrière, comme cela est souvent conseillé, plus les cuillers s'inclineront en avant pour ne saisir que la voûte (fig. 160).

S'il y a inclinaison sur le pariétal postérieur on ne saisirait que la voûte en voulant incliner les cuillers en avant (fig. 161) ; c'est justement pour ces cas que M. Tarnier dit qu'on réussit mieux en laissant les cuillers près du promontoire.

Puisqu'il ne faut ni grande courbure pelvienne ni absence de courbure à l'instrument, il faudra donc s'en tenir à un degré modéré de courbure dans la construction du céphalotribe, quitte à reporter, pendant les applications, les manches soit en avant soit en ar-

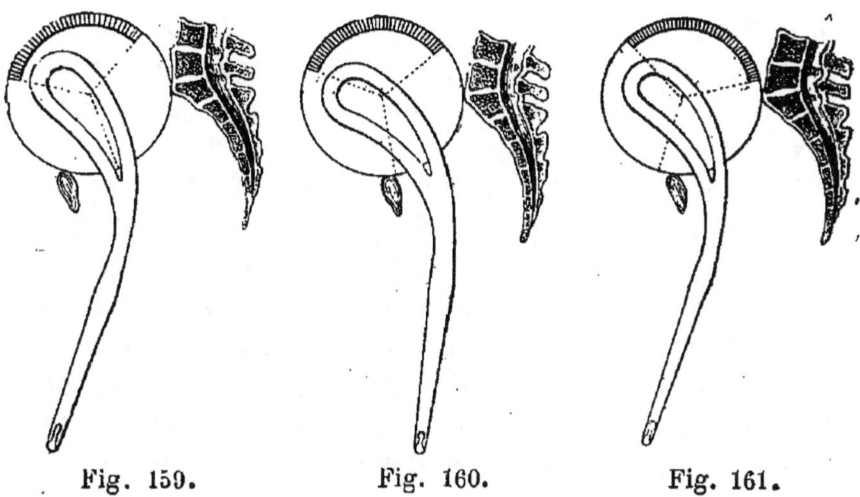

Fig. 159.   Fig. 160.   Fig. 161.

rière pour amener les cuillers dans le voisinage du promontoire ou par-dessus le pubis, selon le degré de refoulement de la tête par le promontoire, selon le degré d'inclinaison de la tête sur l'un ou l'autre pariétal.

§ 2. — Règles générales pour l'application du céphalotribe.

Le céphalotribe étant un instrument semblable au forceps, il sera introduit à peu près de la même façon que celui-ci, mais il y aura à noter quelques manœuvres spéciales destinées à faire surmonter certaines difficultés dépendant soit du bassin, soit de la forme de l'instrument.

Je n'ai pas à rappeler quelles sont les *conditions*

nécessaires pour qu'une application instrumentale puisse être tentée ; ce sont toujours les mêmes.

L'opération se fait presque toujours au détroit supérieur, où la tête se trouve arrêtée ; de là une source de difficultés variables, provenant, par exemple, de la mobilité de la tête, de sa projection en avant, du rétrécissement de toute la filière, etc., il faut donc s'attendre à rencontrer des faits cliniques de nature diverse.

Par rapport aux diamètres du bassin deux sortes d'applications du céphalotribe pourront être tentées : l'application dans le sens du diamètre transverse, obtenue le plus généralement, l'application dans le sens d'un des diamètres obliques obtenue encore quelquefois dans des bassins légèrement aplatis et dans les bassins asymétriques. Nous avons vu, dans l'étude des applications du forceps, les détails qui se rapportent à ces modes opératoires, nous n'avons rien à y ajouter. La première application est celle qui s'impose dans les bassins aplatis, tandis que les applications obliques sont parfois recherchées dans les bassins peu viciés pour saisir la tête dans un sens favorable au broiement.

La parturiente est placée dans la position obstétricale, les jambes maintenues par des aides, et soumise aux inhalations de chloroforme.

La craniotomie est pratiquée préalablement.

On décrit quatre temps : Introduction des branches et placement sur la tête; articulation; broiement; extraction.

I. Introduction des branches et placement sur la tête. — Les cas sont loin d'être comparables, les uns sont faciles, les autres difficiles ; — *faciles* quand le bassin est modérément rétréci, quand la tête est partiellement engagée ou fixée sur le détroit, quand le céphalotribe a des cuillers fenêtrées, parce que dans ces cas l'opération ne diffère pas d'une application de forceps; — *difficiles*, quand le bassin est fortement déformé, la tête est mobile et élevée, quand l'instrument a des cuillers étroites et massives.

Il est, par conséquent, utile de décrire d'abord l'opération dans les cas simples, puis l'opération dans les cas compliqués.

A. *Cas simples.* — On commence ordinairement par l'introduction de la branche gauche. Pour cela on introduit la main droite conductrice tout entière dans le vagin, les doigts placés entre le col et la tête, puis on saisit la branche gauche de la main ganche, et, en partant du pli de l'aine droite on fait glisser la cuiller sur la face palmaire de la main conductrice jusqu'à ce qu'elle s'insinue entre le col et la tête; en même temps on abaisse le manche vers le périnée à mesure que la cuiller pénètre aussi profondément que possible ; le manche, dit M. Pajot, est alors parallèle à la cuisse droite. On retire alors la main conductrice et on achève le placement de la branche gauche dont le pivot s'arrête à trois travers de doigt de la vulve, quand la tête est en partie engagée, s'arrête à la vulve, quand la tête est mobile. On fait tenir la branche exactement dans cette position. On introduit alors par devant cette branche la main gauche conductrice, et sur cette face palmaire on dirige de la même façon la branche droite sur le côté droit de l'excavation jusqu'à ce que l'entablure corresponde à l'entablure de la branche gauche et il ne reste plus qu'à articuler.

Pour faire une application oblique on s'y prend de la façon que nous avons décrite pour le forceps, en commençant par la branche qui doit rester en arrière sur la symphyse sacro-iliaque, puis en plaçant l'autre branche par le mouvement de spirale derrière l'éminence ilio-pectinée.

B. *Cas compliqués*. — Nous savons déjà que les difficultés dépendront du degré d'aplatissement, de l'asymétrie du pelvis, de la déformation de la filière dans toute sa hauteur, etc. Comme conséquence de ces déformations, la tête est mobile, élevée, déviée, partant difficile à saisir dans les mors de l'instrument, les cuillers devant être nécessairement étroites pour pouvoir pénétrer. Comme conséquence, on note l'élévation et la mobilité de la tête, son déplacement ; il devient donc difficile de placer les cuillers comme on le désirerait, la forme du pelvis imposant souvent aux cuillers une direction différente de celle qu'on désire obtenir ; on fait donc comme on peut et non pas comme on veut.

Comme instrument, au-dessous de 65 millimètres de rétrécissement, il faut un céphalotribe à cuillers étroites.

Avant de procéder à l'opération il faut faire un examen minutieux des conditions existantes ; forme du bassin, degré de la viciation, position de la tête, inclinaison sur un pariétal, etc.

Cela étant fait, on dirige l'opération en suivant les règles exposées. Mais les difficultés vont surgir à chaque pas.

La première difficulté provient de la saillie du promontoire. Si on n'y prend garde, l'extrémité de la cuiller va butter contre la partie supérieure du sacrum qui surplombe. Pour amener le bec de la cuiller à l'ouverture du détroit supérieur, il faut abaisser fortement le manche contre le périnée.

Si on rencontre une forme asymétrique du bassin,

il n'est pas facile de diriger la cuiller à l'extrémité d'un diamètre choisi, la première branche se place souvent dans un sens imposé par la déformation, quittant le diamètre transverse pour glisser à l'extrémité du diamètre oblique, et prenant une inclinaison défavorable.

La tête se trouve saisie par un diamètre défavorable ou échappe à l'action des cuillers, ce qui rend nécessaire une nouvelle application. C'est donc par tâtonnements et de la douceur qu'on arrive, parfois après bien des tentatives, à saisir convenablement la tête.

Une difficulté à signaler dans ces applications successives consiste dans la tendance qu'a la cuiller à retomber dans le sillon ou empreinte résultant du broiement précédent : il en résulte qu'on reprend la tête dans le même sens, et cela sans bénéfice aucun.

Signalons la difficulté qu'on peut rencontrer dans l'introduction de la branche quand la première agissant sur la tête mobile comme un levier la refoule sur le côté où doit se placer la seconde branche. Cette branche ira heurter contre la tête sans pouvoir trouver de passage; ou bien il lui arrivera de pénétrer à l'extrémité du diamètre oblique et ne pourra revenir dans le diamètre transverse en regard de l'autre branche, ou bien, si ce mouvement s'accomplit, c'est aux dépens d'un déplacement de la tête en avant, par conséquent aux dépens de la prise de la tête. Il faut, dans ces cas, savoir s'arrêter, recommencer l'application en plaçant en premier lieu celle qui avait été laissée pour la dernière dans la précédente opération, et faire fixer la tête par un aide intelligent.

Il faut encore signaler la rotation de la cuiller étroite et pleine sur son axe, phénomène qui tient au poids de la branche, à l'épaisseur de la cuiller, à la saillie du crochet qui termine parfois les cuillers, à la trop faible largeur des cuillers.

Supposons cette difficulté d'introduire la cuiller surmontée, il s'agit maintenant pour effectuer un broiement utile de bien tenir la tête et de comprendre dans les mors la base du crâne.

La première condition c'est de faire immobiliser la tête par les mains d'un aide bien au courant de la manœuvre, tout en manipulant l'instrument avec douceur pour ne pas déchirer l'utérus avec le bec des cuillers, qui forment un sinus ouvert du côté de l'utérus.

Pour saisir la base on sait qu'il faut introduire les cuillers profondément, mais aussi bien doucement.

Bar fait remarquer justement que la paroi pubienne du pelvis étant beaucoup moins haute que la paroi sacrée, plus la partie voisine de l'articulation du céphalotribe sera rapprochée du pubis, plus, pour un égal degré d'introduction, la partie de l'instrument située au-dessus du détroit supérieur sera considérable. Il faut donc en conclure qu'il est utile de tenir la racine des cuillers tout près du pubis.

Quelle direction faut-il donner aux manches pour que les cuillers saisissent bien la tête reportée en avant ? Nous supposerons à l'instrument une courbure pelvienne modérée, qui est la meilleure, avons-nous dit. Pour répondre à cette question il faut avoir diagnostiqué l'inclinaison ou l'absence d'inclinaison de la tête sur le détroit supérieur. Si la tête est d'aplomb sur le détroit supérieur, c'est-à-dire synclitiquement posée, il faut suivre le précepte classique que M. Pajot a ainsi formulé : « Il devient indispensable pour saisir la tête aussi haut que possible, de faire basculer les cuillers en avant, en portant, autant qu'on le peut, les manches en arrière. »

Mais si la tête est inclinée sur son pariétal postérieur, sa base se trouve du côté de la colonne lombaire; pour l'atteindre il faut, ainsi que l'indique M. Tarnier, laisser les cuillers profondément introduites près du promontoire.

II. **Articulation**. — Elle se fait comme avec le forceps en saisissant les manches et en les portant en arrière jusqu'à ce que la mortaise vienne naturellement s'emboîter avec le pivot; à ce moment on serre la vis qui fixe définitivement la jonction des deux branches.

Quand on opère dans les cas simples avec les céphalotribes fenêtrés d'Émile Bailly et de Breisky l'articulation est aussi facile que dans l'application de forceps.

Mais avec les céphalotribes à cuillers étroites et pleines, l'emboîtement étant plus difficile à obtenir parce que les cuillers ne se placent pas toujours dans le même diamètre et ne correspondent pas au niveau de l'entablure, la pesée à exercer sur les manches doit être exécutée avec grande douceur, de peur de blesser l'utérus, il vaut mieux retirer une branche et recommencer l'application; faire de même si les cuillers ne sont pas au même niveau.

III. **Broiement**. — Ce temps comprend deux choses essentielles : 1° le maintien de la tête dans l'intérieur des cuillers pendant leur rapprochement; 2° le fonctionnement même du mécanisme de compression.

Maintenir la tête sous l'action des cuillers qui se rapprochent, tel est le point essentiel de l'opération et le plus difficile à réaliser.

Cas simples. — C'est-à-dire concernant les céphalotripsies pratiquées dans les bassins modérément rétrécis avec des céphalotribes fenêtrés. Dans ces cas, grâce à la fenestration des cuillers, à leur courbure céphalique, à leur largeur relative, l'instrument s'adapte presque aussi bien que le forceps à la convexité de la tête et ne peut glisser qu'exceptionnellement, si on a pris la précaution d'enfoncer suffisamment les branches pour bien tenir la base du crâne.

Quant au mécanisme de compression il doit fonctionner lentement, graduellement et par intermittence. Il convient donc de communiquer quelques tours à l'écrou sur le pas de vis, en agissant par l'intermédiaire des ailettes, puis de s'arrêter pour laisser sortir la matière cérébrale et donner aux os le temps de se plier et se tasser ; reprendre ensuite quelques tours et s'arrêter et ainsi de suite jusqu'à ce que les deux manches soient arrivés en contact ; à ce moment le maximum du broiement est obtenu, il dépend, comme on le sait, de la forme même des cuillers, dont on connaît d'avance l'écartement.

Cas difficiles dans les bassins fortement rétrécis. — Toutes sortes de causes concourent au même résultat : l'échappement de la tête pendant le rapprochement des cuillers : la forme pleine et étroite des cuillers, leur écartement à l'extrémité, la mobilité de la tête, son déplacement en avant.

Le premier inconvénient consiste dans le glissement par en bas, les cuillers abandonnent peu à peu la base pour ne plus saisir que la voûte et l'échapper à la première traction.

Pour remédier à ce défaut, il faut avoir soin de bien introduire les cuillers profondément, et de faire tenir la tête par les mains d'un aide. Les crochets recourbés qui terminent les cuillers de certains céphalotribes ont pour but de s'implanter immédiatement dans les os de la base.

Si on opère avec l'instrument de M. Pajot on suit

le manuel opératoire décrit par Bonnel (thèse de Paris, 1886). Le céphalotribe étant placé et soutenu par un aide, on fait tourner *en même temps*, lentement, les deux clefs qui mettent en jeu les ailettes mobiles jusqu'à ce que les vis soient au bout de leur course. Puis « le curseur (qui limite la marche du pas d'écrou sur le pas de vis) étant placé sur la première division de la tige de compression on peut commencer le broiement suivant les règles ordinaires, c'est-à-dire qu'on l'effectuera lentement et sans saccades. Lorsque les tours de volant auront amené la branche en contact avec le curseur, celle-ci ne pourra plus avancer. Cela indique que les ailettes se touchent. Pour continuer, il faudra donc desserrer les clefs jusqu'à la première limite tracée sur chacune des tiges attenantes et reporter le curseur à la division suivante, où, une fois arrivé, on répétera la même manœuvre. Et ainsi jusqu'à ce que les branches soient complètement rapprochées ;... à ce moment, donner deux ou trois tours de clef, de façon à abaisser de nouveau les ailettes autant que cela pourra se faire dans le peu de champ qui leur reste à parcourir. La résistance indiquera où il faut s'arrêter. »

Les cuillers peuvent également glisser en arrière ou en avant et ne saisir qu'une portion restreinte de la tête. Cela dépendra de l'inclinaison donnée à l'instrument. On reconnaîtra cet accident à la grande facilité qu'on aura à rapprocher les cuillers pendant le broiement. En ce cas il faut retirer l'instrument et recommencer.

Si le broiement réussit on sent la tête faire saillie dans le sens du diamètre antéro-postérieur, parce que la tête comprimée dans le sens du diamètre transverse du bassin s'aplatit en forme d'un disque qui s'élargit.

dans le sens opposé. En dehors des cuillers le gâteau céphalique a plus d'épaisseur que dans la région comprimée par les cuillers.

IV. **Extraction.** — La tête ne peut s'engager ainsi par ses diamètres larges dans les diamètres rétrécis du bassin quelle que soit la forme de celui-ci, une rotation est nécessaire pour placer le gâteau céphalique dans le sens du diamètre large.

Souvent cette rotation se produit spontanément sous l'influence des premières tractions. Sinon il faut imprimer ce mouvement selon les moyens déjà exposés. Les manches se trouvent reportés soit du côté de la cuisse droite, soit du côté de la cuisse gauche. Cela étant fait on exerce des tractions prudentes pour ne pas déraper ni contusionner. On abaisse la tête sur le plancher, puis on imprime un nouveau mouvement de rotation qui ramène le disque céphalique dans le sens du diamètre antéro-postérieur.

Avec les instruments fenêtrés on tient bien la tête et par conséquent on l'amène facilement au dehors, mais avec les cuillers pleines et étroites, on dérape très facilement. Force est donc de recourir à d'autres procédés d'extraction.

On peut, s'il s'agit de rétrécissement modéré du bassin, essayer une application de forceps en ayant soin de serrer fortement les manches pour tenir solidement la tête.

On se sert très avantageusement du cranioclaste de Simpson comme pince appliquée sur la tête broyée. Pour cela on place la branche mâle dans l'intérieur du crâne par l'orifice de perforation. La branche femelle est ensuite placée à l'extérieur, autant que possible du côté de la face, puis on articule et on serre les manches, on tient ainsi solidement la tête qui, extraite, peut se mouler sur la forme de la filière en raison de sa malléabilité résultant de la céphalotripsie. Si la première prise échappe, on replace la cuiller femelle sur un autre point.

En cas d'insuccès ou à défaut des instruments nécessaires on pourrait tenter la version, si l'état de l'utérus le permettait.

Pour obvier aux dangers que peuvent déterminer des tentatives répétées et violentes d'extraction dans les bassins fortement rétrécis, M. Pajot a conseillé de faire la céphalotripsie répétée sans tractions, qu'il décrit ainsi : « ... La première application du céphalotribe sera faite aussitôt que possible avec les précautions ordinaires... Le premier broiement ainsi fait, la tête ayant été bien saisie, je tente, en y mettant beaucoup de prudence, un mouvement de rotation avec l'instrument, mouvement destiné à placer les dimensions de la tête dans le sens rétréci, soit à droite, soit à gauche, selon que j'y trouve plus de facilité, et si des deux côtés j'observe quelque résistance, je m'abstiens complètement de la rotation... la contraction agissant sur la totalité du fœtus, parvient à le faire tourner plus sûrement et avec moins de danger que ne le ferait le céphalotribe. La tête écrasée autant qu'elle peut l'être, je desserre l'instrument, le désarticule et je le retire doucement, *sans avoir exercé aucune traction* et je procède immédiatement à un deuxième, et selon le cas, à un troisième broiement, sans traction aucune, puis je fais remettre la femme dans son lit en lui présentant du bouillon coupé pour toute tisane.

Selon l'état du pouls de la malade, selon son aspect général, selon le calme ou l'agitation qu'elle présente, selon la faiblesse ou l'énergie des contractions utérines, je répète ainsi toutes les *deux, trois ou quatre heures* les broiements multiples au nombre de deux ou trois pour chaque séance... »

§ 3. — Applications aux diverses positions du sommet.

Dans les bassins aplatis rachitiques, qui se rencontrent le plus souvent dans la pratique, la tête occupe généralement le diamètre transverse du détroit supérieur. C'est pour cette raison que nous commencerons par l'étude des positions gauche et droite transverses. La tête peut être fixée, plus ou moins engagée, ou bien mobile ; cela dépend soit du degré de rétrécissement soit de la dureté ou de la malléabilité de la tête. De là des facilités ou des difficultés opératoires. Pour ne pas confondre les faits cliniques dans une description uniforme qui aurait l'inconvénient d'englober des cas différents, nous établirons cette subdivision : rétrécissement modéré, fort rétrécissement.

Position occipito-iliaque gauche transverse. — A. *Rétrécissement modéré*. — La tête peut se trouver en partie engagée et fixée dans le détroit supérieur sous l'influence soit de contractions utérines soutenues, soit d'applications de forceps faites antérieurement.

La tête peut se présenter en légère déflexion ou en flexion prononcée, cela dépend soit d'un commencement d'accommodation soit de résistance à l'engagement. Or, il en résulte des résultats différents sur lesquels nous devons attirer l'attention.

On sait, en effet, que dans les cas où la tête commence son engagement dans le détroit supérieur aplati, le frontal s'abaisse ainsi que le bregma, tandis que la petite fontanelle reste élevée et souvent inaccessible au doigt explorateur, cela constitue un certain degré de déflexion. Étudions ce que donne l'application du céphalotribe sur une tête ainsi placée.

Deux sortes d'applications peuvent être mises en pratique : l'application directe dans le diamètre trans-verse qui saisit la tête du front à l'occiput ; l'applica-tion dans le sens d'un diamètre oblique.

Cette déflexion de la tête, qui dans certains cas est assez prononcée pour permettre au doigt explorateur de toucher les arcades orbitaires, sera plus favorable que la flexion au point de vue de l'action des cuillers de l'instrument sur la base du crâne. En effet, avec une déflexion, la face s'abaisse et se trouve en rap-port avec la ligne du détroit supérieur, par consé-quent la cuiller du céphalotribe s'applique sur toute la face et son extrémité peut aller jusqu'au menton et le dépasser ; de cette façon son action porte sur tout le massif de la face au moment du broiement. La cuiller gauche appliquée sur l'occiput, l'enfonce et l'infléchit. L'occiput entraîne avec lui les pariétaux dont le bord supérieur s'infléchit en dedans ; la voûte vient ainsi s'appliquer sur la base. La cuiller droite pénètre dans les os de la face, en fracturant le massif osseux. La tête ainsi comprimée, et écrasée de la face à l'occiput, s'aplatit en forme d'un disque qui déborde en avant et en arrière des cuillers et qu'on sent faire saillie par-dessus le pubis, mesurant 10 centimètres environ de diamètre. Dans ces conditions, le céphalotribe fenêtré particulièrement tient bien la tête. Pour l'extraction il faut songer à placer le disque dans le sens des larges diamètres du bassin en imprimant un mouvement de rotation, abaisser la tête puis replacer le disque dans le sens du diamètre antéro-postérieur pour le dégager à la vulve.

Pour éviter cette augmentation des diamètres de la tête dans le sens du rétrécissement pelvien on peut essayer de réaliser une prise oblique de la tête. Si l'aire pelvienne laissait assez de place pour le faire on placerait pour la position OIGT les cuillers dans le sens du diamètre oblique droit, de sorte que la cuiller gauche porte sur l'apophyse mastoïde gauche, et la cuiller droite sur la région malaire droite. Pendant le broiement, l'élargissement du disque céphalique se ferait dans le sens du diamètre oblique gauche. On sait par les expériences de Bonnaire et Bar que la compression oblique de la tête donne une excellente réduction.

B. *Fort rétrécissement.* — On ne peut plus placer les cuillers que dans le diamètre transverse pour les bassins aplatis, dans un oblique pour les bassins asymétriques... C'est dans ces cas que l'on rencontrera toutes les difficultés résultant de la mobilité de la tête, de son inclinaison, de sa projection sur le pubis. Nous ne redirons pas ce qui a été exposé dans le paragraphe des règles générales ; la céphalotripsie répétée sera souvent nécessaire. Quant à l'extraction elle ne sera guère possible qu'avec un instrument comme le céphalotribe de M. Pajot. Le cranioclaste sera une excellente pince pour entraîner la tête broyée.

Nous avons eu jusqu'ici plus particulièrement en vue la tête dans un certain degré de déflexion. Disons quelques mots pour les cas où la tête est fortement fléchie.

La cuiller gauche s'applique sur l'occiput, tandis que la cuiller droite porte sur la saillie formée par le front sans atteindre la face. Le premier effet est l'augmentation de la flexion résultant de la pression des cuillers sur le plan incliné de la base. Puis la cuiller appliquée sur le front glisse souvent et bientôt on ne tient plus qu'un segment de la tête. C'est dans ces cas qu'il faut avoir soin de suivre le précepte de bien enfoncer les cuillers. Ce glissement sera d'autant plus facile qu'on aura à faire à un bassin très étroit et à des instruments à cuillers pleines.

Position occipito-iliaque droite transverse. — Les considérations que nous avons exposées pour la position gauche nous dispenseront de donner des détails qui seraient la répétition de ce qui précède.

Position occipito-iliaque gauche antérieure. — Plus rare que les positions trans-verses gauche et droite, elle s'observe parfois à la suite d'applications de forceps. Si le céphalotribe pouvait être placé dans le diamètre oblique gauche, il tiendrait la tête du front à l'occiput. Si cette application ne

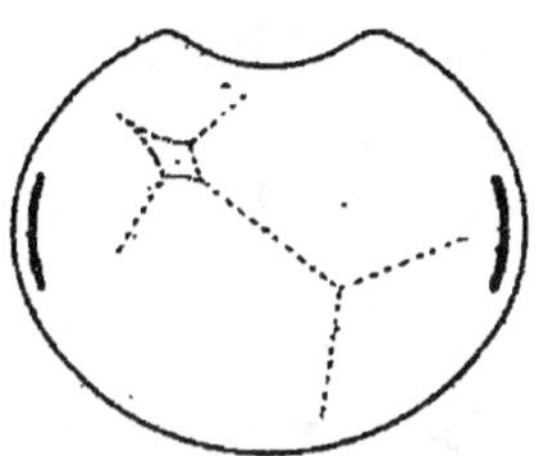

Fig. 162.

pouvait avoir lieu, il vaudrait mieux laisser l'instrument dans le diamètre transverse et saisir ainsi de l'apophyse mastoïdienne gauche, à l'apophyse malaire droite, ce qui donne un bon broiement (fig. 162) ; mais il faut éviter surtout de placer l'instrument dans le diamètre oblique droit parce que la saisie des diamè-tres transverses de la tête ne donne pas de bons résultats pour le broiement, ou bien les cuillers glissent sur la portion occipitale et le massif facial reste intact ou bien la région bimalaire saisie dans les cuillers résiste au broiement.

Dans les bassins asymétriques on ne sera pas toujours maître de placer les cuillers comme on veut, mais on fait comme on peut.

Position occipito-iliaque droite postérieure. — Si on pouvait saisir la tête du front à l'occiput dans le

diamètre oblique gauche, ce serait une bonne application. Si ce n'est pas possible, au point de vue théo-

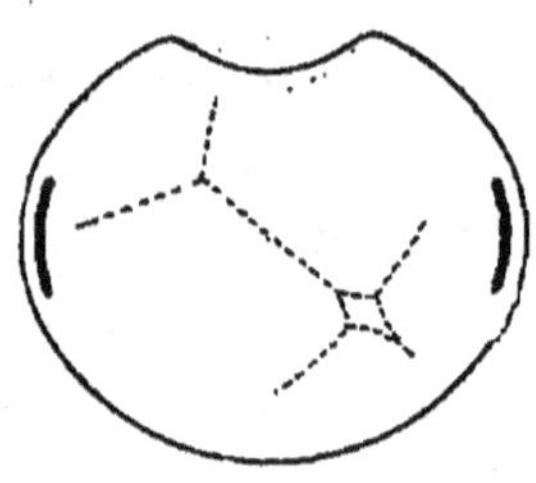

Fig. 163.

rique le mieux serait de placer la
branche gauche sur la région
malaire droite et la branche droite
sur l'apophyse mastoïde gauche
(fig. 163).

Les mêmes données s'appli·
queraient aux positions droite
antérieure et gauche postérieure.

Les occipito-pubiennes pourraient à la rigueur se
rencontrer; on n'aurait peut-être pas d'autre ressource
que d'appliquer dans le diamètre transverse du bassin.

ARTICLE III. — BASIOTRIPSIE.

La constante préoccupation des accoucheurs ayant
eu à lutter avec les difficultés de la céphalotripsie a
été de chercher à obtenir l'immobilisation de la tête
pendant le broiement. Il faut le reconnaître, ni la courbure suivant les faces, ni la courbure selon les bords,
ni les rugosités de la face interne des cuillers, ni les
crochets, ni le parallélisme des branches, ni l'élasticité
des cuillers, ni les fenêtres, ni les saillies transversales
n'ont fait atteindre le but tant recherché et si dési-
rable... En présence des insuccès de ces modifications instrumentales et des procédés opératoires, convaincu que là est le nœud de la question, M. Tarnier
imagina un nouvel instrument, le *basiotribe*, qu'il pré-
senta à l'Académie de médecine dans la séance du
11 décembre 1883. (Pinard.)

Voici la description qu'en a faite M. le professeur
Tarnier : « Cet instrument se compose de trois branches d'inégale longueur, étagées, et d'une vis d'écrasement. Sa longueur totale est de 41 centimètres.

Quand il est articulé et serré, sa largeur, d'un côté à l'autre, est de 4 centimètres. Si on le mesure d'avant eu arrière, on trouve 4 centimètres et demi dans sa partie la plus large, près de l'extrémité des cuillers. Son poids total est de 1200 grammes. La branche médiane la plus courte porte un perforateur quadrangulaire que l'on fait pénétrer dans le crâne par un mouvement de rotation. (Le perforateur alésoir à quatre branches pénétrant assez difficilement, M. Tarnier l'a fait modifier de façon à rendre la prise de l'instrument plus solide et la pénétration à travers les os du crâne plus facile.) Ce perforateur agit comme un alésoir et fait au crâne une ouverture arrondie. Dès que l'extrémité olivaire de ce perforateur a pénétré dans la cavité crânienne, on arrête le mouvement de rotation et l'on pousse doucement cette branche jusqu'à ce que sa pointe soit arrêtée par la résistance de la base du crâne avec laquelle elle devra rester en contact jusqu'à la fin de l'opération.

» La branche gauche, analogue à la branche gauche d'un forceps, est ensuite appliquée, comme s'il s'agissait du forceps, et articulée avec la branche médiane.

» Branche médiane et branche gauche sont alors rapprochées par la vis d'écrasement et broient une moitié de la tête. Un petit crochet maintient ces deux branches rapprochées pendant qu'on enlève la vis d'écrasement.

» La branche droite, la plus longue de toutes, est ensuite appliquée et articulée comme la branche droite d'un forceps, et la vis d'écrasement, mise de nouveau en place et en action, rapproche cette branche des deux premières.

» La tête est ainsi écrasée en deux broiements successifs, moitié par moitié, puis l'on procède à son extraction. » (Voy. fig. 164.)

Le basiotribe de M. Tarnier a subi entre les mains
de M. Bar une modification de construction ayant
pour but de permettre à chacune des cuillers de deve-

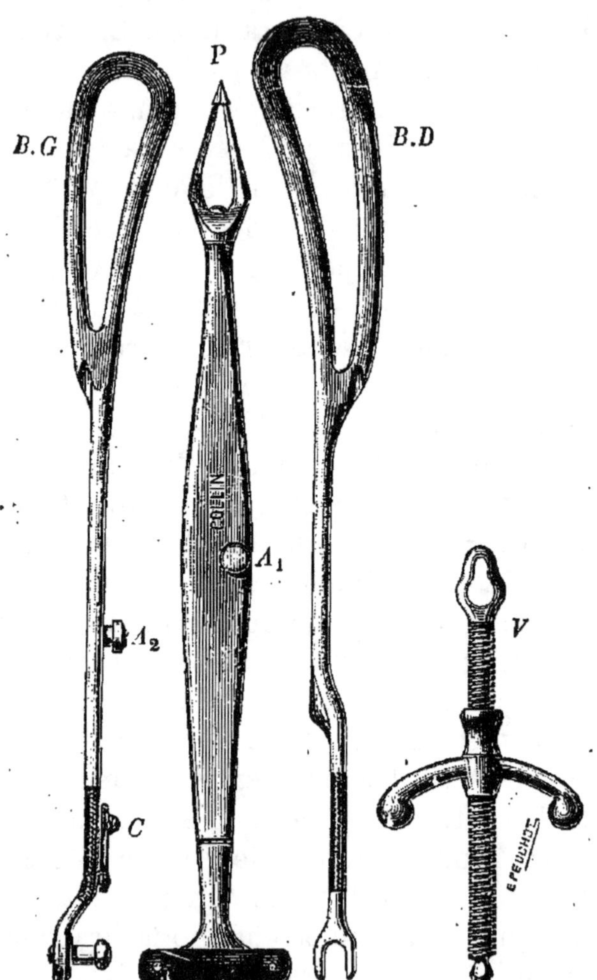

Fig. 164. — Basiotribe de M. Tarnier.

nir la plus longue selon les nécessités cliniques, et de
pouvoir être également placée en premier lieu, et
de former avec l'olive du perforateur une pince solidement fixée comme celle du cranioclaste.

Voici la description donnée par M. Bar de son basiotribe :

« Il est composé, comme le basiotribe ordinaire, d'un
perforateur et de deux branches de longueur égale qui
sont semblables à la grande cuiller du basiotribe ; à
l'extrémité du manche se trouve une double rainure.
On voit (d'après la figure) la modification apportée à
l'olive du perforateur. On peut à volonté, une fois le
perforateur introduit, placer d'abord la branche
gauche, en ayant soin de faire pénétrer le pivot du
perforateur dans l'encoche supérieure. Le rapprochement effectué, l'olive est intimement appliquée contre
la cuiller. On introduit alors la branche droite au-dessus de la branche gauche, en faisant pénétrer le pivot
dans l'encoche inférieure. Cette branche devient alors
plus longue que la branche gauche et agit à la façon
de la grande cuiller du basiotribe. La distance qui
sépare la pointe du perforateur de l'extrémité de la
branche gauche et celle qui sépare celle-ci de la
branche droite sont égales à celles qui séparent les
mêmes points dans le basiotribe de M. Tarnier (fig. 165).

» Si on veut introduire la branche droite immédiatement après le perforateur l'articulation se fait suivant
un même mécanisme. »

Il existe encore un autre basiotribe, celui de Truzzi.

§ 2. — Mode d'application.

Nous décrirons avec M. Pinard six temps dans l'application du basiotribe : premier temps, perforation ;
deuxième temps, introduction et placement de la petite
branche ou branche gauche du basiotribe Tarnier ;
tantôt branche gauche, tantôt branche droite avec le
basiotribe de Bar ; troisième temps, articulation de
cette première branche avec le perforateur ; quatrième

temps, petit broiement ; cinquième temps, introduction et placement de la branche droite du basiotribe

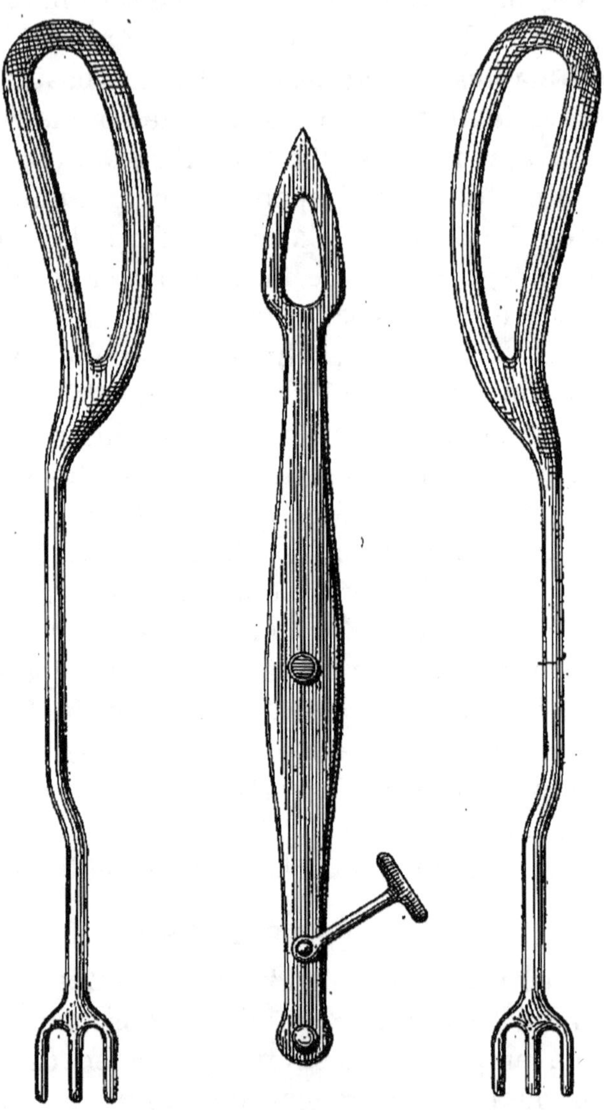

Fig. 165. — Basiotribe de Bar.

Tarnier ; de la seconde branche du basiotribe de Bar ; sixième temps, articulation et grand broiement.

Premier temps. — Perforation.

Où doit-on pratiquer la perforation? Pour M. Pinard elle doit être faite sur la partie de la tête qui correspond à la ligne médiane du bassin, vers un point plus rapproché de la symphyse que de l'angle sacro-vertébral. C'est là le lieu d'élection de toute craniotomie, parce que c'est l'endroit où l'instrument est le moins exposé à glisser et à léser les parties maternelles, et où la main peut le mieux remplir son rôle protecteur. Il pourra se faire, dit-il, qu'en agissant ainsi la perforation céphalique ne soit pas centrale, peu importe, il faut avant tout ne pas s'exposer à léser les parties maternelles.

Pour M. Bar, il faut faire la perforation autant que possible sur la suture sagittale ou dans son voisinage pour pouvoir saisir la tête par son diamètre occipito-frontal, ou d'une bosse mastoïde à l'arcade zygomatique, c'est-à-dire dans le sens d'un diamètre oblique.

Quand on ne peut y parvenir, on remédiera à la défectuosité d'application soit en inclinant le perforateur en avant, soit en l'inclinant en arrière pour ramener les cuillers sur le grand diamètre de la tête.

La tête étant immobilisée par les mains d'un aide, deux doigts au moins de la main gauche étant portés sur la tête, et fixés un peu en arrière du point où sera appliqué l'instrument, vont servir de guide à ce dernier. Le perforateur saisi à pleine main de la main droite, guidé par les doigts, est introduit jusque sur le point de la tête où des mouvements de vrille vont le faire pénétrer.

Si le perforateur du basiotribe rencontrait trop de résistance, on pourrait, à l'exemple de quelques opérateurs, pratiquer la perforation avec les ciseaux de Blot, et, le crâne ouvert, les remplacer par le perforateur alésoir de M. Tarnier.

La perforation achevée, le perforateur doit être poussé doucement jusqu'au moment où une résistance indique que la pointe est en rapport avec la base. La pointe ne doit pas pénétrer dans la base, mais res-

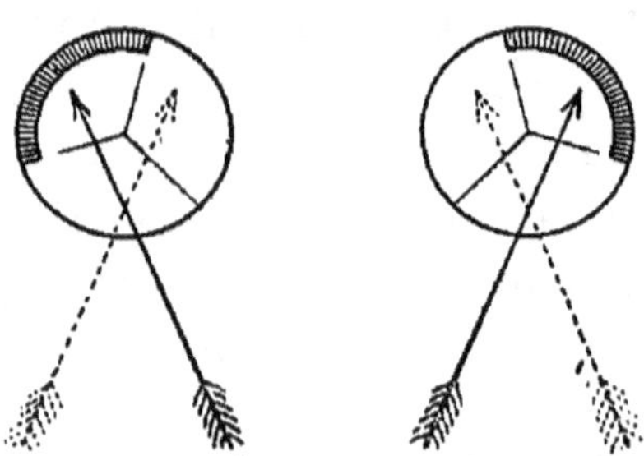

Fig. 166. — Inclinaison à donner au perforateur.

ter en contact avec elle ; un aide la maintient dans cette situation. Selon l'inclinaison de la tête sur le détroit il faut faire varier l'inclinaison du perforateur. S'il y a une inclinaison de la tête sur le pariétal antérieur, il faut abaisser fortement le manche contre le périnée pour que la pointe soit dirigée vers la base qui est en avant. S'il y a une inclinaison sur le pariétal postérieur, il faut tenir le manche en avant (fig. 165).

DEUXIÈME TEMPS. — INTRODUCTION ET PLACEMENT DE LA PETITE CUILLER.

Les règles sont les mêmes que pour l'introduction d'une branche de forceps. On doit introduire les quatre doigts de la main droite ou la main tout entière, de façon à dépasser avec l'extrémité des doigts les bords de l'orifice utérin, puis la branche gauche saisie de la main gauche est glissée à plat sur la main qui la guide. Cette cuiller peut être conduite en deux points différents selon les indications : à l'extrémité du diamètre transverse, ou bien en arrière, devant une symphyse sacro-iliaque.

On la place à l'extrémité du diamètre transverse, quand le rétrécissement est léger, quand la perforation a pu se pratiquer sur la suture sagittale ou dans le voisinage, en un mot quand les cuillers pourront saisir régulièrement la tête du front à l'occiput.

On place la cuiller en arrière devant une symphyse (application oblique) quand il ne serait pas possible d'obtenir une bonne saisie de la tête par une application dans le diamètre transverse, comme dans les cas de rétrécissement considérable dans lesquels les cuillers ne pourraient saisir qu'un faible segment de la tête.

Les mêmes considérations s'appliquent aux cas où, se servant du basiotribe de Bar, l'opérateur commencerait par la branche droite dans un but que nous montrerons plus tard.

TROISIÈME TEMPS. — ARTICULATION DE LA PREMIÈRE BRANCHE AVEC LE PERFORATEUR.

Il suffit et il faut que les deux manches soient dans le même plan pour que l'articulation s'effectue. M. Pinard insiste sur les deux points suivants : avant d'articuler, bien s'assurer que la pointe du perforateur est restée en rapport avec la base et que l'aide ne l'a pas laissé glisser ; deuxièmement, dans les cas où la branche gauche doit rester appliquée en arrière, avoir soin de tourner le manche du perforateur de façon qu'il vienne de lui-même s'articuler avec la branche gauche qui doit rester immobile.

QUATRIÈME TEMPS. — PETIT BROIEMENT.

Rapprocher les deux manches à l'aide de la vis et fixer le crochet. Lorsque la tête n'est pas très ossifiée, la main pressant sur l'extrémité des deux manches suffit pour opérer le rapprochement. Le broiement peut être insignifiant, mais on obtient la fixation de la tête par l'instrument.

CINQUIÈME TEMPS. — INTRODUCTION ET PLACEMENT DE LA BRANCHE DROITE.

C'est la main gauche qui guide l'instrument saisi de la main droite. Quand la cuiller éprouve de la difficulté à passer entre la tête et le bassin, il suffit de faire soulever légèrement la tête avec le perforateur et la branche gauche qui ne font qu'un avec celle-ci. Il est généralement facile d'amener cette cuiller à l'extrémité du diamètre transverse quand le bassin est modérément rétréci.

Mais dans les bassins étroits, lorsqu'on a placé la cuiller gauche devant la symphyse sacro-iliaque gauche, il serait bien difficile d'amener la cuiller droite à l'extrémité antérieure du diamètre droit du détroit supérieur, souvent même à l'extrémité du diamètre transverse; alors on se contente de l'introduire devant la symphyse sacro-iliaque droite et de l'y faire maintenir, puis l'opérateur pressant entre les mains les deux premières branches, qui forment pince sur la tête, s'en sert pour imprimer un mouvement de rotation à la tête et amener la partie de la tête qui doit être saisie par la cuiller droite en contact avec cette cuiller, le pivot vient ainsi vers la droite se présenter

à l'encoche de la cuiller droite et s'y emboîter naturellement ; de la sorte se trouve obtenue l'articulation
de la troisième branche avec les deux premières et la
tête se trouve saisie par un diamètre oblique, de l'apophyse malaire à l'apophyse mastoïdienne.

SIXIÈME TEMPS. — ARTICULATION ET GRAND BROIEMENT.

Nous venons de montrer comment s'obtient l'articulation. On place ensuite la vis de pression, et, ainsi
que le conseille M. Tarnier, on ne saurait effectuer
cette manœuvre avec trop de lenteur. Tantôt les deux
cuillers en se rapprochant restent dans le diamètre
du bassin qu'elles occupaient primitivement, tantôt
elles tournent parce que la tête s'accommode à la
forme du bassin.

Donc, une fois le broiement exécuté, ou bien la tête
tourne d'elle-même ou bien l'opérateur lui imprime
le mouvement de rotation qui met les diamètres rétrécis de la tête en rapport avec les diamètres étroits
de l'excavation. Alors, si le broiement suffit, on voit
la tête s'engager sous l'influence de très faibles tractions. Il ne faut pas employer d'efforts considérables
qui pourraient faire descendre la tête au prix de lésions
des parties maternelles ; il est préférable de procéder
tout de suite à un deuxième broiement.

Pour cela, on désarticule les deux branches que l'on
retire successivement, *mais on laisse en place le perforateur*, puis on introduit la branche gauche directement à gauche, la branche droite directement à droite
et on opère comme précédemment. De cette façon la
tête sera broyée suivant deux diamètres perpendiculaires.

Par des broiements répétés on réduirait la résistance de la tête sans déterminer la production d'esquilles.

Il peut se faire que dans des bassins fortement rétrécis la largeur du disque formé par la tête ne lui permette pas de s'engager dans les diamètres du bassin. Il faut extraire la tête par le cranioclaste. Truzzi et Bar ont modifié la branche perforatrice de telle sorte que la troisième branche étant enlevée, les deux premières saisissent la tête à la façon d'un cranioclaste. Dans tous les cas, après avoir enlevé le basiotribe, on pourrait appliquer le cranioclaste et la tête broyée se moulerait sur la forme de la filière.

Ces préceptes généraux étant posés, on peut alors passer en revue les différents cas de la pratique et indiquer les résultats qu'on peut attendre de l'opération.

Position occipito-iliaque gauche transverse. — Les expériences sur les fœtus, les opérations cliniques démontrent que, en saisissant bien la tête par le diamètre occipito-frontal dans les cuillers du basiotribe on obtient un résultat excellent. La tête est bien broyée et réduite à l'état d'un disque à plat : le diamètre instrumental est réduit au degré du maximum de rapprochement des cuillers et les portions de tête qui débordent en dehors des cuillers n'ont guère que 5 à 6 centimètres d'épaisseur. La largeur du disque atteint 10 à 11 centimètres.

Une autre manière de saisir la tête donne également au point de vue de la réduction d'excellents résultats. Elle consiste à appliquer une cuiller sur une apophyse mastoïde et l'autre sur l'arcade zygomatique de l'autre côté. La tête est ainsi saisie par un diamètre oblique et la réduction opérée dans ce sens donne un aplatissement remarquable de la tête sous la forme d'un disque très aplati.

Tels sont les résultats qu'on peut rechercher; il nous reste à dire comment on peut y arriver.

Il faudra, selon les circonstances, employer tel ou tel procédé.

Tête fléchie. — Si la tête se présente par sa portion occipitale, la perforation pourra être faite au niveau de la petite fontanelle, ou sur la suture sagittale, tout près de l'écaille de l'occiput, ou bien vers l'angle supérieur et postérieur d'un pariétal.

La perforation étant achevée et la branche médiane introduite, il faut conduire sa pointe vers le frontal et la faire tenir à cette place exactement. On procède ensuite au placement de la branche gauche à l'extrémité du diamètre transverse; elle s'applique ainsi sur l'occiput qu'elle embrasse jusqu'à sa base. On rapproche les deux branches par le petit broiement et l'on fixe le crochet, la tête se défléchit légèrement. On place ensuite la branche droite qui, en raison de sa longueur, va recouvrir toute la face. Reste à faire le grand broiement.

On peut rencontrer une difficulté au moment du placement de la cuiller droite. L'application de la face contre la ligne du détroit supérieur, un rétrécissement du diamètre transverse peuvent empêcher la cuiller droite d'arriver à l'extrémité du diamètre transverse. Il vaut mieux ne pas forcer la manœuvre et laisser la cuiller droite devant la symphyse sacro-iliaque droite et faire tourner la tête au détroit supérieur en se servant des deux premières branches pour ramener l'occiput en avant et à gauche de façon à ramener la face en arrière et à droite en regard de la cuiller.

Dans les bassins fortement aplatis il peut se faire qu'on ne puisse plus opérer la perforation sur la suture sagittale ou dans son voisinage immédiat, parce qu'on n'a plus la place nécessaire pour manœuvrer à son aise, On ne pourrait pas toujours non plus placer la cuiller gauche sur l'extrémité du diamètre occipito-frontal ou bien on serait exposé à ne pincer qu'un mince segment de la tête et à laisser la plus grande partie de la tête en dehors de l'action des cuillers. Il vaut mieux alors faire une application oblique quant à la tête.

Le perforateur étant placé, on introduit la cuiller gauche en arrière en rapport avec l'apophyse mastoïde on rapproche et on fixe les deux branches. On place la cuiller droite sur le diamètre transverse, ou, si ce n'est possible, devant la symphyse sacro-iliaque droite, et, pour articuler, on fait tourner la tête jusqu'à ce qu'on ait amené la région malaire du côté opposé en regard de la cuiller droite, on articule et l'on broie.

Dans le cas où le premier broiement n'aurait pas donné le résultat attendu, après avoir placé la tête une première fois écrasée en rapport avec le grand diamètre pelvien on ferait une nouvelle basiotripsie cette fois dans un sens perpendiculaire au diamètre saisi en premier lieu.

En cas d'insuccès dans l'extraction, emploi du cranioclaste.

Tête en position intermédiaire entre la flexion et la déflexion. — La perforation a lieu au niveau de la fontanelle bregmatique ou dans son voisinage.

Dans l'application faite dans le sens du diamètre transverse les règles d'opération sont les mêmes, mais il est bon de savoir que la branche gauche articulée avec le perforateur n'a pas une fixation suffisante sur l'écaille de l'occipital, aussi glisse-t-elle le plus souvent derrière l'oreille ; dans le petit broiement la partie occipitale peut donc échapper à l'action réductrice, tandis que la branche droite écrase bien la face. Mais la portion occipitale non réduite peut faire obstacle à l'extraction. Dans ce cas on ferait une deuxième basio-tripsie.

En résumé le cas serait simplifié si l'on pouvait fléchir la tête avant l'intervention.

Quoi qu'il en soit on pourrait, au lieu de chercher la prise selon le diamètre occipito-frontal, procéder de suite à une application oblique. (Bar.)

Et pour cela mettre la cuiller gauche sur la région de l'apophyse mastoïde qui est en arrière; amener la branche droite sur l'os malaire, c'est-à-dire en avant et à droite, et si cela est impossible, la laisser dans le diamètre transverse et imprimer à la tête une rotation à l'aide des deux premières branches, jusqu'à ce que la région malaire et zygomatique soit en regard de la cuiller droite.

Occipito-iliaque droite transverse. — Je dois commencer par dire que pour cette position, en se servant du basiotribe de M. Bar, il n'y a qu'à répéter ce que nous avons dit pour la position gauche, puisqu'il est entendu qu'avec cet instrument on peut transformer la cuiller droite en petite cuiller qu'on appliquera toujours la première et du côté de l'occiput; la cuiller gauche deviendra la cuiller longue et se trouvera appliquée à gauche sur la face. Ainsi, à part la question de l'orientation de l'occiput, tous les détails opératoires seront ceux que nous avons décrits.

Étudions l'opération faite avec le basiotribe Tarnier.

Tête fléchie. — Opération peu satisfaisante dans le diamètre transverse. Perforation aussi rapprochée que possible de la grande fontanelle pour diriger la pointe vers le frontal. La cuiller gauche ou courte va se trouver en rapport seulement avec le frontal, ou avec une faible partie de la face. Donc cette cuiller a peu de prise, et ne broiera pas le massif de la face. Tenant mal sur le frontal, elle glisse le plus souvent sur un côté. La grande cuiller ou droite trop longue pour la région occipitale va par son extrémité jusque sur la nuque et glisse d'un côté ou de l'autre vers la région pariétale du côté opposé à celui où a glissé la première cuiller. De sorte qu'il résulte de cette disposition que l'instrument ne tient que les os de la voûte, et encore obliquement. La base échappant à l'écrasement, il en résulte que cette tête ne peut franchir que les bassins très modérément rétrécis. En cas d'impossibilité d'extraction, faire la basiotripsie répétée.

Il conviendrait donc d'obtenir une meilleure réduction pour les cas où le bassin est plus sérieusement déformé. Pour y parvenir il faut réaliser une application oblique sur la tête. Dans ce but on dirige la cuiller gauche en arrière sur la région malaire et zygomatique qui correspond à la région articulaire sacro-iliaque gauche. Cette saisie augmente un peu la flexion et l'inclinaison sur le pariétal antérieur la branche droite devrait être ramenée en avant et comme c'est rarement possible on la laisse sur le diamètre transverse et on fait tourner la tête à l'aide des deux premières branches jusqu'à ce que l'apophyse malaire gauche soit en regard de la cuiller droite, on articule et l'on broie.

Tête en position intermédiaire entre la flexion et la déflexion. — Avec le basiotribe de Bar on commencerait encore par la cuiller droite devenue petite cuiller, comme dans l'application faite selon le diamètre transverse on peut observer un glissement. Il y aurait avantage à faire de suite une application oblique.

Basiotribe de M. Tarnier. — On obtient une prise

meilleure que dans le cas de forte flexion. Le perforateur étant introduit par la grande fontanelle, la petite cuiller ou gauche se trouve partiellement sur la face, d'où solidité de la prise après le petit broiement. Comme conséquence la cuiller droite se place bien sur l'occiput et la base est écrasée lors du grand broiement.

Pour les forts rétrécissements, l'application selon le diamètre transverse du pelvis exposerait à ne faire saisir qu'un segment postérieur de la tête. Pour tourner la difficulté, commencer la saisie selon le diamètre oblique droit en plaçant la cuiller sur l'arcade zygomatique du côté droit de la face, articuler et faire le petit broiement puis placer la cuiller droite d'après les procédés que nous avons déjà indiqués.

Tête dans les diamètres obliques.

Occipito-iliaque gauche antérieure. — Quoique moins fréquente que les positions transverses, on la rencontre parfois, surtout après les applications de forceps. Il faut éviter les applications des cuillers sur les côtés de la tête, parce que les cuillers, en saisissant soit le diamètre bimastoïdien glisseraient sur la portion occipitale et laisseraient le massif de la face intact, soit le diamètre bizygomatique qui est très peu réductible.

Il est préférable de saisir la tête par un de ses diamètres obliques, en plaçant la cuiller gauche sur l'apophyse mastoïde gauche, et la branche droite sur la région malaire droite (fig. 162).

En cas d'opération insuffisamment réductrice, faire la basiotripsie répétée.

Occipito-iliaque droite postérieure. — Tenter également une application selon un diamètre oblique de la tête.

Avec le basiotribe de M. Bar on commencerait par la branche droite dont la cuiller serait conduite sur l'apophyse mastoïde gauche.

Avec le basiotribe de M. Tarnier on commencerait par la branche gauche dont la cuiller saisirait la région malaire droite. La cuiller droite serait placée ensuite sur l'apophyse mastoïde gauche.

Occipito-iliaque droite antérieure. — Avec le basiotribe de M. Bar, commencer par la branche droite placée sur l'apophyse mastoïde droite, puis la gauche placée sur l'os malaire gauche.

Faire l'inverse avec le basiotribe de M. Tarnier.

Occipito-iliaque gauche postérieure. — Cuiller gauche sur l'apophyse mastoïde droite, cuiller droite sur l'os malaire gauche.

ARTICLE IV. — CRANIOCLASIE.

Si on se sert en France particulièrement du céphalotribe et du basiotribe, à l'étranger le cranioclaste jouit d'une certaine faveur auprès de beaucoup d'accoucheurs.

Le cranioclaste est une pince à os à laquelle Simpson a donné ce nom.

Auvard qui, en France, en a fait une étude spéciale, fait remarquer que la pince à os

« Fut esquissée par A. Paré, qui en faisait un instrument de morcellement, voie dans laquelle elle a été bien améliorée par Meigs et surtout par Robert Barnes ;

» Inventée par J. Mesnard, qui l'employait comme agent de traction et modifiée heureusement dans ce sens par Stein, Boër, Davis, Ramsbotham, van Huevel ;

» Transformée par J.-Y. Simpson en instrument de broiement;

» Enfin appropriée à d'autres buts que le morcellement, la simple traction et le broiement, à savoir l'inclinaison pour favoriser le passage des diamètres qui mettent obstacle à la descente de la tête. »

Simpson, pour faire ainsi de la pince à os un agent de broiement, lui donna des dimensions plus considérables, fenêtra une des cuillers, tandis que l'autre restait pleine. Celle-ci est destinée à pénétrer dans le crâne, l'autre se place à l'extérieur. Si on serre les manches il résulte que les mors saisissent ainsi les os interposés et peuvent les pincer pour déterminer un moyen de traction ou d'inclinaison, les broyer comme moyen de division, les arracher comme moyen de morcellement. Tels sont les services qu'on a demandés au cranioclaste; telle est l'origine de plusieurs méthodes opératoires proposées en faisant usage du même instrument.

L'instrument de Simpson (fig. 167) a l'inconvénient d'être un peu court; son mode d'articulation qui est semblable à celui des forceps (pivot et mortaise) s'enfonce à l'intérieur des organes pendant les opérations, ce qui est un inconvénient. Sa longueur totale est de 33 centimètres dont 14 centimètres de l'extrémité des mors à l'articulation.

Le professeur G. Braun (de Vienne) frappé des inconvénients du cranioclaste tel que l'avait construit Simpson, le modifia (fig. 168) de manière à pouvoir l'employer au détroit supérieur et, à cet effet, il donna à l'instrument une longueur égale à celle du céphalotribe, le munit de la courbure pelvienne, et adapta en outre aux manches de l'instrument le pas de vis et l'écrou du céphalotribe de Blot, qui

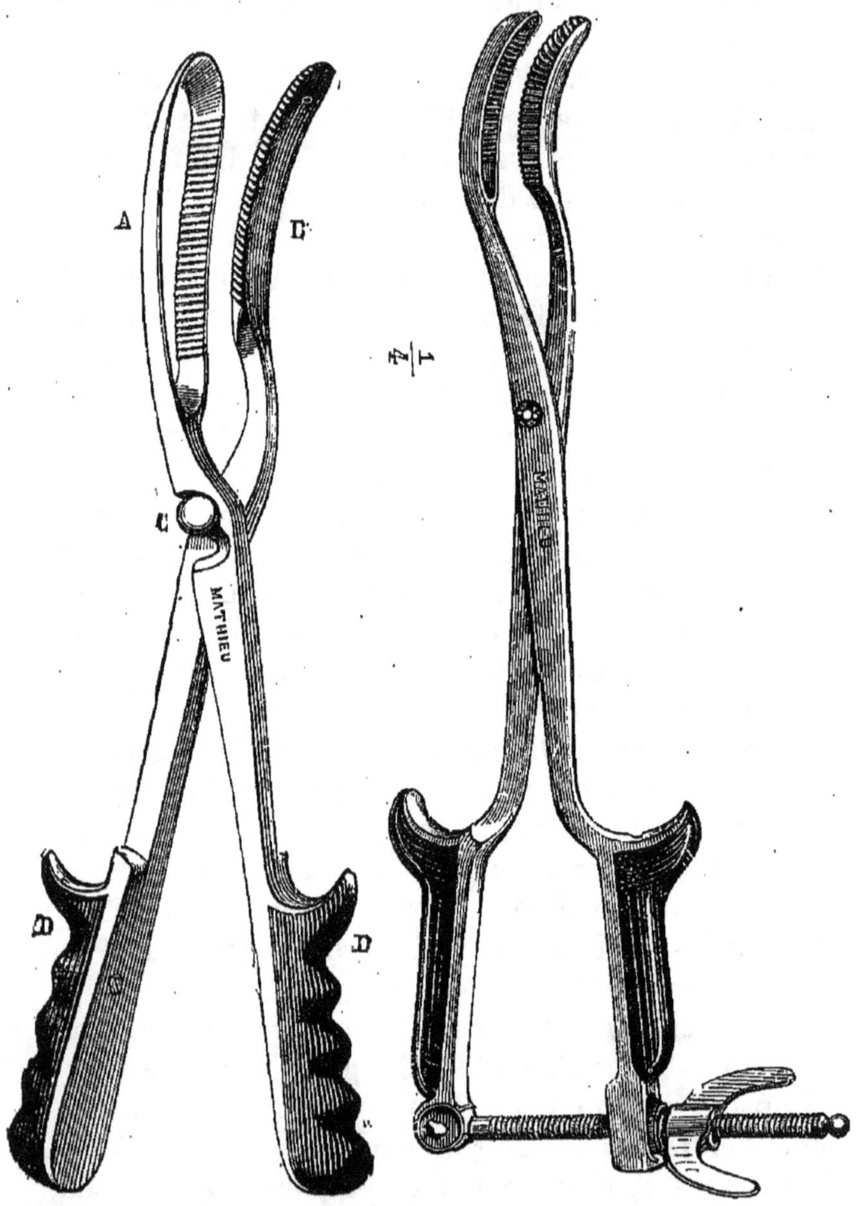

Fig. 167. — Cranioclaste de
Simpson.

Fig. 168. — Cranioclaste de
Braun.

permet de les rapprocher graduellement et de les serrer quand les cuillers saisissent une partie du crâne.

Nous indiquerons encore les deux modèles suivants :

a) Le *cranioclaste de Barnes* est peu différent de celui de Braun. Comme ce dernier il a une vis de pression ; ses dimensions paraissent moins considérables que celles de l'intrument viennois. La pince doit avoir les cuillers très légèrement courbées en forme de bec de canard et être construite de façon que, pendant la prise, les cuillers soient parfaitement parallèles. S'il est construit ainsi, les os et la peau du crâne étant saisis sur une large surface, il y a peu de risques d'arrachement ou de déchirure. L'instrument est pourvu d'une vis de compression à l'extrémité des branches.

b) *Cranioclaste d'Auvard.* — La branche femelle ou fenêtrée est celle du cranioclaste ordinaire, moins quelques modifications dans les courbures ; le pivot est fixé sur elle. La branche mâle se termine par un tire-fond qui se continue du côté concave avec une légère saillie (fig. 169).

Les courbures de l'instrument sont calculées de telle sorte qu'il peut s'articuler en deux sens. Dans le premier, les deux mors se regardent par leur concavité, les extrémités seules se touchent. Dans le second il y a emboîtement réciproque comme dans le cranioclaste ordinaire. Dans la première position il agit en broyant ; quand on retourne la branche mâle en deuxième position on obtient la pince à os ou cranioclaste (fig. 170).

Cette description sommaire du cranioclaste et de ses principaux modèles nous permettra de comprendre le principe des méthodes opératoires. L'instrument n'agissant que partiellement sur le crâne de l'enfant, et cela en raison de sa forme et des dimensions relativement restreintes des cuillers, pourra être orienté

20.

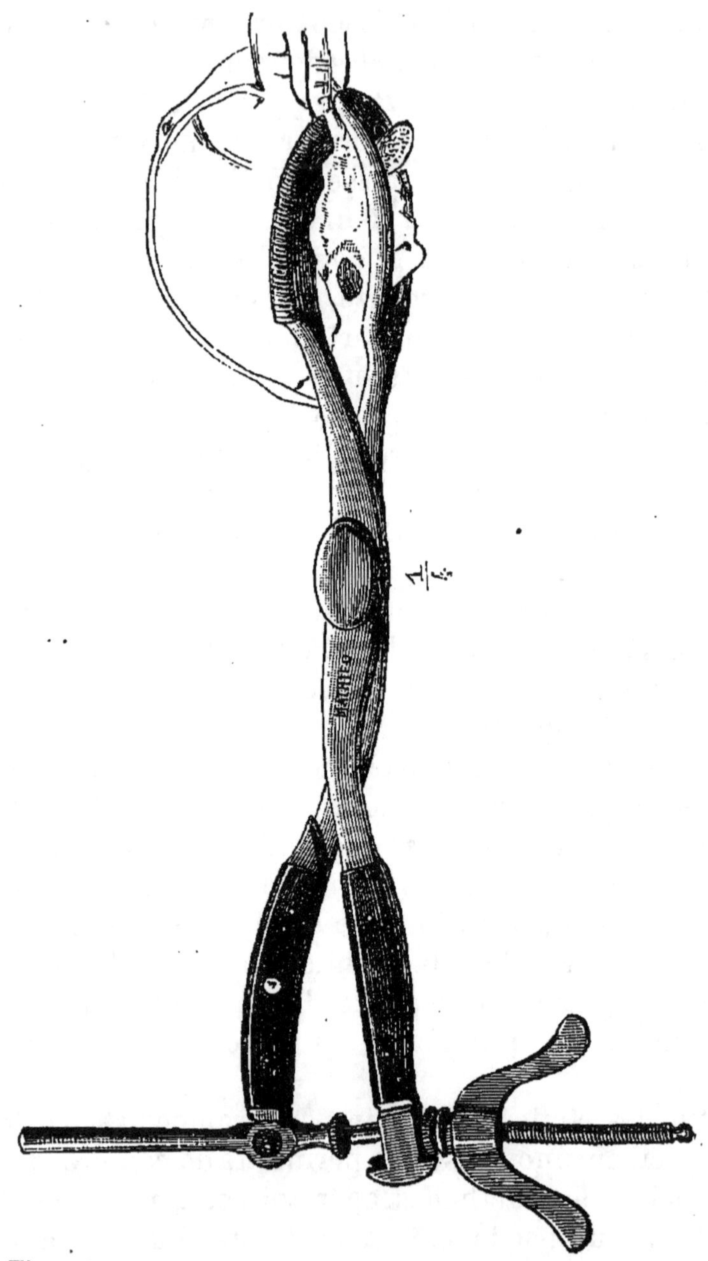

Fig. 169. — Cranioclaste de Auvard. Première position.

au gré de l'opérateur et déterminera conséquemment

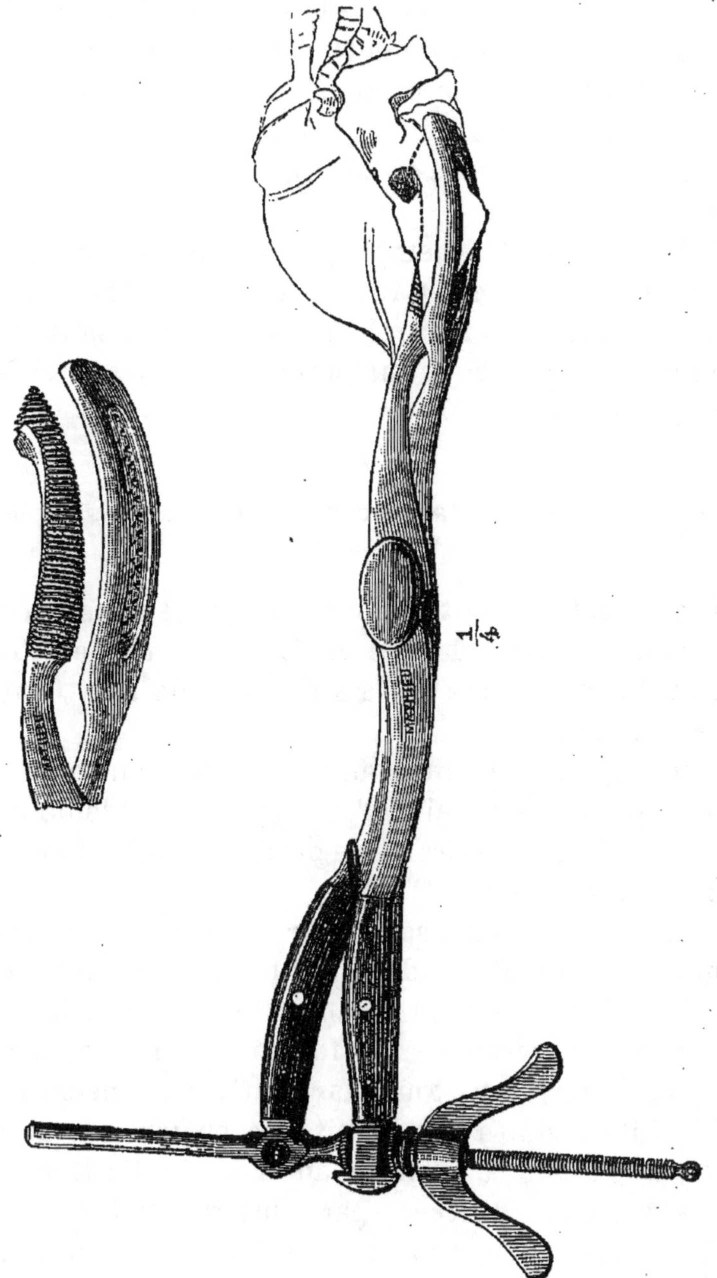

Fig. 170. — Cranioclaste de Auvard. Deuxième position.

des effets variables selon que la tête est saisie du côté des os de la voûte ou du côté des os de la base.

A. L'instrument, en premier lieu, peut être considéré comme un excellent tracteur appliqué à la tête préalablement perforée ou bien écrasée par tout autre instrument.

B. L'instrument est employé comme moyen de réduction pour la tête, et à ce titre, prend place à côté des autres instruments qui agissent en diminuant le volume de la tête pour lui permettre de franchir les voies pelviennes rétrécies.

§ 1er. — Du cranioclaste considéré comme simple tracteur.

Le cranioclaste agit comme une pince à os excellente pour entraîner la tête perforée ou broyée à travers la filière ; la tête alors s'accommode à la forme de cette filière.

La tête ayant été simplement perforée, sur quel os faut-il appliquer la pince? L'expérience démontre qu'il est toujours préférable de placer la cuiller femelle du côté de la face.

Quand la tête a été broyée par un instrument quelconque, le cranioclaste devient un excellent tire-tête, car : 1° il tient très bien la tête; 2° il permet à la tête disloquée de se mouler sur la forme de la filière, parce que la tête, libre dans tous ses diamètres, conserve sa malléabilité acquise par le fait des broiements antérieurs, et c'est là le grand avantage de cette traction sur la traction exercée par l'intermédiaire d'instruments comme le céphalotribe, le basiotribe, qui, tenant la tête dans les cuillers, lui imposent une forme fixe en même temps qu'une dureté qui ne sont pas sans nuire aux parties molles maternelles.

Il est donc bon de se souvenir qu'on a un excellent tracteur dans le cranioclaste dès l'instant que l'instrument broyeur n'entraîne pas facilement la tête.

§ 2. — Cranioclaste comme moyen d'action sur la tête dans les cas dystociques.

Le cranioclaste peut donner une inclinaison voulue à la tête pour lui permettre de s'accommoder plus exactement à la forme du bassin ;

Le cranioclaste peut broyer la tête ;

Le cranioclaste peut morceler la tête.

Tels sont les trois principaux modes d'action de cette pince que nous devons passer en revue.

Le cranioclaste fait passer la tête en l'inclinant. — On peut donner à la tête trois sortes d'inclinaison qui, au point de vue de la facilité dans l'extraction, n'ont pas la même valeur.

A) Nous n'indiquerons l'inclinaison occipitale que pour dire qu'elle ne peut donner que des résultats peu satisfaisants.

Ce procédé consiste, après avoir fait la perforation aussi rapprochée que possible du *lambda*, à introduire la branche mâle inclinée vers l'occiput et à placer la branche femelle sur la ligne médiane du côté de l'occiput. On abaisse ensuite la région occipitale de façon à exagérer la flexion de la tête du côté de l'occiput et à rendre vertical le cône basio-facial. Or, la prise fournie par l'occiput est peu solide ; d'autre part la face et le cou sont obligés de franchir simultanément le canal pelvien : telles sont les raisons qui rendent peu efficaces les tractions exercées dans ce sens.

B) *Inclinaison latérale ou temporale* (procédé indiqué

par Fabri). — On commence par faire la perforation sur le pariétal postérieur, puis on place le cranioclaste en arrière, du côté de l'occiput, par conséquent sur la région pariéto-occipitale que l'on abaisse par un mouvement de bascule. L'instrument étant enlevé, on le replace sur le frontal postérieur et on abaisse ainsi à son tour la tubérosité malaire. Par ces deux applications successives on a fait descendre la partie postérieure de la tête au-dessous de l'angle sacro-vertébral. Cette portion entraîne ensuite l'antérieure qui glisse derrière le pubis. La base franchit donc de biais le détroit supérieur.

Les expérimentations permettent de faire ainsi passer une tête à terme par un bassin mesurant 60 millimètres comme diamètre minimum.

C) *Procédé frontal* (appliqué surtout par Braun). — La perforation étant faite, on repousse l'occiput avec la branche mâle introduite de façon à défléchir la tête et à produire une présentation du front. Puis on applique la branche femelle sur la région frontale. Selon le degré de déflexion obtenue, la branche femelle arrive plus ou moins loin sur la face. Dans les cas favorables la branche femelle va jusqu'à la bouche ou le menton et la branche mâle peut broyer l'apophyse basilaire, la selle turcique. Dans les moins favorables, l'extrémité de la branche femelle n'arrive qu'à la racine du nez, et dans ce cas, ni la face, ni la base ne sont atteintes par les mors de l'instrument. Entre ces deux types d'applications, on trouvera tous les intermédiaires dans lesquels l'extrémité de la branche femelle correspond à un point variable compris entre la racine du nez et le menton.

Deux manières de tirer se présentent; cela dépend de la prise de la cuiller femelle : Quand la cuiller

femelle est appliquée sur toute la face, et que l'instrument est bien fixé, on commence par imprimer à
la tête un mouvement de rotation de telle sorte que la
cuiller femelle (et par conséquent le menton) soit dirigée vers la symphyse sacro-iliaque du côté où était
primitivement le menton ; le diamètre bimalaire se
trouve ainsi dans un diamètre oblique. Puis on couche
la face horizontalement dans le détroit pour la faire
passer de la direction verticale à la direction horizontale, et cela en relevant les manches de l'instrument,
ce qui détermine la bascule de la tête. La face étant
engagée ainsi dans l'excavation, il ne reste plus qu'à
entraîner la base qui s'est placée verticalement. Dans
ces conditions la tête paraît pouvoir franchir un rétrécissement de 55 millimètres.

Quand la perforation est assez éloignée du front et
qu'ainsi la cuiller femelle n'atteint plus que le front
ou une légère partie de la face, on n'obtient plus qu'une
légère déflexion. Il est alors impossible d'amener la
face avant la base ; les deux parties s'engagent simultanément dans le bassin et franchissent ensemble le
rétrécissement.

La souplesse de la tête constitue un élément bien
important pour le succès de l'extraction par le cranioclaste. La dureté de la tête rend les résultats moins
favorables, parce que la branche mâle ne mordant
pas dans les os, glisse ainsi sur l'occiput et la selle
turcique. Pour ces cas défavorables il faudra au moins
66 millimètres d'ouverture pelvienne.

Pendant l'extraction, il faudra encore avoir soin de
tourner la cuiller femelle du côté de la symphyse sacro-
iliaque correspondant au côté du bassin occupé par
la face, afin de placer le diamètre bimalaire dans le
diamètre oblique opposé.

Vouloir faire tourner le menton en avant serait amener la voûte contre l'angle sacro-vertébral contre lequel elle butterait, et l'engagement ne pourrait se produire.

Un accident qu'on voit se produire lorsque le cranioclaste ne tient que les os de la voûte, c'est l'arrachement des os saisis, surtout si, en raison de la résistance, on tire vigoureusement.

Il serait donc à désirer que l'on pût toujours saisir le massif de la face qui fournit une excellente prise. C'est pourquoi on a cherché le moyen de défléchir la tête pour substituer une présentation de la face à la présentation du sommet.

Nous avons vu qu'avec le procédé de Braun on obtenait un certain degré d'inclinaison frontale et que dans les cas favorables la cuiller femelle atteignait le menton, et qu'alors en communiquant un mouvement de bascule par le relèvement des manches, on engageait la face.

Pourrait-on défléchir complètement la tête pour la saisir ensuite comme une présentation de la face, celle-ci se prêtant tout particulièrement aux applications du cranioclaste ?

Voici les moyens qui ont été proposés :

a) *Procédé de Pugliati.* — La perforation étant faite, on introduit un ou deux doigts dans la perforation ; ils prennent point d'appui sur le bord de cette perforation et repoussent la tête du côté de l'occiput.

b) *Procédé de Braun.* — La branche mâle étant dirigée à l'intérieur du crâne vers l'occiput, Braun exerce avec cette branche des pressions du côté de cet os pour agir sur l'extrémité postérieure du bras de levier constitué par la base, de façon à faire remonter l'occiput et abaisser la face.

c) *Procédé de Narich.* — La branche femelle est introduite entre la paroi du bassin et la face du fœtus, s'applique sur la convexité de la région frontale et accroche par son extrémité le maxillaire. On place la main gauche par-dessus la mortaise, la main droite appliquée sur le manche fait exécuter à la branche un mouvement combiné de traction et de levier dans le sens latéral, mouvement en vertu duquel le menton s'abaisse, tandis que la région occipitale et le vertex glissent et remontent en sens inverse.

d) *Procédé de Cuzzi.* — Faire deux applications de cranioclaste, la première sur le front pour abaisser la face, la seconde pour saisir celle-ci.

e) *Procédé de Braxton Hicks.* — Cet auteur introduit un petit crochet mousse dans un orbite pour abaisser ainsi la face.

f) *Procédé d'Auvard.* — Avec un passe-lacs qui a de la ressemblance avec le transforateur de Hubert, Auvard introduit à travers le massif de la face un lacs sur lequel il a fait un nœud d'arrêt. Tirant sur le chef opposé il fait basculer la face qu'il amène en rapport avec le détroit supérieur. Cet instrument excellent en théorie et dans les expériences n'a pas la sanction de la pratique.

En résumé, il ne semble pas qu'on arrive en clinique à produire une vraie déflexion. Cette bascule, qui se produit très bien à ciel ouvert sur les mannequins, rencontre des résistances dans la pratique tant du côté du segment inférieur que du cercle pelvien. Ce que l'on obtient, c'est l'inclinaison frontale à des degrés divers.

§ 3. — Le cranioclaste envisagé comme agent de broiement

Auvard a proposé de produire la réduction de la base du crâne à l'aide de son cranioclaste.

Voyons d'abord le principe de l'opération :

Il s'agit, d'après Auvard, de réduire le massif facial qui s'étend du trou occipital à la face. Pour y réussir avec le cranioclaste de cet accoucheur, on commence d'abord par faire une perforation du crâne au niveau de la voûte et aussi large que possible avec un trépan ou l'instrument de Blot. On insinue l'index dans la cavité crânienne et, avec ce doigt, on va à la recherche du trou occipital ; puis, après avoir évacué la matière cérébrale, on procède à l'introduction de la branche mâle de l'instrument dans la direction du trou occipital. Le tire-fond, qui termine la branche mâle, entre pour ainsi dire spontanément dans cet orifice dont les bords servent de guide à la pointe de l'instrument, et, pour le fixer, on imprime à la branche un ou deux tours complets, dans le but de faire mordre le pas de vis. On confie le manche à un aide.

On place ensuite la cuiller femelle sur la face, puis on articule de façon que les mors se regardent par leur concavité ; cela se reconnaît par les dessins taillés sur les poignées des manches, qui fournissent ainsi la représentation exacte de la disposition des cuillers. La tête étant ainsi prise, on place la vis de pression et on commence le broiement en serrant doucement et progressivement

Le broiement terminé, on desserre la vis, on tourne la branche mâle dans l'autre sens, et on réapplique l'instrument en ayant soin de l'attirer un peu en bas pour que la prise soit moins haute que la première fois, que les os broyés ne soient pas pincés aussi complètement que tout à l'heure et conservent pour l'extraction toute leur souplesse ; et l'on fait l'extraction avec cette pince fixée sur la tête broyée. Pendant cette extraction on doit avoir soin de faire tourner légère-

ment la tête de telle sorte que le bimalaire corresponde à un des diamètres obliques du bassin.

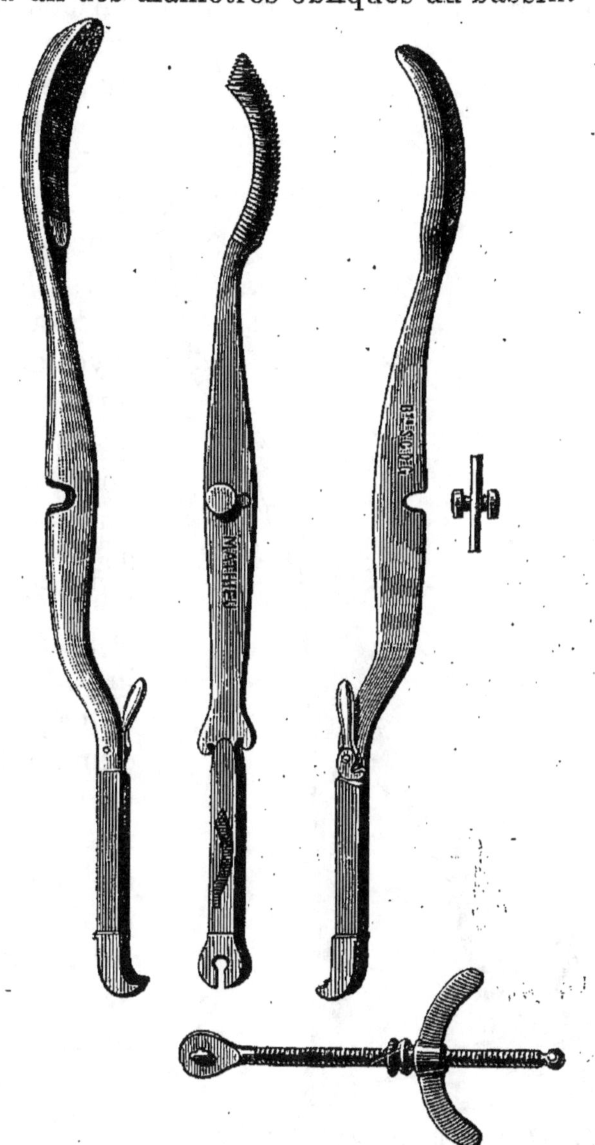

Fig. 171. — Embryotome céphalique d'Auvard.

Il ne faudrait pas s'attendre à rencontrer des cas
toujours aussi simples.

La tête, par exemple, peut présenter une forte inclinaison latérale, inclinaison sur un pariétal, comme cela se voit dans les bassins aplatis au détroit supérieur. Dans les cas de ce genre, Auvard conseille, après perforation, d'essayer de redresser la tête en tirant sur les bords de la perforation, ou bien d'agir à la façon d'un levier avec la branche mâle introduite, et si l'on a pas réussi, d'implanter la branche mâle sur un autre point que le trou occipital qu'on ne peut plus atteindre dans ce cas. Il conseille de l'implanter dans la fosse cérébelleuse postérieure, en arrière du

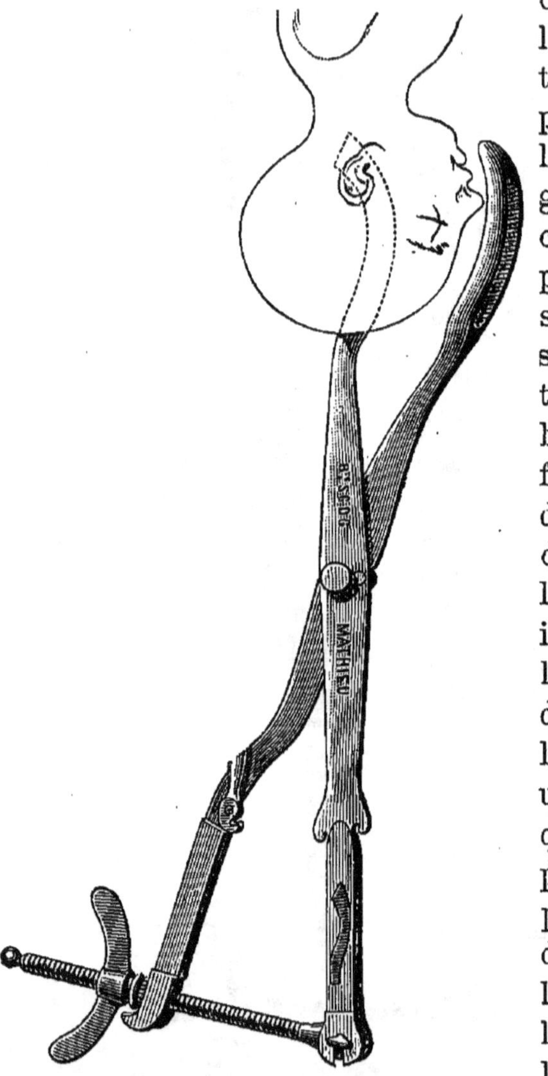

Fig. 172. — Embryotome céphalique d'Auvard. Application comme cranioclaste.

rocher correspondant et de l'y fixer par un ou deux tours. La branche femelle appliquée sur la face ne pourra pas embrasser la partie médiane, mais atteindra simplement la tubérosité malaire postérieure. Le broiement sera fait de la tubérosité malaire au rocher correspondant et sera en conséquence moins complet que dans les cas favorables. Pour obtenir l'inclinaison voulue du diamètre bimalaire pendant l'extraction, le cranioclaste devra être amené en rapport avec le promontoire ou avec le côté de cette saillie opposé à celui où l'instrument avait été appliqué.

Dans ce genre d'application on est exposé à voir le perforateur glisser sur la face oblique de la fosse

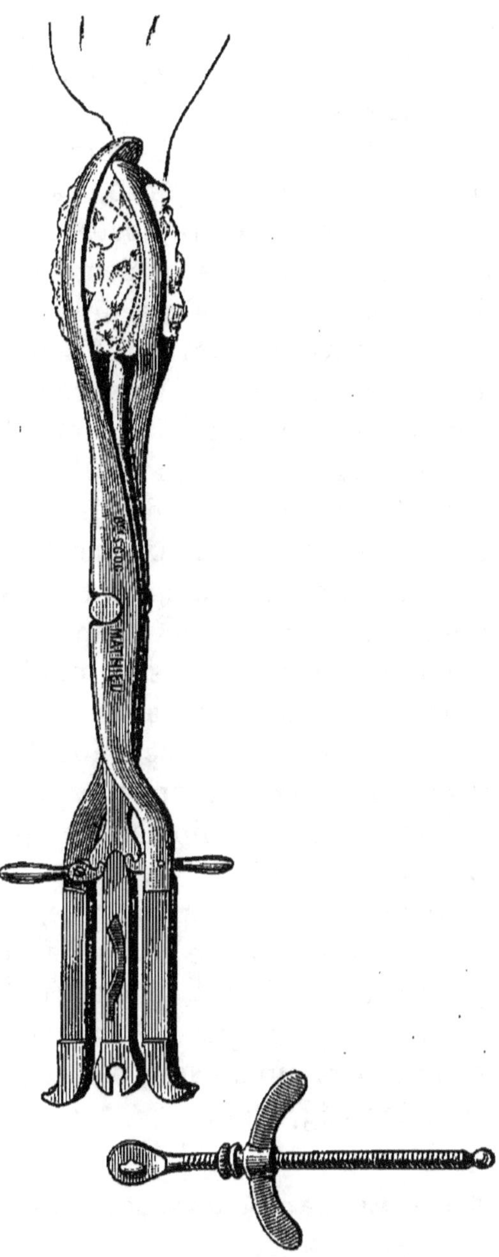

Fig. 173. — Embryotome céphalique d'Auvard. Application des trois branches à la façon d'un basiotribe.

cérébelleuse. La pointe pourrait aussi dépasser la paroi osseuse et perforer la peau,ce qui ne se ferait pas sans danger.

Dans les bassins très rétrécis, Auvard propose la cranioclasie répétée qui se pratique en plaçant le cranioclaste en première position, d'abord sur la partie moyenne de la face et deux autres fois sur chacune des tubérosités malaires, puis l'instrument étant placé en deuxième position sur l'occiput l'opérateur procède à l'extraction. La tête ainsi réduite peut passer dans le bassin, grâce à sa grande malléabilité.

Pour rendre l'action de l'instrument de broiement plus efficace, M. Auvard a ajouté une troisième branche s'articulant sur les deux premières et constituant ainsi un instrument analogue au basiotribe auquel il a donné le nom d'embryotome céphalique (fig. 171).

L'auteur expose ainsi le mode d'application :

1° On fait la perforation avec la branche mâle ;

2° On applique la seconde branche et on serre la vis de pression correspondante ; la tête est alors saisie comme avec le cranioclaste en première et en seconde position (fig. 172) ;

3° Si on veut appliquer la troisième branche, on l'introduit de l'autre côté, la seconde étant maintenue par un cran d'arrêt spécial, qui existe aussi pour la troisième, alors que le broiement est complet. On accomplit également le broiement à l'aide de la vis de pression (fig. 173).

§ 4. — Le cranioclaste comme agent de morcellement.

R. Barnes décrit en ces termes son procédé opératoire :

Nous introduisons la petite branche dans le crâne et

nous glissons la branche externe entre le fragment
osseux que nous voulons enlever et la peau ; ayant
ainsi saisi un large morceau du pariétal ou de l'occipital, nous le tordons brusquement pour le détacher,

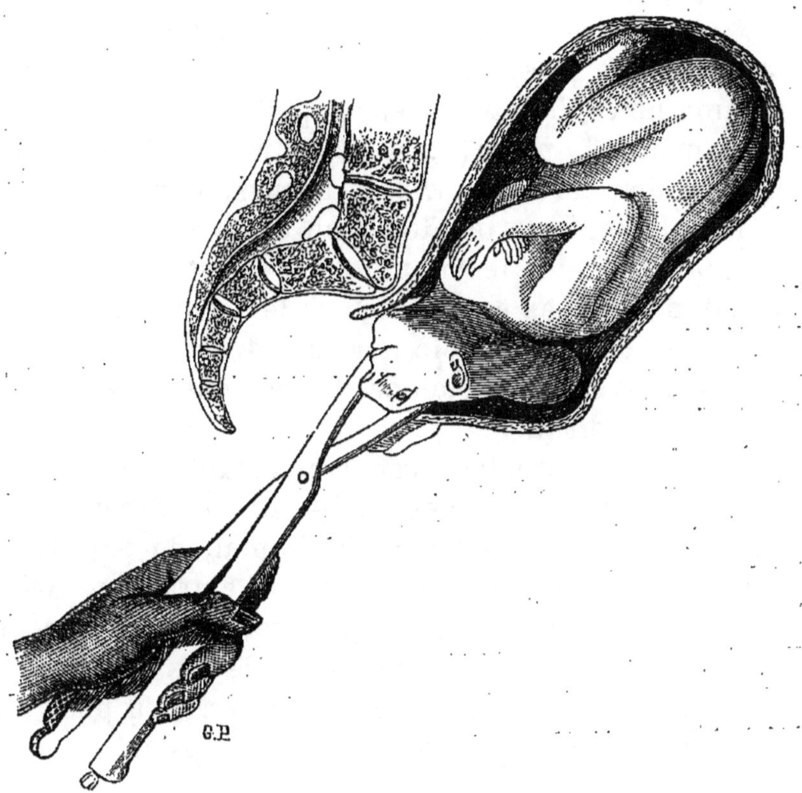

Fig. 174. — Morcellement par le procédé de Barnes et mode
d'extraction de la tête à travers le bassin.

puis nous l'arrachons doucement, en le guidant avec
la main gauche qui protège le vagin. Si la distorsion
pelvienne n'est pas extrême, il peut suffire d'enlever
deux ou trois fragments, par exemple, un angle du
pariétal et un de l'occipital. L'arcade crânienne étant
ainsi brisée, ce qui en reste s'aplatit aisément sur la
base, formant un disque ou un gâteau plat, lorsque

la tête est comprimée dans l'ouverture du détroit. Lorsque nous en avons arraché assez pour permettre cet aplatissement, nous saisissons avec les cuillers du cranioclaste le front et la face ; la vis qui se trouve à l'extrémité des manches aide à l'écrasement du frontal et assure une prise solide. Le cranioclaste agit comme un céphalotribe, sur lequel il a l'avantage de tenir moins de place (fig. 174). Puis nous tirons dans la direction de la courbe de Barnes. A mesure que la tête descend, le menton tend à tourner en avant ; on peut aider à cette rotation avec l'instrument. Cette rotation n'est pas nécessaire, car le cas diffère entièrement de celui d'une tête normale. L'occiput ne peut pas se renverser sur le dos. Le tête vient de champ comme un disque.

Si le rétrécissement est considérable — de 63 à 51 millimètres ou au-dessous — il est prudent d'enlever la plus grande partie du frontal, du pariétal et de l'occipital, avant de commencer l'extraction. Grâce à ce procédé, dit Barnes, on peut terminer l'accouchement dans tous les cas, sauf dans le cas de rétrécissement extrême. Nous sommes certain qu'il peut lutter avantageusement avec la céphalotripsie.

RÉDUCTION ET EXTRACTION DU TRONC

La réduction du crâne étant obtenue et la tête amenée hors des organes génitaux, il restera encore à faire l'extraction du tronc ou deuxième segment du fœtus qui se présente.

Il arrive très souvent que le tronc passe assez facilement dans les bassins qui ont nécessité la réduction du crâne, parce que les diamètres du tronc sont inférieurs à ceux de la tête, parce que aussi ces diamètres sont réductibles ; ce n'est que dans de très rares exceptions qu'on est obligé d'intervenir sérieusement pour amoindrir le volume du tronc ; il faut pour cela une filière bien rétrécie.

En règle générale on tire directement sur la tête et très en arrière pour engager le fœtus dans le plan du détroit supérieur. Si on ne tirait pas assez en arrière, on risquerait de faire appuyer une épaule sur le corps du pubis et d'arrêter ainsi le mouvement de progression.

Pour avoir une bonne prise on peut passer une serviette en cravate sur le cou pour être plus à son aise pour exercer ses tractions.

En cas de difficultés on peut recourir à la manœuvre décrite par Ribemont-Dessaigne : la tête étant broyée et de légères tractions n'engageant pas les épaules dans l'excavation, il conseille d'aller dégager successivement les deux bras et d'exercer des tractions simultanées sur le cou et sur les deux bras.

On commence d'abord par aller à la recherche d'un bras, ordinairement le bras postérieur que l'on abaisse et que l'on dégage. L'abaissement du second bras est parfois nécessaire. On peut éprouver quelque difficulté dans cette recherche lorsque le bras est très élevé. Ribemont conseille en pareil cas de porter l'index dans le creux de l'aisselle que l'on atteint toujours, d'exercer sur l'extrémité de l'humérus avec le bout du doigt une pression suffisante pour fracturer l'extrémité supérieure de l'os ; le bras est très facilement abaissé grâce à cet artifice.

Il n'est pas nécessaire de sectionner le cou de l'enfant, comme l'ont proposé MM. Guéniot et Bailly dans les cas de putréfaction du corps de l'enfant. On trouve plus de solidité quand on tire sur le cou et les bras réunis.

21.

M. Pinard, qui a eu recours bien des fois à la manœuvre de Ribemont, conclut en disant : « M. Ribemont a démontré que là où les épaules passent, le tronc passe toujours, et il nous a donné le moyen de faire passer les épaules. »

On pourrait aussi, à l'exemple de M. Pajot, appliquer le crochet mousse sur les épaules.

Si, exceptionnellement, on ne réussirait pas ainsi, il deviendrait nécessaire de réduire le volume du tronc, après avoir au préalable détaché la tête.

Le céphalotribe pourrait être appliqué pour écraser le tronc, mais il donnerait une prise peu solide pour entraîner le tronc.

Jacquemier conseille d'abord d'enlever les épaules, y compris les omoplates et les clavicules. Le céphalotribe pourrait être ensuite appliqué, mais il peut avoir pour effet de déterminer la fracture de plusieurs côtés à leur partie moyenne, et les fragments peuvent former des pointes aiguës capables non seulement de percer la peau qui les recouvre, mais encore de s'implanter profondément dans les tissus de la mère. On éviterait ce danger en enlevant le sternum après avoir divisé les cartilages costaux sur les bords.

Un des meilleurs moyens de traction serait le cranioclaste. On introduirait la branche mâle dans la cavité thoracique, tandis que l'on placerait la branche femelle sur la surface externe du corps fœtal au niveau d'un point résistant comme le rhachis. Avec cette pince solide on pourrait exercer des tractions capables d'entraîner le tronc. Si la portion saisie se laissait arracher, on le réappliquait plusieurs fois de la même manière et on extrairait ainsi le tronc en plusieurs fragments successifs.

CHAPITRE II

TÊTE ENGAGÉE DANS L'EXCAVATION.

On a rarement l'occasion de réduire le volume d'une tête à moitié descendue dans l'excavation.

Si la tête n'est *qu'en partie* engagée et retenue bloquée par le détroit supérieur, c'est que le rétrécissement est modéré, la craniotomie peut être alors suffisante pour amoindrir la résistance et permettre à la tête de passer spontanément, ou bien sous l'influence d'une traction exercée, soit avec le forceps, soit avec le tire-tête ou une pince à os.

Si un broiement devenait nécessaire, il serait en général bien facile à cause de cette fixation de la tête; pour l'exécuter on suivrait les mêmes méthodes que celles qui ont été indiquées pour la tête au détroit supérieur.

L'engagement de la tête peut être *profond*, comme dans les bassins rétrécis au niveau du détroit inférieur. L'obstacle à la sortie de la tête peut tenir à la forme du bassin, aux tumeurs des parties molles, ou à certaines anomalies dans le mécanisme de l'accouchement (certaines occipito-postérieures irréductibles).

Au point de vue clinique les cas peuvent se ranger en deux catégories : 1° ceux où le bassin est large et les voies suffisantes pour diriger à son aise les instruments; 2° ceux où la tête est pincée et l'espace restreint pour les manœuvres.

Dans le premier groupe de faits c'est la direction vicieuse de la tête qui est la cause d'arrêt plutôt que toute autre anomalie; il y a enclavement de la tête par engagement de diamètres céphaliques trop grands pour ceux du bassin. Dans ces cas la craniotomie et l'excérébration, en permettant à la voûte de s'affaisser, font déjà disparaître en grande partie cette disproportion entre diamètres.

Si cette opération ne suffisait pas, il serait facile d'appliquer le céphalotribe fenêtré qui réduirait la tête et la tiendrait bien. Autant que possible on chercherait à réaliser une prise oblique quant à la tête ou même une application fronto-occipitale. Mêmes considérations au sujet des applications de basiotribe et de cranioclaste pour lesquelles nous n'aurions qu'à répéter ce qui a été dit précédemment.

Dans le second groupe de faits, la tête se trouve arrêtée par le rapprochement pathologique des parois osseuses : c'est ce qui se présente, par exemple, dans les bassins en entonnoir; le rapprochement des ischions détermine un enclavement de la tête entre les deux tubérosités; les grands diamètres de la tête se plaçant dans le sens du diamètre antéro-postérieur du bassin.

La tête se trouve à proximité des doigts de l'opérateur sans que pour cela l'opération devienne bien facile en raison du manque d'espace.

La perforation et l'expulsion de la matière cérébrale pourraient lever cet obstacle et permettre l'introduction des cuillers des instruments de broiement entre la voûte et les parois pelviennes.

En cas d'insuccès avec le céphalotribe et le basiotribe, le cranioclaste pourrait encore, par l'un ou l'autre de ses genres d'application, arriver à peu près sûrement à démolir la tête, à l'incliner et à l'extraire, La cranioclasie répétée pourrait vraisemblablement donner dans ces cas de bons résultats.

CHAPITRE III

PRÉSENTATIONS DE LA FACE.

Les présentations de la face sont rares; l'accouchement, en règle générale, doit être abandonné à la nature. Nous avons vu que, dans certains cas, il fallait intervenir par le forceps ou la version pour soustraire l'enfant ou la mère à des dangers.

Le fœtus ne peut pas toujours être extrait dans son état d'intégrité. Deux causes peuvent réclamer des opérations de réduction : 1° l'enclavement de la tête en présentation de la face dans un bassin normal, quand la tête est descendue (spontanément ou par suite de manœuvres mal dirigées) le menton tourné en arrière et qu'il n'y a plus de progression possible; 2° le rétrécissement, de quelque nature que ce soit, de la filière pelvienne.

Dans le premier cas la tête plonge en grande partie dans l'excavation et est bien fixée, de sorte que les manœuvres opératoires s'en trouvent facilitées. Dans l'autre cas, le plus souvent la face est encore mobile ou un peu fixée au niveau du détroit supérieur. Niveau élevé, mobilité, peu d'espace, tels sont les facteurs qui entrent en jeu pour rendre l'opération moins facile.

On pourrait donc aussi établir cette distinction : face au détroit supérieur, face dans l'excavation.

Nous aurons particulièrement en vue les opérations faites sur la *face élevée*; ce que nous aurons dit à ce sujet s'appliquera également à la *face engagée* dans l'excavation.

Nous ne parlerons plus du tronc, la question étant déjà traitée.

Nous rappelons un principe : il est toujours utile de faire précéder toute opération de réduction du crâne de la perforation ; celle-ci suffit d'ailleurs dans certains cas pour permettre un accouchement spontané ou une extraction facile ; c'est pourquoi nous commencerons par l'étude de cette opération.

Article Ier. — Perforation du crane ou craniotomie.

Disons tout de suite qu'il n'y a pas un point unique sur lequel se pratique la perforation, que celle-ci peut être faite soit sur le front, soit par les cavités orbitaires, par les narines et même par la voûte palatine. On pourrait rechercher quelle est la région anatomique qui se prête la mieux à l'opération ; mais, dans la pratique, on donne la préférence à tel de ces points anatomiques parce qu'il est le plus à la portée des doigts et des instruments.

Il faut encore, dans ce choix, tenir compte de l'orientation de la face : le front est derrière l'arc pubien dans les positions mento-postérieures, par conséquent il est accessible aux instruments perforants : le front est au contraire, en arrière, dans les mento-antérieures, par conséquent non accessible ; il devient alors plus facile d'attaquer une cavité orbitaire, antérieure, par exemple.

On tiendra compte encore du degré soit d'inclinaison frontale, soit d'inclinaison mentale, l'une rendant le front plus accessible, l'autre la voûte palatine.

La perforation au niveau du front est très facile à cause de la forme même de l'os qui est plat ; les divers perforateurs pourront être utilisés, surtout l'instrument de Blot et les trépans. On prendra les mêmes précautions pour les parties molles maternelles que dans les opérations faites sur la voûte du crâne, c'est-à-dire qu'une main sera introduite pour protéger les organes et maintenir l'instrument en place.

Quand on suit la voie d'une cavité orbitaire on se sert avec avantage du perforateur de Blot. Le globe de l'œil se laisse déplacer ; les membranes fibreuses opposent une certaine résistance, celle-ci étant vaincue, l'instrument pénètre facilement dans le crâne après avoir traversé les minces parois osseuses,

D'après M. Bar on peut aussi se créer un chemin par la voie des narines.

Enfin dans la variété mentale il peut être indiqué d'attaquer la voûte palatine.

ARTICLE II. — CÉPHALOTRIPSIE.

Nous n'avons pas à tracer de nouveau les règles générales de l'application du céphalotribe. Mais nous avons à exposer l'action du céphalotribe sur la tête ainsi défléchie, à montrer comment l'instrument tient la tête, comment il agit sur tel diamètre saisi, et à établir les avantages et les inconvénients de chaque mode d'application.

La face peut avoir son diamètre mento-frontal soit dans le diamètre transverse avec les MIGT, MIDT, dans un diamètre oblique, avec les mento-antérieures gauche et droite, avec les mento-postérieures droite et gauche. Ce n'est que tout à fait exceptionnellement que le céphalotribe s'applique sur des mento-pubienne et mento-sacrée.

A. **Positions mento-transverses.** — On les observe le plus souvent dans les bassins aplatis. L'application de céphalotribe que l'on tente est pratiquée généralement dans le sens du diamètre transverse du bassin, elle réalise ainsi une prise de la tête de la région cervicale à la voûte.

Deux cas se présentent :

1° Le bassin est assez spacieux, l'instrument employé a des cuillers fenêtrées; l'opération peut donner de très bons résultats :

Le céphalotribe étant placé selon les règles sur une de ces positions transverses gauche ou droite on verra que le menton et les parties molles de la région cervicale peuvent faire saillie dans la fenêtre de la cuiller et prévenir le glissement de cette cuiller. L'autre branche s'appliquera sur la voûte, et si elle reste bien parallèle à la direction de la suture sagittale, elle ne subira aucun glissement. Par conséquent le broiement pourra s'exercer *in situ* et donner un bon résultat : Sous l'influence du rapprochement des cuillers, la voûte du crâne s'enfonce jusqu'au plan basial, la cuiller appliquée sur le cou et le menton s'enfonce dans les parties médianes osseuses de la face en les détruisant et séparant la partie médiane du sphénoïde d'avec les parties latérales; la tête se trouve ainsi réduite à un disque très aplati.

2° Le bassin est étroit, le céphalotribe employé a des cuillers pleines et étroites. Cette opération donne rarement des résultats satisfaisants, à cause du glissement certain des cuillers. La cuiller pleine, qui est appliquée sur le menton et la partie médiane de la région cervicale, ne peut s'y fixer, elle glisse en avant ou en arrière, le plus souvent en arrière. La branche appliquée sur la voûte, qu'il sera bien difficile de placer parallèlement à la suture sagittale, glissera également de sorte que les deux cuillers abandonneront pendant le rapprochement la ligne médiane de la tête et ne pinceront qu'une portion minime de la tête, tan-

dis qu'une portion volumineuse de la tête échappera
à l'action de l'instrument.

En conséquence l'instrument dérape fatalement pendant l'extraction et la tête trop volumineuse, et tendue
par la matière cérébrale qui n'a pu s'échapper par
l'orifice de perforation souvent comprimé, ne peut
franchir l'obstacle.

Pour terminer l'accouchement avec le même instrument, on n'aurait d'autre ressource que de procéder à
une céphalotripsie répétée qui, pratiquée comme nous
l'avons vu pour le sommet, écraserait la tête dans le
sens de plusieurs de ses diamètres.

En cas de glissement du céphalotribe pendant l'extraction nous rappelons qu'on peut employer le forceps
ou le cranioclaste.

Théoriquement, dans le cas que nous venons de décrire, on pourrait se proposer de placer le céphalotribe
obliquement par rapport à la tête pour saisir d'un côté
de la face à la bosse frontale du côté opposé afin d'obtenir un broiement plus effectif, mais, pratiquement, il
est presque impossible de maintenir la cuiller sur le
côté du maxillaire, et pendant le broiement les cuillers
glissent dans le sens des diamètres transverses de la
tête.

En résumé, dans les bassins modérément rétrécis,
les céphalotribes à cuillers fenêtrées peuvent saisir et
réduire la tête, mais dans les cas plus compliqués :
bassin étroit, cuillers pleines, l'opération de la céphalotripsie est difficile et n'atteint pas le but désiré, à
moins de recourir à ce qu'on appelle la céphalotripsie
répétée.

Positions dans les diamètres obliques. — La position de ce genre qui se rencontre le plus souvent est
la mento-iliaque droite postérieure, et en deuxième

ligne la mento-iliaque gauche antérieure. On peut avancer qu'elles s'observent plutôt dans les bassins normaux ou peu déformés que dans les bassins fortement rétrécis, donc le maniement des instruments est relativement facile.

Recherchons, au point de vue théorique, la manière de réaliser une bonne prise.

Mento-iliaque droite postérieure. — Pour saisir la tête du menton au front, il faudrait placer les cuillers dans le sens du diamètre oblique gauche du bassin, opération paraissant difficile.

Vient-on à placer les cuillers dans le sens du diamètre transverse du bassin, ou prise directe quant au bassin, on saisit la tête d'une région frontale (gauche) à la région maxillaire (droite). Si les cuillers ne déviaient pas, on aurait un écrasement de la tête dans le sens d'un diamètre oblique, c'est-à-dire excellent, mais pratiquement la prise ne se maintient pas. La cuiller gauche restera sur le côté de la voûte où elle est, mais la cuiller droite glissera sur le plan dur de la face, et gagnera l'oreille de ce côté et viendra près de la voûte ; la tête sera pincée, mais le massif de la face échappera à peu près à l'action des cuillers. Conclusion : ne pas attendre un résultat définitif d'une seule application.

Placées dans le diamètre oblique droit, les cuillers saisiraient la tête par ses diamètres transverses, soit le bimalaire à peu près irréductible, soit un des diamètres de la voûte qui s'écraserait, mais la réduction n'atteindrait pas le massif de la face.

Mento-iliaque gauche antérieure. — Nous aurons dans ce cas les mêmes considérations à établir :

Il est difficile de saisir la tête du cou au front dans le sens du diamètre oblique gauche.

Placées dans le diamètre transverse du bassin les cuillers saisissent la tête du maxillaire droit à la région frontale gauche ; ne pas compter voir la cuiller gauche rester dans cette direction, elle glissera vers l'oreille et même sur la voûte ; le massif facial restera à peu près intact.

L'instrument est-il introduit selon le diamètre oblique droit, on risque de n'écraser que la voûte ou de serrer insuffisamment le diamètre bimalaire, *à moins que*, la perforation faite par l'orbite ou le nez, ayant déjà disloqué les os de la face, les cuillers n'arrivent à s'implanter dans le massif facial. Les parties céphaliques non comprises dans les cuillers seront de diamètres restreints, l'aplatissement sera notable ; le diamètre mento-occipital sera augmenté. On voit donc qu'en ouvrant le crâne par la voie des cavités de la région faciale il est encore utile d'écarter les branches des ciseaux dans tous les sens pour faire éclater les os.

Pour les mento-iliaque gauche postérieure et mento-iliaque droite antérieure, nous aurions à redire ce qui vient d'être exposé, en tenant compte de la différence de côté ; nous ne voyons pas utilité à le faire.

Pour les positions mento-pubiennes et (mento-sacrée ?) la prise directe quand au bassin saisira la tête par ses diamètres transverses ; nous venons de voir comment on arrive à bien écraser le massif facial.

Présentation du front. — Quand la tête, dans cette situation occupe le diamètre transverse, le céphalotribe à branches fenêtrées pourra donner un bon résultat parce que la branche appuyée du côté de la face ne glissera pas, grâce à l'encastrement du menton dans l'ouverture de la fenêtre. Cette cuiller écrasera la base tandis que l'autre effondrera la voûte.

Si, par suite d'autre direction de la tête, les diamètres transverses céphaliques étaient saisis dans les cuillers, le broiement donnerait des résultats sensiblement les mêmes que ceux qu'on obtient dans les cas où la tête se présente par le sommet, si la tête, tout en se présentant par le front est peu défléchie. Ils se rapprochent de ceux obtenus dans le cas de présentation de la face, si la plus grande partie de la face est accessible (Bar).

ARTICLE III. — BASIOTRIPSIE.

Mento-iliaque gauche transverse. — Selon le degré de facilité, on pratique la perforation soit sur le front soit par l'une ou l'autre cavité orbitaire, puis on introduit la branche médiane par l'orifice de perforation : vers l'occiput si l'orifice de pénétration est sur le front ; le manche est relevé si l'alésoir a pénétré par l'orbite antérieur ; la manche est abaissé contre la commissure postérieure si l'alésoir a pénétré par l'orbite postérieur, cela étant fait dans le but de maintenir les cuillers dans la direction de la suture sagittale. Le manche étant bien maintenu par un aide, on introduit la cuiller gauche et on l'amène sur la partie médiane du cou, puis on procède au petit broiement qui détermine un certain degré de flexion.

On place ensuite la cuiller droite à l'extrémité droite du diamètre transverse ; elle doit s'appliquer sur la partie médiane de la voûte, et l'on procède au grand broiement.

Si les cuillers ont bien saisi le diamètre mento-frontal la réduction peut être excellente, la tête formera un disque aplati pouvant s'accommoder à la forme du détroit supérieur.

Mais il faut s'attendre à voir les cuillers glisser en

avant ou en arrière, parce que la région frontale ne fournit pas un point d'appui suffisant pour retenir la cuiller, celle-ci glisse facilement sur un côté et entraîne la cuiller gauche de sorte que la tête n'est saisie que dans un segment restreint, et qu'une large portion reste en dehors de l'action des cuillers. L'extraction ne peut être obtenue. Il devient nécessaire de retirer les cuillers, et de les réappliquer dans le sens d'un autre diamètre pour broyer de nouveau la tête.

On pourrait essayer de mettre de suite les cuillers sur un diamètre oblique de la tête, en plaçant la cuiller gauche sur le côté droit du maxillaire inférieur, puis le petit broiement exécuté, en amenant la cuiller droite sur le diamètre transverse ; puis, à l'aide des deux premières branches on imprimerait à la tête un mouvement de rotation ayant pour but de ramener le coronal gauche en contact avec la cuiller droite ; le broiement exécuté dans ce sens produirait un excellent résultat.

Mento-iliaque droite transverse. — L'opération pratiquée avec le basiotribe de M. Tarnier aurait l'inconvénient de mettre la grande cuiller droite en rapport avec la saillie du sternum sur laquelle elle glisserait. Il serait plus rationnel d'employer le basiotribe de M. Bar, dont la cuiller droite placée la première et devenue la plus petite s'adapterait mieux à la région cervicale. On placerait en second lieu la cuiller gauche sur la voûte, elle deviendrait la cuiller longue.

On pourrait également tenter une application oblique du côté gauche du maxillaire à la bosse coronale droite.

Mento-iliaque gauche antérieure. — La branche médiane étant introduite par l'orbite antérieure, la cuiller gauche serait amenée sur le côté droit du maxillaire, la cuiller droite sur la bosse coronale gauche. En cas de broiement insuffisant, basiotripsie répétée.

Mento-iliaque droite postérieure. — L'orbite postérieure se prêterait bien à l'exécution de la perforation. La branche gauche s'appliquerait sur la bosse coronale gauche, tandis que la cuiller droite serait amenée sur la partie droite du maxillaire inférieur.

Mento-pubienne. — Perforation par les voies nasales, si possible ; ouvrir les ciseaux pour disloquer le massif de la face, mettre les cuillers sur le diamètre transverse.

Présentation du front.

Maxillo-iliaque gauche transverse. — Selon le degré de flexion, la perforation se fera entre le front et le bregma. La cuiller gauche, dans les cas favorables, atteindra le menton qui s'encastrera dans la cuiller et assurera la prise. Le petit broiement pourra disjoindre les os du massif de la face. La cuiller droite s'appliquera sur la voûte qu'elle aplatira contre le massif de la face et le disque obtenu aura une faible épaisseur.

Maxillo-iliaque droite transverse. — L'opération faite avec le basiotribe de Bar, en commençant par la cuiller droite, serait la répétition de celle que nous venons de décrire.

Si la cuiller dirigée du côté de la face n'atteint pas le menton, il faut s'attendre à voir glisser cette cuiller sur un des côtés de la face et produire un écrasement partiel de la tête. Donc basiotripsie répétée.

Quand la tête en présentation du front est dans l'un des diamètres obliques, il faut chercher à réaliser une saisie oblique, d'un côté du maxillaire à la bosse frontale du côté opposé.

ARTICLE IV. — CRANIOCLASIE.

Le cranioclaste appliqué sur les présentations de la face donne de très bons résultats au point de vue de l'extraction dans les bassins rétrécis, car la substance cérébrale étant éliminée la voûte peut s'aplatir sur le massif de la base. Or celle-ci entraînée par le cranioclaste s'engage de champ, le diamètre mento-nasal présentant dans le sens de l'épaisseur de la base la plus grande dimension, et les diamètres bimalaire, bimastoïdien, biastérisque, les plus grandes dimensions dans le sens de la largeur de cette base. Il sera donc naturel de placer le diamètre mento-nasal dans le sens du diamètre étroit du bassin et de tourner le diamètre bimalaire dans le sens des diamètres larges du bassin.

Il n'y a pas lieu de faire de distinction entre les différentes positions de la face puisque la cuiller femelle peut être insinuée dans tous les sens de l'excavation. Mais comment saisir la face avec cet instrument? à quel endroit placer telle ou telle branche? Tout le monde ne décrit pas l'opération de la même façon; de là des procédés à décrire.

Procédé de Auvard. — Comme toujours on commence par faire la perforation du crâne. Elle se fait de préférence sur le front avec un trépan ou les ciseaux de Blot, en ayant soin de la faire large. Puis on passe à l'application de l'instrument :

1° On introduit la branche mâle dans la bouche;

2° On introduit la branche femelle dans le crâne par l'ouverture de perforation;

3° On fait l'articulation et on serre la vis à volonté, de façon à bien fixer le massif facial dans les mors de l'instrument.

4° *Extraction*. — Il faut auparavant faire tourner la face à l'aide de la pince qui la tient, dans le but de la mieux adapter à la forme du bassin. On ramène donc le menton en rapport avec l'arc antérieur du bassin ou pubien et le diamètre bimalaire dans la direction d'un des diamètres obliques. La voûte passe ainsi devant une symphyse sacro-iliaque.

Variante à ce procédé. — La cuiller mâle est placée également dans la bouche, mais la branche femelle est placée cette fois à l'extérieur sur le frontal. Pour maintenir la prise sur la ligne médiane, il faut bien fixer la vis de pression.

Pour l'extraction on ramènera le menton directement derrière la symphyse pubienne, le bimalaire dans le diamètre transverse. La voûte aplatie est ainsi en rapport avec le promontoire.

Procédé de Braun. — La branche mâle est placée dans le crâne par l'orifice de perforation.

La branche femelle sur le cou et le menton.

On fixe la prise par la vis de pression.

Puis on place le diamètre bimalaire dans le diamètre oblique du bassin, la branche femelle étant en rapport avec la symphyse sacro-iliaque la plus rapprochée.

L'inconvénient de ce procédé consiste à laisser le menton en arrière pendant l'extraction, de sorte que les épaules doivent s'engager dans le détroit supérieur en même temps qu'une partie de la tête.

Procédé de Wiener. — La perforation est pratiquée par la bouche dans la direction de la voûte palatine.

Par là, on introduit la branche mâle.

La branche femelle est placée sur le front.

Procédé de Spiegelberg. — Branche mâle dans la bouche — branche femelle sur le cou et le menton.

Prise peu solide ; massif facial restant intact.

Cranioclasie répétée pour les forts rétrécissements. — Auvard propose de placer la branche mâle dans l'orifice de perforation, la branche femelle sur le cou et le menton puis, si le diamètre bimalaire est trop large pour traverser le diamètre transverse, de porter cette branche femelle successivement sur les côtés de la face, pour réduire la résistance de ce massif, et permettre ainsi à la tête de se mouler sur la forme de l'excavation.

Présentation du front. — Ce qu'il y aurait à dire ici se trouve exposé pages 357 et suivantes dans le chapitre : *De l'inclinaison frontale appliquée aux présentations du sommet par le cranioclaste.*

CHAPITRE IV

PRÉSENTATIONS DU SIÈGE.

Le fœtus est composé de deux segments qui passent séparément à travers la filière pelvienne. Il y a donc lieu d'étudier les méthodes d'extraction de chacun de ces segments. Le tronc se présente le premier, se met en rapport avec le détroit supérieur par la région pelvienne. Or, ce segment est facilement réductible, malléable, et peut franchir une filière trop étroite en apparence pour ses dimensions, grâce à cette réductibilité de la plupart des diamètres. Pour extraire ce tronc les membres inférieurs nous serviront le plus souvent comme moyens naturels de traction. A défaut de ceux-ci il faudra s'adresser à des instruments.

Supposons le tronc sorti et pendant au dehors, reste

le deuxième segment du fœtus, la tête, cette fois la tête venant la dernière et se présentant au détroit supérieur par *sa base*. Or cette tête dernière peut être arrêtée dans sa descente ; nous nous proposerons de trouver les moyens de la réduire dans la situation qu'elle occupe actuellement.

Nous aurons donc deux chapitres dans cette étude : 1° la réduction du tronc venant par le siège ; 2° la réduction de la tête se présentant par sa base.

ARTICLE Ier. — EXTRACTION DU SIÈGE ET DU TRONC.

Inutile de nous arrêter à l'extraction du siège déjà engagé dans l'excavation, car du moment que le pelvis a pu traverser une partie de la filière, le reste du tronc (excepté dans les cas de tumeur fœtale localisée à une région spéciale) passera à peu près sûrement ; il ne s'agit donc que d'une extraction simple, comme nous l'avons décrite dans la Ire partie. S'il s'agit d'une tumeur fœtale ou d'une accumulation de liquide dans une cavité, ces états pathologiques réclameront des opérations telles que l'extirpation, la ponction, sur lesquelles nous ne devons pas nous arrêter.

Mais le cas que l'on pourra rencontrer dans la pratique sera celui-ci : le siège reste au détroit supérieur, l'accouchement ne faisant aucun progrès, l'accoucheur a employé les moyens ordinaires sans obtenir souvent d'autre résultat que la fracture ou l'arrachement d'un ou des deux membres inférieurs.

Une distinction est à établir : ou bien l'arrêt de progression et les difficultés opératoires tiennent à l'étroitesse de la filière pelvienne ; ou bien, celle-ci étant normale, c'est le fœtus qui, à cause de son volume, ne peut plus franchir les voies génitales : c'est ce qu'il faut établir par un diagnostic exact, chaque cas pouvant demander un traitement spécial.

En pesant bien la valeur des indications on verra qu'on peut établir de la façon suivante le principe des opérations à pratiquer :

1° Prendre une prise solide sur le bassin fœtal pour entraîner par ce moyen le corps à travers le bassin maternel ;

2° Réduire le volume du tronc : *a*) par ponction, éviscération selon les cas spéciaux, *b*) par écrasement ;

3° Extraire le tronc par segments obtenus à l'aide du morcellement.

Passons en revue ces trois procédés opératoires.

Saisir solidement le pelvis de l'enfant. — On ne peut guère compter sur le forceps, car à un niveau si élevé il est à peu près impossible de bien tenir le siège avec cet instrument.

Le crochet aigu implanté dans l'abdomen, au-dessus du pubis, pourrait donner une bonne prise. Mais les accoucheurs de notre époque ont abandonné cet instrument à cause des dangers auxquels exposerait son glissement.

On peut le remplacer par le crochet mousse qui termine un des manches du forceps de Levret. Pour cela on introduirait la main dont la face palmaire regarde le plan antérieur du fœtus. Sur cette main on glisserait à plat le crochet ; arrivé sur l'abdomen, on lui imprimerait une rotation d'un quart de cercle, et le poussant avec les doigts de la main conductrice, on le ferait pénétrer dans l'abdomen du fœtus pour le fixer sur l'arc antérieur du bassin. Tout en exerçant des tractions vigoureuses on surveillerait la prise afin d'éviter tout glissement de l'instrument.

On a conseillé aussi l'usage du cranioclaste devant

agir comme pince solide. La branche mâle est introduite dans le rectum, la branche femelle sur le pourtour du bassin.

Voici les meilleures règles à suivre, d'après les recherches d'Auvard :

a. *Position sacro-sacrée.* — Appliquer la branche mâle dans le rectum, la branche femelle sur l'un des trochanters et faire l'extraction sans changer la position.

b. *Positions SIGP, SIDP.* — Appliquer le cranioclaste sur le trochanter situé en arrière, faire l'extraction en plaçant le siège en sacro-sacrée.

c. *Positions SIGT, SIDT.* — Appliquer le cranioclaste sur le pubis et faire l'extraction en tournant le siège en sacro-pubienne.

d. *Positions SIGA, SIDA.* — Placer le cranioclaste sur le pubis ou sur le trochanter situé en arrière et extraire en sacro-pubienne.

e. *Position sacro-pubienne.* — Placer le cranioclaste soit sur le pubis, soit sur l'un des trochanters et extraire en sacro-pubienne.

Le basiotribe donne une excellente prise sur le pelvis, comme j'ai pu l'observer dans des expériences pratiquées sur des fœtus placés dans le mannequin de Pinard et Budin. Après avoir créé une voie par l'anus à l'aide des ciseaux de Blot on introduit l'alésoir à travers le bassin fœtal, puis on place les cuillers sur chacun des trochanters et l'on serre l'instrument qui tient alors très solidement le pelvis.

Réduction du volume du tronc. — a) *Volume anormal de l'enfant* (Tumeurs, hydropisie, etc.). — Nous ne pouvons entrer dans les détails de la pathologie fœtale; nous dirons seulement que la tumeur est produite par un solide ou par un liquide.

Quand la tumeur est liquide on glisse sur la main un trocart jusqu'à son niveau et l'on évacue le liquide.

Si elle est solide on l'enlève et si elle est volumineuse on la broie avec la main pour la fragmenter.

b) *Fœtus normal, voies pelviennes trop étroites.* — Céphalotripsie sur le siège, sur le tronc, pour réduire le volume des parties au fur et à mesure qu'elles se présentent, tentatives d'extraction avec l'instrument ou avec le cranioclaste.

Morcellement. — Les régions fœtales saisies, surtout si le fœtus est macéré ou putréfié, peuvent se laisser arracher par le cranioclaste. Si le fœtus est encore frais on place la branche mâle dans le corps, la branche femelle à l'extérieur du côté de la colonne vertébrale, on serre la vis de pression, et sous la surveillance d'une main introduite on tord le fragment saisi de façon à le détacher, et l'on recommence la même opération jusqu'à ce qu'on ait fragmenté le tronc.

ARTICLE II. — TÊTE DERNIÈRE.

Lorsque la tête se présente par la base et qu'elle est arrêtée par un obstacle, la première opération à pratiquer consiste à faire la perforation. Nous devons rechercher sur quels points il faut la faire pour arriver à un résultat satisfaisant.

§ Ier. — **Perforation ou craniotomie.**

Il y a lieu de tenir compte de la flexion plus ou moins marquée de la tête, qui permet d'atteindre tantôt la région postérieure tantôt la région antérieure de la base.

22.

La perforation peut être faite soit du côté de la région occipitale, soit du côté du massif de la face.

Par la région occipitale. — On peut facilement arriver à atteindre la partie postérieure de la tête quand celle-ci n'est pas fléchie, en suivant le plan dorsal de l'enfant.

α) On peut perforer l'écaille de l'occiput; la pointe de l'instrument pourrait cependant glisser sur le plan incliné de la base et aller blesser les organes maternels.

Voici donc comment il faut s'y prendre : Pour protéger les parties maternelles contre la pointe du perforateur, on introduit la main au-dessus de l'instrument, et non au-dessous ; cette main est introduite en pronation, la face dorsale des quatre doigts en rapport avec une des branches de l'arcade pubienne. On glisse alors le long de la face palmaire de cette main soit le perforateur de Blot, soit le perforateur alésoir, jusqu'au moment où la pointe du perforateur prend point d'appui sur l'occipital, on imprime le mouvement de rotation à l'instrument sous la surveillance de la main introduite (Pinard).

β) On conseille généralement de faire la perforation au niveau d'une des fontanelles *latérales* dites de Gasser, situées au point où la suture lambdoïde aboutit à la suture temporale. Les ciseaux de Naegele, ceux de Smellie, de Blot conviennent très bien pour perforer cet espace membraneux. Un aide soutient le tronc de l'enfant dans une position élevée tandis que l'opérateur insinue les quatre doigts d'une main jusqu'au-dessus de la fontanelle dans le but de surveiller la manœuvre de l'instrument (fig. 175).

Par la région antérieure de la base. — Le meilleur procédé est celui qui attaque la base par la voûte palatine. On commence par fléchir la tête en tirant sur

le maxillaire inférieur. On dirige la pointe du perforateur de Blot (qui est ici le meilleur instrument) de
l'alésoir (qui pénètre difficilement) sur la voûte palatine ; on imprime des mouvements de rotation et on

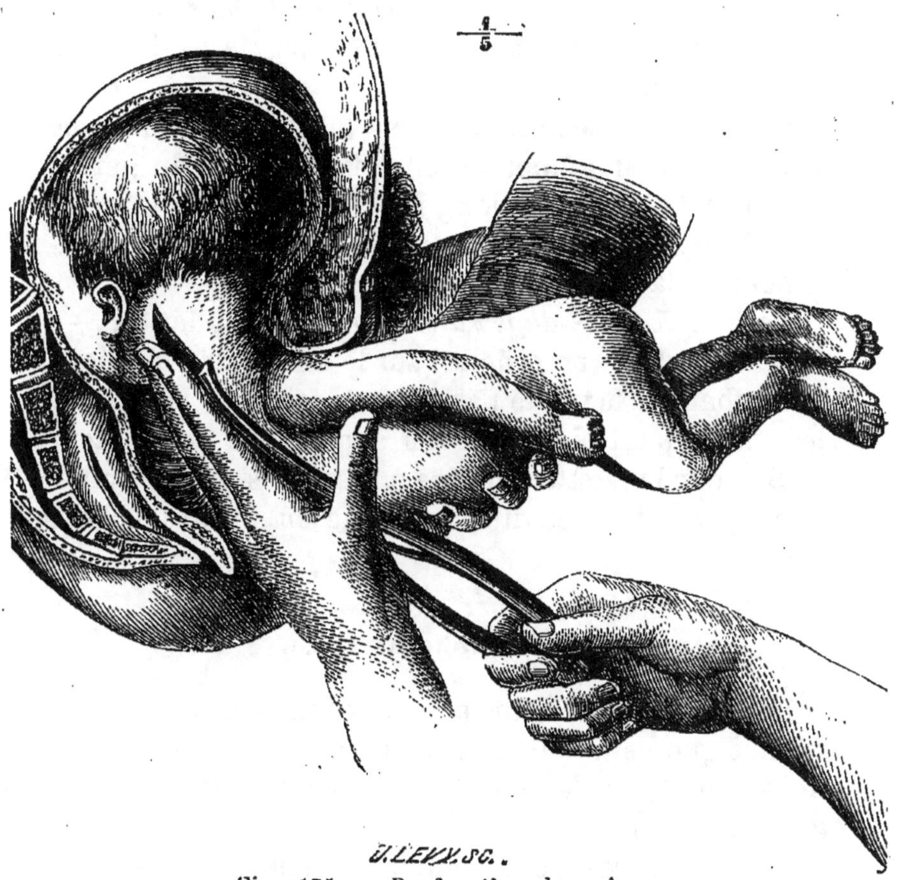

Fig. 175. — Perforation du crâne.

dirige l'instrument en l'inclinant vers l'occiput afin
d'atteindre la selle turcique. Dans le trajet à travers
les os on produit l'écartement brusque des branches
afin de faire éclater le squelette.

M. Bar indique encore deux voies pour la perforation :

1° Il introduit l'olive du perforateur immédiatement en arrière de la branche montante du maxillaire inférieur ; il enfonce la pointe dans les parties molles jusqu'à la base du crâne, en dirigeant en dedans la pointe du perforateur pour atteindre l'apophyse basilaire et la transforer.

2° Avec les ciseaux, on incise les parties molles de la région sus-hyoïdienne, on glisse l'olive du perforateur sur le doigt le long de la colonne vertébrale.

Cette opération est difficile, l'instrument dévie facilement de la ligne qu'il doit parcourir.

Tête restée seule dans l'utérus (après décollation). — On met le doigt en crochet sur le maxillaire inférieur pour abaisser la voûte palatine, on fait fixer la tête par les mains d'un aide, puis on applique le perforateur de Blot sur la voûte palatine à travers laquelle on pénètre jusqu'à la cavité cranienne en faisant éclater les os.

§ 2. — Céphalotripsie.

Les résultats obtenus avec le céphalotribe sont les mêmes que ceux qu'on obtient dans les présentations du sommet ; seulement il y a plus de chances d'atteindre la base.

Les avantages consistent : 1° dans la possibilité d'atteindre toujours la base ; 2° dans la possibilité de fixer la tête en tirant sur le corps.

Les inconvénients résulteront de la gêne occasionnée par la présence du corps.

La tête occupe généralement le diamètre transverse, position commandée par l'aplatissement du bassin. Dans les bassins asymétriques la direction de la tête peut être celle d'un des diamètres obliques.

L'opération portant le plus souvent sur une tête placée dans le diamètre transverse, la saisie la plus facile à réaliser se fera dans le sens du diamètre occipito-frontal. La perforation ayant été pratiquée en un des points désignés, on fera relever le tronc du fœtus en avant. Les cuillers seront introduites selon les règles habituelles dans le diamètre transverse du bassin. L'opération aura un résultat avantageux si l'on a pu employer un céphalotribe à cuillers fenêtrées.

Avec des cuillers pleines et étroites on pourrait voir l'instrument glisser en avant ou en arrière et ne saisir qu'un faible segment céphalique. On se verrait dans l'obligation de recourir à plusieurs applications de céphalotribe.

Avec un bassin suffisamment large on pourrait essayer une application dans le sens d'un diamètre oblique pour saisir la tête d'une apophyse mastoïde à la région zygomatique du côté opposé.

On sait que quand la tête est aplatie par le céphalotribe dans le sens d'un diamètre, le diamètre perpendiculaire se trouve augmenté. Si la tête est engagée, cette augmentation peut se trouver gênée par la ceinture pelvienne. Si la tête est au-dessus du détroit supérieur, le disque céphalique peut prendre dans un sens une dimension telle que l'engagement devient impossible. Or, la tête étant broyée après une ou deux applications, on peut alors retirer le céphalotribe et faire l'extraction en tirant simplement sur le corps de l'enfant, la tête étant malléable pourra se mouler sur la forme du bassin.

Dans les bassins asymétriques la conformation du bassin imposera sans doute l'obligation de faire l'application dans le sens d'un diamètre perpendiculaire à celui qui est occupé par le grand diamètre de la tête.

Il faudra s'étudier à saisir autant que possible le massif de la face.

§ 3. — Basiotripsie.

Nous étudierons d'abord l'opération faite sur une tête dirigée dans le sens du diamètre transverse.

Procédé occipito-frontal. — Le siège de la perforation dépendra de la possibilité d'atteindre l'écaille de l'occiput ou la voûte palatine.

OIGT. — Si la perforation est faite sur l'écaille de l'occiput on introduit modérément haut la branche médiane, puis, faisant soulever le tronc, on place la cuiller gauche sur l'occiput. On introduit de la même manière la cuiller droite qu'on amène sur la face.

Si la perforation a lieu par la voûte palatine, la cuiller gauche du basiotribe de M. Tarnier pourrait être trop petite pour aller sur l'occiput. L'instrument de M. Bar permettrait dans ce cas de commencer par la branche droite et de fixer la tête par le premier broiement, la cuiller gauche deviendrait la plus longue et pourrait saisir convenablement l'occiput.

OIDT. — Mêmes considérations en tenant compte de la direction de la tête.

Procédé de la prise oblique. — Nous suivrons la description qui a été donnée par M. Pinard.

OIGT. — On fait la perforation sur l'écaille de l'occiput avec les précautions que nous avons indiquées.

Pour introduire la première cuiller on introduit toute la main. Cette cuiller doit se placer en dessous de l'enfant, à peu près dans la direction de la symphyse sacro-iliaque gauche. Elle se place donc sur l'apophyse mastoïde droite. On articule en ayant soin de ne pas changer la cuiller de place. La tête est tenue dans une pince.

La cuiller droite doit être ramenée en avant dans la direction de l'éminence ilio-pectinée droite. On doit l'introduire en arrière comme la première et la conduire à sa place par un mouvement de spirale. Pour cela, on introduit la main en arrière et à droite pendant qu'un aide soulève le tronc du fœtus; on fait glisser la cuiller droite sur la main puis, pendant que l'aide abaisse le tronc du fœtus, on exécute le mouvement de spirale pour amener la cuiller droite en avant. Elle va ainsi sur la région zygomatique. Grand broiement; on tire et l'instrument tourne au fur et à mesure que la tête s'abaisse.

OIDT. — L'opération serait la même en tenant compte de la nouvelle direction de la tête. La disposition des cuillers du basiotribe de M. Bar serait préférable dans ce cas.

Comme exemples de positions dans la direction des diamètres obliques nous prendrons les OIGA et OIDT.

Occipito-iliaque gauche antérieure. — On ferait une application oblique sur la tête. Perforation sur l'écaille occipitale. Conduire par-dessus le fœtus la cuiller gauche et l'amener sur l'apophyse mastoïde droite. Introduire en arrière la cuiller droite, et la ramener, pendant qu'un aide abaisse le tronc, jusque sur l'arcade zygomatique gauche.

Occipito-iliaque droite postérieure. — Perforation par la voûte palatine; petite cuiller sur la région zygomatique gauche. Introduction de la branche droite en arrière; l'amener sur l'apophyse mastoïde droite.

§ 4. — Cranioclasie.

Quand on a le choix, il est préférable de faire la perforation par la voûte palatine.

Voici le meilleur procédé, quand il est applicable :

Perforation par la voûte palatine et la selle turcique. Par cette voie introduction de la branche mâle. Cuiller femelle appliquée sur la face. La pince tient solidement le massif de la face.

Pour faire l'extraction, mettre le diamètre bimalaire dans un diamètre oblique, de façon que la cuiller droite soit tourné vers la symphyse sacro-iliaque correspondante.

Si la perforation a dû être pratiquée dans une fontanelle latérale, introduire par cette voie la branche mâle et placer la branche femelle sur la face.

Perforation au niveau de l'occiput. — Il est difficile de bien tenir la tête en plaçant la cuiller femelle sur la face.

La prise du côté de l'occiput défléchit désavantageusement la tête.

ARTICLE III. — TÊTE RESTÉE DANS L'UTÉRUS.

§ Ier. — Céphalotribe.

Faire fixer la tête par le tire-tête introduit par l'orifice de perforation — ou bien par les mains d'un aide.

Appliquer le céphalotribe à cuillers fenêtrées, si possible, dans le sens du diamètre transverse du bassin.

§ 2 . — Basiotribe.

Si la tête est dans le diamètre transverse, la faire fixer et faire la perforation par la voûte palatine, y introduire la branche médiane. Une cuiller sur la base, l'autre cuiller sur la voûte.

Dans d'autres positions les cuillers peuvent saisir la tête par ses faces latérales ou obliquement.

§ 3. — Cranioclaste.

S'il reste des vertèbres cervicales appendues à la tête, donner la préférence au procédé de perforation par la voûte palatine et cuiller femelle sur la face.

Si le trou occipital est directement accessible, en profiter pour introduire la branche mâle, et appliquer la branche femelle sur la face.

CHAPITRE V

PRÉSENTATIONS DE L'ÉPAULE.

Il n'est pas permis d'abandonner une présentation de l'épaule aux seules ressources de la nature. Il n'est pas question ici des avortons qui peuvent traverser la filière de toutes façons. Mais négliger une présentation de l'épaule lorsque l'accouchement a lieu à terme ou dans les dernières semaines de la grossesse, constitue une grande faute de la part de l'accoucheur c'est exposer la mère et l'enfant à la mort. Nous n'avons pas à redire ce qu'il convient de faire quand une présentation transversale est constatée pendant la grossesse, au début du travail ou au moment de la dilatation complète.

Il reste malheureusement encore des cas où le traitement n'a pas été appliqué en temps utile, ou bien, où les secours de l'art ont été demandés trop tardivement. Nous devons nous placer en présence d'un fait accompli : il arrive encore de temps en temps au médecin d'être appelé à intervenir pour des cas de présentations *négligées*. Il y a un moment où la version ne peut et ne doit plus être tentée sous peine de produire la déchirure de l'utérus et du vagin : on dit alors qu'il y a *contre-indication* à la version.

Ces contre-indications sont : l'insuffisance de la dilatation, l'engagement trop prononcé de la partie fœtale, la contracture de l'utérus. Un rétrécissement notable du bassin peut mettre obstacle à l'extraction de l'enfant.

Pour le cas qui nous occupe, c'est principalement l'excès d'engagement et la contracture utérine qui s'opposent à l'exécution de la version. Or, dans ces cas que reste-t-il à faire à l'accoucheur ? Faut-il se croiser les bras et attendre l'expulsion spontanée, comme l'ont conseillé quelques anciens accoucheurs ? Non. Les cas où la nature suffit à déterminer l'expulsion, constituent l'exception. La mère et l'enfant ont le temps de mourir pendant cette expectation. Jamais un accoucheur ne devra encourir une pareille responsabilité. La plupart du temps l'enfant est mort au moment où le médecin est appelé, aussi du côté de la vie de l'enfant, il ne reste, pour ainsi dire, aucun ménagement à prendre et l'accoucheur a toute liberté pour réduire le volume de l'enfant. Si l'enfant est encore vivant, et en train d'évoluer dans le bassin, le médecin doit essayer de venir en aide à la nature pour favoriser cette évolution commencée, en passant un lacs, un mouchoir par-dessus le corps de l'enfant plié en deux, pour faire descendre le siège en tirant sur les chefs du lacs.

Que faut-il faire dans les autres circonstances ?

Il est bon de faire remarquer que les cas dans lesquels on est appelé à intervenir ne se ressemblent pas toujours; il sera donc utile d'établir des distinctions cliniques.

On peut, en effet, se trouver en présence des divers temps de l'évolution, autrement dit, de l'accouchement par l'épaule. Tel fœtus est encore au détroit supérieur, tel autre a subi un commencement d'engagement, un autre est profondément enclavé dans le bassin. Or, ce qui peut s'appliquer à l'un des cas, peut ne plus convenir au cas suivant; dans tel cas le cou est accessible, dans tel autre le thorax est la partie rencontrée par les doigts et les instruments.

Il nous semble donc naturel de passer en revue dans notre étude les différents temps de l'accouchement par l'épaule, et de rechercher méthodiquement les meilleurs moyens à mettre en usage. C'est ce que nous ferons après avoir établi d'une façon générale ce qu'on doit rechercher comme résultat et montré comment on peut arriver au but qu'on se propose.

Toutes les opérations faites dans le but d'extraire l'enfant engagé par l'épaule peuvent venir grouper en quatre grandes méthodes opératoires.

I. Dans l'une on se propose de réduire le corps du fœtus en plusieurs segments, ou morceaux qu'on extrait successivement : c'est le morcellement.

II. Dans une autre on se crée une voie à travers le corps du fœtus pour arriver jusqu'aux membres inférieurs à l'aide desquels on fait la version après avoir ou non brisé la colonne vertébrale : version forcée.

III. D'autres fois on divise le fœtus en deux segments à l'endroit où le fœtus se replie en deux sur lui-même, segments qu'on extrait séparément.

IV. Enfin quand le fœtus est descendu profondément dans l'excavation et a accompli une bonne partie de son évolution, on peut terminer celle-ci en facilitant la manœuvre par des sections : évolution forcée.

Ces différentes méthodes opératoires ne s'emploient pas indistinctement ; il faut en faire un choix en se basant sur le degré plus ou moins prononcé de pénétration du fœtus dans l'excavation.

Une seule de ces méthodes n'est pas réglée et peut s'appliquer à peu près à tous les cas : c'est le morcellement, qui constituait à peu près la méthode opératoire exclusive des anciens. Elle ne mérite plus guère d'être mentionnée qu'au point de vue historique ; c'est pourquoi nous dirons de suite ce qu'est le morcellement pour n'avoir plus à y revenir.

Morcellement. — Les anciens fragmentaient le fœtus considéré comme corps étranger. C'est Soranus qui a le mieux indiqué les principes de cette opération :

« Les enfants en présentation transversale et pliés en double, dont la situation ne pourra être rectifiée devront être incisés dans la partie qui est à l'orifice, dans l'abdomen, aux aisselles, aux espaces intercostaux, à la région rénale, aux hypochondres. Si l'enfant est mort et trop volumineux, il est dangereux de le sectionner totalement dans l'utérus ; il est avantageux de sectionner les parties à mesure qu'elles sortent, dans les articulations, car les os sont lisses dans les jointures et faciles à détacher. »

C'est donc une opération qui n'est pas réglée et qui ne pourrait être utilisée que dans les rares cas où les autres méthodes n'auraient pu réussir ou bien quand on se trouverait dépourvu de toute instrumentation.

Cela étant dit, nous allons maintenant étudier les divers cas cliniques tels qu'ils peuvent se présenter dans la pratique. Nous suivrons pour cela les différents temps de l'évolution spontanée, qui a été ramenée, par

P. Dubois, au type général du mécanisme de l'accouchement.

ARTICLE Ier. — PREMIER TEMPS DE L'ACCOUCHEMENT.

Pelotonnement.

J'emprunterai la description du mécanisme au Traité classique de MM. Tarnier et Chantreuil :

« Les contractions utérines, surtout après la rupture de la poche des eaux, poussent fortement le tronc et l'appliquent sur le détroit supérieur pendant que la tête et le siège se redressent en haut. Le tronc se moule, pour ainsi dire, sur l'ouverture du bassin et sa partie la plus saillante, l'épaule, est à peu près ramenée au centre du détroit supérieur (Mme Lachapelle) tant à cause de sa forme qu'à cause du redressement de la tête et du tronc. »

La première chose à faire est de bien établir son diagnostic ; diagnostic de la présentation et de la position ; diagnostic du siège occupé par l'épaule ; diagnostic des causes de l'élévation de la présentation. La contracture de l'utérus constitue à ce niveau la principale contre-indication à la version, l'enfant est comme enclavé dans le sac utérin moulé sur lui ; l'utérus contracturé ne permet pas de faire pénétrer la main jusqu'aux pieds, ou ne permet pas de faire évoluer l'enfant.

Parfois ce peut être un orifice utérin qui, pour une raison anatomique ou pathologique, ne se laisse pas suffisamment dilater.

La délivrance peut être obtenue par deux procédés opératoires :

1° Agir sur le fœtus de façon à arriver jusqu'aux

pieds et faire la version ; pour cela on se crée une voie à travers le corps de l'enfant, on rompt ensuite les résistances de sa colonne vertébrale et on le fait évoluer dans un espace très restreint; on fait en somme la *version forcée.*

2° Sectionner le fœtus à l'endroit où il est plié en double pour extraire séparément les deux segments.

Ces deux procédés peuvent conduire au résultat désiré, mais pas avec les mêmes ménagements pour la mère. C'est en les exposant tous les deux que nous ferons ressortir leur valeur respective.

§ I. — **Version forcée.**

Si on se représente bien la situation d'un enfant immobilisé par l'utérus contracturé on comprendra que pour obtenir la version il faut se créer d'abord une voie pour arriver jusqu'aux pieds, et rendre l'enfant assez souple pour le faire évoluer sur place de façon à ne pas forcer l'utérus.

Pour se faire de la place, plusieurs ont conseillé de faire d'abord la *brachiotomie.*

La brachiotomie peut suffire dans les cas où l'obstacle à la version n'est pas très considérable. Dans certains cas le moignon de l'épaule arc-bouté contre une paroi latérale suffit pour immobiliser le fœtus et empêcher l'évolution. Sectionner le moignon, c'est enlever cette saillie de l'épaule. Par la brachiotomie on enlève encore le bras qui peut gêner pendant les opérations dirigées sur le thorax.

Dans tous les cas il faut bien s'assurer de la mort de l'enfant avant de recourir à cette amputation du bras, afin de ne pas s'exposer à mutiler un enfant pouvant naître vivant, puisque la version réussit parfois

après la brachiotomie. Cette amputation serait pratiquée avec de forts ciseaux, et pour rendre service
elle devrait comprendre, non seulement le bras, mais
encore, la clavicule l'omoplate et les parties molles.

Giuseppe Posta conserve le bras sur lequel il fait
tirer pendant qu'il pratique l'opération suivante, qui
prépare la manœuvre de la version forcée. Cette opération sera :

L'éviscération. — Qui consiste dans l'ouverture de
la cage thoracique pour en extraire les organes internes. L'incision est ensuite prolongée sur la région
abdominale et par cette voie on retire les intestins, le
foie, etc. Le volume de l'enfant est ainsi diminué, la
main peut alors cheminer dans l'intérieur du corps de
l'enfant, jusqu'à ce qu'elle arrive aux genoux ou aux
pieds.

Nous voici arrivés au temps de la version proprement dite. Mais pourra-t-on toujours mobiliser l'enfant sur place ? La colonne vertébrale résistera souvent et l'évolution se fera difficilement, en forçant
l'utérus. C'est dans ces conditions que Affleck et Mac-
donald ont eu l'idée de rompre la colonne vertébrale
afin de faciliter la manœuvre de l'abaissement du pelvis. Cette manœuvre s'appellera : la *spondylotomie.*

La manœuvre de ces auteurs consiste à ouvrir le
thorax, à y introduire deux doigts, à les porter sur la
colonne vertébrale, à guider sur eux des ciseaux pour
séctionner les vertèbres.

Lucas-Championnière, également après l'éviscération, perfore la colonne vertébrale en plusieurs points
avec un térébellum (fig. 176). C'est une sorte de fraise,
ressemblant beaucoup au tire-fond dont on se sert
pour l'opération du trépan. Il est porté au bout d'une
longue tige. La partie active et ovalaire est parcourue

par un double pas de vis; deux dents horizontales, qui forment les extrémités du pas de vis, la terminent.

Il ne pique pas si on le pousse directement, mais il pénètre facilement si on imprime à son manche un mouvement de rotation (Potocki).

Quand ces opérations préliminaires sont terminées, on fait évoluer l'enfant sur place et on abaisse le siège par des tractions exercées sur les jambes.

Si nous voulons maintenant porter un jugement sur cette version forcée, nous devons convenir que l'opération est compliquée, puisqu'il faut déjà pratiquer une éviscération laborieuse. Quand celle-ci est opérée, il faut encore y ajouter une spondylotomie d'exécution difficile à un niveau élevé. La version proprement dite ne sera pas exempte de danger, car le segment inférieur de l'utérus contracturé pourrait encore être violenté par l'abaissement du siège de l'enfant et exposé à la déchirure. Pour ces raisons nous donnerions la préférence à tout autre procédé permettant de dégager l'enfant sans agir sur le segment inférieur, et ce résultat sera plus sûrement obtenu en divisant le fœtus en deux segments qu'on extrait isolément. Dans un sens très général on peut donner à cette opération le nom de rachitomie.

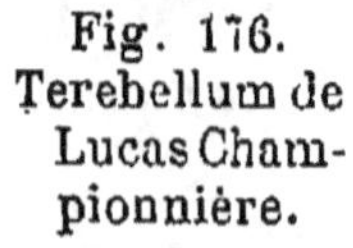

Fig. 176.
Terebellum de
Lucas Cham-
pionnière.

§. 2. — Rachitomie.

C'est la division du fœtus sur un des points de la

colonne vertébrale, faite dans le but de le partager en deux tronçons.

La région du cou est celle qui se prête le mieux à cette opération en ce sens qu'elle présente un volume relativement restreint et qu'elle est facile à sectionner.

Or dans le cas que nous avons en vue, plan latéral sur le détroit supérieur ou légèrement engagé, le cou sera à peu près toujours accessible : c'est à son niveau que se fait l'inflexion latérale du fœtus, le thorax ne pénétrant pas assez dans l'excavation pour devenir le siège de cette flexion. C'est donc à la section du cou qu'on devra s'adresser ; cette opération prend le nom de *décollation*.

Décollation. — Comment faut-il opérer cette opération ? à l'aide de quels instruments ?

Les instruments qui ont été décrits et proposés sont très nombreux et sont loin d'avoir une égale valeur. Nous ne pouvons avoir la prétention de les décrire tous, ils ne se trouveront jamais tous entre les mains des praticiens. Il en est un certain nombre qui sont excellents et qui sont employés plus spécialement. Ce sont ceux-là que nous allons apprendre à manier, parce qu'il arrivera à quiconque pratique les accouchements de se trouver, selon les circonstances de temps et de lieu, dans le cas d'opérer avec tel ou tel de ces instruments.

La division du corps du fœtus au niveau du cou peut être obtenue :

1° Par section avec un instrument tranchant, couteau, ciseaux ;

2° Par section avec un agent de sciage, sciage, serscission ;

3° Par constriction ;

4° Par dilacération ;

5° Par transforation.

Dans cette classification peuvent rentrer tous les moyens opératoires qui ont été proposés. On trouvera la description des méthodes et instruments dans la thèse de Potocki (Paris, 1888.) (1).

A ces divisions correspondent des instruments désignés sous le nom d'embryotomes.

On aura donc ainsi :

Des embryotomes couteaux, ciseaux;

Des embryotomes scies, serscisseurs;

Des embryotomes agissant par constriction;

Des embryotomes agissant par dilacération;

Des embryotomes-transforateurs.

Les instruments qui ont, à juste titre, la faveur des accoucheurs français sont ceux qui agissent par section et par serscission, c'est-à-dire qui rentrent dans les deux premières divisions de cette classification. C'est donc de ceux-là que nous nous occuperons particulièrement et nous ne parlerons d'autres procédés encore employés que pour établir leur infériorité au point de vue opératoire et au point de vue des résultats obtenus.

Des instruments de la première division nous ne retiendrons que les embryotomes-ciseaux.

Les couteaux droits et les couteaux courbes en forme de crochets tranchants du côté de la courbure interne, comme les crochets aigus et tranchants de Celse, d'Ambroise Paré, de Mauriceau, les crochets tranchants à extrémité mousse de Ramsbotham, de Simpson, de Hubert, de Jacquemier, de Schultze, de Rull, sont trop dangereux pour être manœuvrés à l'intérieur des organes maternels. Avec eux on est exposé

____

(1) Potocki, *Des méthodes d'embryotomie*, 1888.

à se blesser, et à blesser les tissus maternels. En élevant et en abaissant alternativement le manche pour faire mordre le couteau dans les tissus, on exerce des tractions sur la partie fœtale soumise à l'action de la lame tranchante, et l'effort porté sur le cou peut et doit se répercuter sur le segment inférieur de l'utérus qui souffrira de cette violence.

Les ciseaux maniés prudemment entre les doigts surveillant leur action, ont donné d'excellents résultats ; ils permettent de trancher, par petits coups, tous les tissus de la région cervicale, y compris les vertèbres. Aussi la section par les ciseaux, quand elle est possible, est une des plus simples opérations embryotomiques.

Si nous avons montré les dangers qu'il y a à se servir des couteaux droits ou courbes, nous devons cependant faire une exception en faveur d'un instrument qui opère la section à l'aide d'une lame tranchante si bien protégée et si bien mise en action sur le cou sans imprimer de mouvement à l'enfant, qu'on peut dire que les inconvénients signalés n'existent plus avec cet instrument. Cet instrument est le nouvel embryotome de M. Tarnier, que nous aurons à étudier attentivement.

Pour les instruments de la deuxième catégorie, nous aurons à faire une distinction nécessaire entre les embryotomes-scies et ceux qui agissent par serscission.

Les premiers (embryotomes de Jacquemier, le forceps-scie de Van Huevel, de Tarnier) sont trop compliqués et trop coûteux, et ne peuvent être utilisés dans tous les cas.

Les embryotomes-serscisseurs, au lieu de sectionner les tissus par des dents ou des chaînons métalliques, coupent les tissus par des mouvements de va-et-vient imprimés à un lien ou un cordon de chanvre, de soie, etc. C'est à ce genre de section produite par le cordon la ficelle, etc., que les accoucheurs ont donné le nom de serscission. Le plus simple des instruments agissant par serscission est la vulgaire ficelle de fouet. Il faut une instrumentation spéciale pour passer la ficelle par-dessus le cou et protéger les parties molles de la mère. Nous indiquerons les instruments qui ont été proposés pour perfectionner la méthode et qui ont obtenu la consécration de la pratique.

Dans le troisième groupe, on rencontre les instruments qui agissent par constriction à la façon du serre-nœud. Si l'agent de constriction peut être conduit par-dessus le cou et trancher facilement cette partie du corps, il a lieu de prendre en considération cette méthode qui jusqu'alors n'a pas encore suffisamment fixé l'attention des praticiens.

En quatrième lieu, on peut dissocier la colonne vertébrale avec un crochet placé à cheval sur le cou, en imprimant un mouvement de rotation à ce crochet autour de son axe, et en achevant la section des parties molles par ce même mouvement de rotation. Tel est le mécanisme suivant lequel agissent les embryotomes-crochets, comme celui de Braun. Mais nous redoutons la violence qui pourra se transmettre au segment inférieur de l'utérus par l'intermédiaire du fœtus sur lequel le crochet est implanté.

Nous décrirons cette méthode opératoire pour faire connaître ce que pratiquent des accoucheurs étrangers et quelques français, mais aussi pour critiquer cette méthode plutôt que la recommander.

Les embryotomes transforateurs ne nous arrêteront pas.

Après cet examen d'ensemble sur les méthodes opératoires nous passerons à l'étude du cas particulier qui doit nous occuper en premier lieu.

A. — Décollation ou rachitomie cervicale pratiquée avec les ciseaux.

Il ne faudrait pas s'attendre à pouvoir utiliser les ciseaux dans tous les cas; l'élévation du cou, l'impossibilité de le tenir entre les doigts ou sous un crochet, le manque d'espace peuvent rendre inefficace toute tentative de section avec les ciseaux. Mais dans les cas où le cou est atteint facilement, l'opération peut être conduite avec succès.

Instrumentation. — Les ciseaux appelés communément de Dubois (fig. 177) sont modérément courbés sur leur plat, ont des lames épaisses et bien tranchantes. Il y a un contraste entre les dimensions de la partie coupante, relativement courte et celles des bras de levier très longs à l'extrémité desquels les doigts exercent leur pression : disposition qui augmente la force et permet de sectionner les vertèbres cervicales. M. Pinard a croisé les deux manches pour remédier au trop grand inconvénient de l'écartement résultant de la longueur des manches (fig. 178).

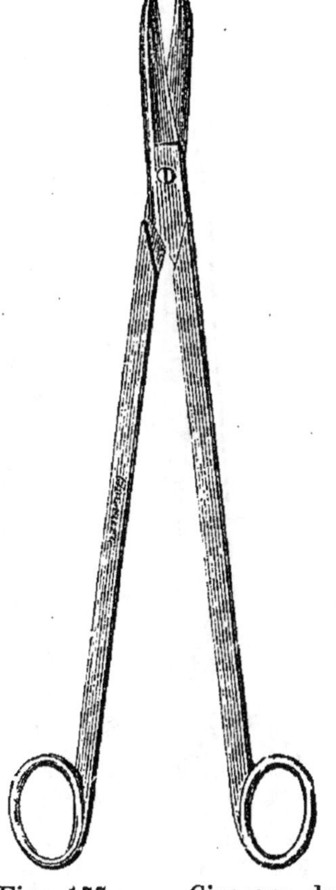

Fig. 177. — Ciseaux de Dubois.

Préparation. — On commence par exercer une traction

sur le bras procident, dirigée en bas et vers le côté où est le siège afin d'amener le cou plus à proximité les doigts et plus aussi vers le centre du détroit supérieur.

Fixation du cou. — Une main, ordinairement la main gauche (il est trop difficile de faire manœuvrer les ciseaux avec cette main), est introduite tout entière dans les voies génitales, l'indicateur de cette main s'appliquera en forme de crochet, sur la région cervicale qu'elle environnera autant que possible, et qu'elle s'efforcera d'attirer dans le détroit supérieur afin de la rendre encore plus accessible (P. Dubois).

Il serait souvent difficile d'enlacer le cou avec les doigts, on se sert donc le plus souvent, dans ce but, d'un crochet mousse que l'on applique à cheval sur la région cervicale. On l'introduit glissé à plat sur deux doigts derrière le pubis jusqu'à ce que l'extrémité boutonnée du crochet puisse, dans le mouvement de rotation d'un quart de cercle qu'on imprime à l'instrument, passer sur le tronc et venir s'emboîter dans le sillon du cou. On confie le crochet à un aide en en lui recommandant de faire une traction forte et continue pour abaisser autant que possible le cou de l'enfant.

Dans toutes circonstances l'opérateur circonscrira le cou entre l'index en arrière et le pouce en avant de la

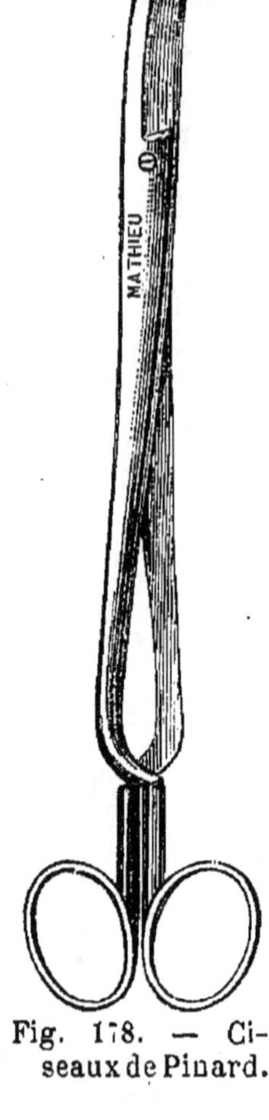

Fig. 178. — Ciseaux de Pinard.

main gauche conductrice pour être sûr d'agir sur le cou et de protéger les parties molles maternelles.

Section. — La main droite armée de ciseaux les engage dans le vagin, et, les guidant sur la main introduite, elle en portera les lames jusqu'au cou de l'enfant; celles-ci seront écartées avec prudence et une petite partie du cou sera engagée entre elles. De ce moment, de petites incisions répétées diviseront successivement toutes les parties molles ou solides qui constituent la région cervicale.

Dans cette manœuvre délicate et difficile, parce qu'elle s'exerce sur des parties très profondément situées et au milieu d'organes qui doivent être scrupuleusement garantis et respectés, la main gauche et le doigt gauche qui entourent le cou, ne doivent pas un seul instant abandonner l'instrument; ils doivent, au contraire, rendre le compte le plus fidèle de sa marche et du progrès de la section. (P. Dubois, 1835, *Dictionn. de méd.*, t. XI, p. 313.)

La décollation est toujours une opération laborieuse. Entre les mains habiles et exercées, elle demande 8 à 10 minutes; elle est très fatigante pour l'opérateur surtout pour le bras dont la main sert à diriger le bec des ciseaux, c'est-à-dire, la main introduite dans les organes.

Extraction des segments. — Le premier segment que l'on doit tirer au dehors, c'est le tronc. Pour cela, on tire simplement sur le bras procident, les épaules suivies du thorax s'abaissent dans l'excavation et ce dégagement n'offre pas la moindre difficulté. Reste la tête à laquelle se trouve accolée un petit tronçon du cou. La contraction utérine peut être assez énergique pour la faire descendre de suite dans l'excavation; mais le plus souvent il faut en faire l'extraction.

Pour cela on va à la recherche du maxillaire inférieur que l'on accroche avec l'index recourbé en crochet ; on amène ainsi la tête qui se présente alors par
la face.

On peut, en cas d'insuccès, remplacer le doigt par un
crochet mousse placé sur le maxillaire inférieur. Avec
cet instrument il y a danger de rompre le maxillaire
dans sa partie médiane.

L'extraction de la tête peut donner lieu à quelques
difficultés qui reconnaissent pour cause le volume de
la tête, un resserrement du col et un certain degré de
rétrécissement pelvien.

Quand il y a spasme du col, on pourrait parfois
arriver à saisir le maxillaire inférieur et l'engager en
dilatant progressivement l'orifice. Sinon, il faut recourir aux antispasmodiques et attendre un peu jusqu'à cessation du spasme.

Quand l'obstacle provient du volume de la tête ou
d'un rétrécissement pelvien, on s'adresse au forceps
ou à la basiotripsie. Si le trou occipital est accessible
on peut introduire dans le crâne le petit bâtonnet de
Danavia et Pajot, pour en faire un tire-tête ou au moins
un moyen de fixation de la tête pendant la réduction
instrumentale.

B. — Décollation pratiquée avec le nouvel embryotome
de M. Tarnier.

Cet instrument se compose essentiellement d'un
crochet analogue comme forme à celui de Braun et
d'une lame tranchante triangulaire qui glisse dans une
rainure le long de la tige du crochet ; arrivée au bout
de sa course, la lame s'adapte exactement dans l'angle
ouvert en bas du crochet (fig. 179). Bien qu'on ait

déjà songé à pratiquer l'embryotomie en saisissant le
cou du fœtus entre une tige courbe et solide destinée
à jouer le rôle de point d'appui et une lame tranchante,
on n'avait jamais obtenu de bons ré-
sultats de ce procédé. C'est qu'il ne
suffit pas, pour sectionner des tissus
à la fois élastiques et résistants, d'appliquer sur eux, même avec force,
une lame coupante ; il est surtout
nécessaire d'imprimer à cette lame
un mouvement qu'on pourrait dire
tangentiel à la surface qu'on veut
diviser. Le tranchant de l'embryotome de M. Tarnier, disposé en biseau
et assez semblable à un uréthro-
tome, remplit parfaitement cette dernière condition.

L'opération faite avec l'embryotome de M. Tarnier comprend trois
temps :

Dans le premier, on met l'instrument en place, le crochet séparé de
la lame est introduit à plat et guidé
sur la main à l'intérieur des voies génitales ; il est glissé entre la symphyse
pubienne et le fœtus. Son extrémité
boutonnée est alors tournée en arrière, et par un mouvement d'abaissement, mouvement de haut en bas et
d'avant en arrière imprimé à l'instru-

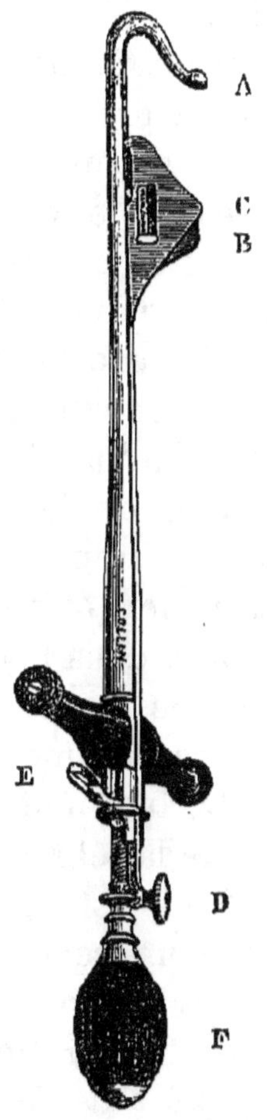

Fig. 179. — Nouvel
embryotome de
D. Tarnier.

ment, le cou se trouve serré dans la concavité du
crochet. Ceci fait, et le crochet étant bien assis au
moyen de quelques tractions, ou glisse dans la rainure
la lame coupante à côté de laquelle se trouve une

plaque protectrice mobile qui la dépasse un peu, jusqu'à ce que cette dernière soit en contact avec la partie à diviser. On fixe la lame coupante au moyen d'un verrou E pour l'empêcher de rétrograder et appuyant de haut en bas sur le bouton D on recule la gaine protectrice et on met à nu le tranchant.

Le second temps comprend la section : on fait progresser le couteau à travers les tissus enserrés et maintenus dans le crochet; on obtient ce résultat à l'aide d'une poignée olivaire F, placée à l'extrémité extérieure de l'instrument, poignée qui met une vis en mouvement. D'habitude, lorsqu'il s'agit d'une simple décollation et que le crochet est bien placé, une seule excursion de la lame poussée à fond suffit pour faire la division totale ; reste-t-il quelques lambeaux à trancher, on recule un peu la lame, on place ces lambeaux dans la concavité du crochet, puis on manœuvre de nouveau le couteau. Tout étant sectionné, l'embryotome est facilement entraîné au dehors.

Le troisième temps comprend l'extraction du tronc et de la tête (d'après Budin).

Telle est la description succincte de l'opération qui fait comprendre le mécanisme de l'intervention. Il nous reste à donner quelques règles permettant de conduire l'opération à un résultat favorable.

Choix de la main conductrice. — On peut suivre cette formule : tête à gauche, main gauche; tête à droite, main droite; de cette façon quand la main est placée entre le fœtus et le pubis, l'index est en contact avec la tête.

La main est introduite entre le fœtus et le pubis, la paume regardant en arrière, et par-dessus le bras procident.

Faire soutenir le fond de l'utérus par un aide et

soulever autant que possible le siège de la femme pour éviter à la main de l'opérateur une extension trop prononcée.

Dans le seul cas où l'introduction de la main en avant est impossible on la placerait en arrière du fœtus, la paume regardant en avant.

Introduction et placement du crochet. — Il peut être utile de faire tirer sur le bras procident par l'intermédiaire d'un lacs, très en arrière et du côté opposé à celui qu'occupe la tête. Dans le cas où le bras tuméfié gêne la manœuvre on conseille de l'amputer au préalable avec l'embryotome.

On introduit le crochet à plat sur la main conductrice, le bouton dirigé du côté du siège. On dirige l'instrument sur le côté où se trouve la tête afin de ne pas être éloigné du sillon cervical. On le conduit aussi haut que possible avec les doigts pour ne pas accrocher l'épaule supérieure.

Dans les bassins rétrécis il pourra être difficile de glisser les quatre doigts de la main, l'index et le médius suffiraient pour atteindre l'origine du sillon cervical et y conduire le crochet.

Le crochet ainsi dirigé est poussé en haut jusqu'à ce qu'il sente une diminution de résistance; on lui imprime alors un mouvement de rotation de 90° puis on l'abaisse dans le sillon et on s'assure que la prise est bonne.

Quand il a été absolument impossible de conduire l'instrument derrière le pubis, il faut alors essayer de le placer en passant derrière le fœtus. Pour cela on introduit comme main conductrice non plus celle qui devait être glissée en avant, mais l'autre parce qu'elle a son pouce tourné du côté de la tête. On l'introduit aussi haut que possible, la paume tournée en avant sur laquelle on insinue le crochet. Celui-ci montera d'autant plus haut que le manche aura été reporté plus en arrière contre la commissure qu'il doit même refouler. Il est cependant beaucoup géné par le poignet de la main introduite. Pendant le mouvement de rotation imprimé au crochet, celui-ci est très exposé à accrocher l'épaule supérieure.

Pour glisser le couteau, il suffit de constater que le crochet est bien assis sur le cou, sans s'occuper d'atteindre le bouton du crochet. Nous avons déjà dit comment il fallait faire manœuvrer le couteau.

Appliquons maintenant ces notions aux cas cliniques qui peuvent se présenter.

Nous suivrons une division clinique basée sur le plus ou moins de facilité qu'on trouve à placer le crochet.

Positions dorso-postérieures. — La pratique a démontré depuis longtemps que l'embryotomie était bien plus facile quand le dos de l'enfant est en arrière, parce que la main conductrice trouve de la place pour s'insinuer entre le pubis et le plan antérieur du fœtus.

Position acromio-iliaque gauche de l'épaule gauche. — Main gauche guide introduite avec facilité en avant. Le cou du fœtus est saisi aussi aisément par sa face antérieure que par sa face postérieure. Le crochet est introduit, bec à droite. Pour saisir une grande épaisseur de cou, on pousserait le crochet en arrière en appuyant directement sur lui avec la main gauche. Dans les cas exceptionnels où l'on rencontrerait trop de difficultés, on pourrait introduire le crochet en arrière en ayant soin de reporter le manche très en arrière afin que le crochet vienne suffisamment en avant saisir la plus grande partie du cou.

Position acromio-iliaque droite de l'épaule droite.

— Main droite guide introduite en avant. Crochet tourné vers la gauche. Appuyer sur lui avec la main droite pour saisir la plus grande partie du cou dans le crochet.

Positions dorso-antérieures. — Tout le monde est d'accord pour reconnaître que les dorso-antérieures comportent le maximum de difficultés dans l'exécution de la décollation. Cette difficulté provient de ce que le dos déborde en avant le bord supérieur de la symphyse pubienne. Il est donc nécessaire de tourner la difficulté.

Il faut faire soulever, autant que possible, le siège de la femme, pour pouvoir introduire la main derrière le pubis, sans lui imprimer une extension trop prononcée. Cette main repoussera le fœtus en arrière au fur et à mesure qu'elle pénètre plus profondément.

Acromio-iliaque gauche de l'épaule droite. — La main gauche sera introduite contre la face postérieure du pubis aussi haut que possible pour bien sentir le sillon cervical. Le crochet, bec tourné à droite, sera introduit dirigé vers la gauche. Quand on ne rencontre plus de résistance, on imprime doucement une rotation d'un quart de cercle au crochet pour que, glissant sur l'épaule supérieure, il tombe dans le sillon cervical dans lequel on le fait pénétrer. Puis on fait la section selon les règles posées.

Acromio-iliaque droite de l'épaule gauche. — Main droite glissée derrière le pubis. Le crochet, bec tourné à gauche, est dirigé vers la droite. Quand il est assez haut, mouvement de rotation de 90° faisant glisser le crochet sur l'épaule supérieure jusque dans le sillon cervical.

Comme il a été dit, il n'y a pas lieu de chercher à sentir en arrière du cou le bouton du crochet, il suffit que celui-ci soit bien assis dans la rainure cervicale pour que la section entame toujours la colonne cervicale et la plus grande partie des chairs.

Quels moyens employer quand dans les dorso-antérieures le crochet ne peut être introduit en avant selon les préceptes indiqués ?

1° Il faut, comme il est dit pour les cas exceptionnels, placer le crochet en arrière. Si après une ou deux sections on a obtenu un degré suffisant de mobilisation, on peut essayer alors de placer le crochet en avant pour terminer l'opération.

2° On a conseillé d'amputer le bras procident pour se faire de la place.

3° On peut aller à la recherche du bras supérieur qui est en arrière et peu élevé, l'abaisser ensuite et même faire tourner par son intermédiaire le fœtus sur son axe longitudinal et transformer de la sorte une dorso-antérieure en dorso-postérieure.

Je ne reviens pas sur le temps de l'extraction des deux segments séparés du fœtus, l'opération est la même dans tous les cas.

§. 3 — Décollation par serscission.

On peut arriver à produire la décollation avec des moyens simples qu'on a partout sous la main, tandis que les instruments excellents, il est vrai, et coûteux ne se rencontrent pas dans l'arsenal de tous les médecins. On verra qu'on peut trouver en toutes circonstances ce qui est nécessaire pour faire la serscission.

Nous laissons de côté les scies plus ou moins compliquées de pièces dentelées ou de chaînes métalliques pour étudier la serscission ou section pratiquée à l'aide d'un cordon auquel on imprime un mouvement de va-et-vient et qui s'enfonce ainsi dans les chairs en les déchirant.

Le mot serscission (section avec un fil de soie) s'applique à la section faite avec des cordons de diverses natures. Le mot fut créé par Philippe Boyer. L'idée de se servir d'un moyen aussi simple est venue naturellement à plusieurs accoucheurs, mais c'est M. Pajot qui a particulièrement vulgarisé cette méthode. Son procédé, *procédé de la ficelle de fouet*, est des plus simples.

α) *Procédé de M. Pajot, section avec la ficelle de fouet.* — Disons d'abord en quelques mots en quoi consiste le procédé : il consiste à faire passer par-dessus le cou (et même sur le tronc) une ficelle de fouet *bis* à l'aide d'un crochet conducteur, puis à saisir les deux extrémités de ce cordon et à imprimer un mouvement rapide de va-et-vient à ce cordon en ayant soin de protéger les parties molles de la mère pour ne pas les blesser pendant la manœuvre de section.

Nous aurons à étudier : 1° la ficelle ; 2° le crochet conducteur ; 3° la protection des parties maternelles.

1° *Ficelle*. — Il faut employer la ficelle de fouet *bis* qui est de lin naturel non blanchi, et qui scie par usure en raison des aspérités qu'il présente. Un fort cordon de soie pourrait être employé. Hubert conseille de placer la ficelle en double pour avoir un cordon intact dans le cas où le premier cordon viendrait à se casser.

2° *Conducteur*. — Nous n'avons pas la prétention de décrire tous les crochets-conducteurs qui ont été proposés : il y en a de compliqués et coûteux, articulés pour agir à la façon d'un doigt. Nous parlerons des instruments qui peuvent s'improviser facilement et de ceux qu'on peut déjà posséder.

a) Le premier moyen de conduction est le doigt auquel on fixe le cordon, et qu'on place en crochet par-dessus le cou de l'enfant. On va à la recherche du chef fixé au doigt à l'aide d'une longue pince à pansement. Mais ce moyen est-il réellement praticable? Nous en doutons.

b) Crochet mousse simple. — Tout accoucheur a dans sa trousse un crochet mousse ou pour le remplacer le crochet d'un des manches du forceps Levret.

Comment peut-on s'en servir pour passer le cordon? On peut fixer à l'extrémité de la ficelle une petite calotte de toile qui se place à l'extrémité recourbée du crochet qu'elle coiffe, on enroule une ou deux fois la ficelle sur le crochet et le crochet ainsi chargé de la ficelle est introduit selon les règles par-dessus le cou de l'enfant, — jusque-là l'opération est facile; — puis, avec une pince ou les doigts, on va à la recherche de cette petite calotte, qu'on accroche pour l'abaisser et entraîner la ficelle par-dessus le cou de l'enfant. En théorie cela paraît facile, mais en pratique on éprouvera la plus grande difficulté à entraîner cette ficelle mouillée.

On a proposé de percer un chas à l'extrémité recourbée du crochet pour y fixer par un nœud en rosette l'un des chefs de la ficelle. On a également tracé un sillon sur la face convexe du crochet pour y charger la ficelle. Le crochet ainsi chargé de la ficelle est placé sur le cou de l'enfant et quand cela est fait, on va à la recherche de la rosette avec les doigts glissés derrière le fœtus et on entraîne la ficelle.

Mais, comme tout à l'heure, le point délicat de cette opération consiste à pouvoir saisir le chef qui est fixé dans le chas, et à l'entraîner.

Voici les moyens qu'on a alors proposés pour rendre

accessible l'extrémité de la ficelle et même la faire descendre à la rencontre des doigts.

1° On a attaché à l'extrémité de la ficelle une balle de plomb. Celle-ci est remontée jusqu'à l'extrémité du crochet avec lequel elle semble se confondre. Quand le crochet est placé, on abandonne l'autre chef de la ficelle et à ce moment la balle de plomb doit descendre par son propre poids et entraîner la ficelle. Moyen qui ne donne pas les résultats qu'on doit en attendre d'après la théorie, toujours parce que la ficelle mouillée ne glisse pas.

2° On fait du côté de l'extrémité de la ficelle qui est fixée au chas une série de boucles qu'on laisse flotter librement afin de les retrouver dès que le crochet est placé sur le cou.

3° On laisse flotter un bout de ficelle long de quelques centimètres sur lequel on a eu soin de faire une série de nœuds qu'on retrouvera plus facilement.

4° Pour rendre reconnaissable une boucle de ficelle laissée libre à l'extrémité du crochet on peut fixer de distance en distance de petits grains de plomb.

5° On a conseillé d'attacher à la ficelle un petit anneau de caoutchouc souple qui se reconnaîtrait toujours facilement dans la région où doit se rencontrer l'extrémité recourbée du crochet.

Pour accrocher la boucle, les rosettes, etc., on peut se servir soit d'une longue pince à pansement soit d'un crochet simple et facile à construire (fig. 180).

c) *Petit conducteur de Kidd.* — Tout médecin peut le construire ; il faut deux choses pour cela : 1° un cathéter élastique, exemple : une sonde uréthrale en gomme noire ; 2° un mandrin solide, ou mieux une sonde utérine malléable en argent (fig. 181).

On passe la sonde ou le mandrin dans l'intérieur

du cathéter élastique. On incurve l'extrémité de cet instrument improvisé pour en faire un crochet de 7^{cm},5 d'ouverture. Tel que, il est placé à la façon ordinaire sur le cou de l'enfant. Cela fait, on pousse la sonde en gomme pour la dégager du côté du bec du crochet, son extrémité suit une direction descendante jusqu'à la rencontre des doigts qui fixent un chef de la

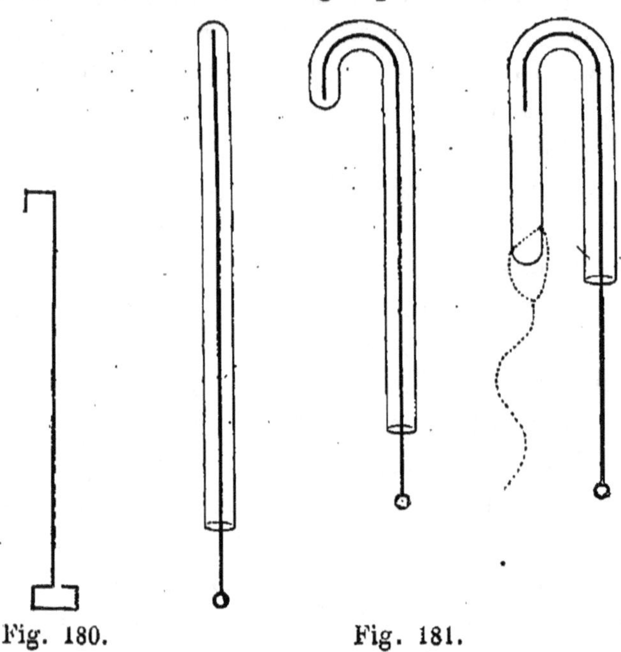

Fig. 180.   Fig. 181.

ficelle dans les yeux de la sonde, puis on ramène la sonde sur le cathéter. On enlève ensuite l'appareil en le dégageant du sillon cervical sur lequel il était placé, il entraîne forcément la ficelle sur le sillon qu'il vient de quitter.

d) *Crochets à ressort, à baleine.* — Leur mécanisme rappelle celui de la sonde de Belloc. L'instrument a plus ou moins la forme du crochet, il est creux. Un ressort métallique ou une tige de baleine sont logés dans l'intérieur du tube et peuvent faire saillie à l'extrémité du crochet. Quand le crochet est placé sur le cou de l'enfant on fait glisser la baleine ou le ressort dans le tube et leur extrémité chemine entre l'enfant et la paroi postérieure du bassin et vient ainsi à la portée des doigts.

A l'extrémité du ressort existe un chas pour y fixer la ficelle ; la baleine se termine par un bouton métallique également percé d'un trou destiné au même usage. Quand l'instrument est fermé, le bouton est adapté à l'extrémité du crochet avec lequel il ne fait qu'un. L'instrument d'Olivier, que nous avons modifié et décrit pour les présentations du siège, peut trouver ici son emploi, et agirait comme les instruments de Vaust et de M. Pajot. Le maniement serait le même que celui qui est indiqué pour placer un lacs sur le pli de l'aine.

On a également, pour simplifier l'instrumentation, adapté un ressort au manche du forceps de Levret.

3° *Protection des parties molles maternelles.* — Pendant la manœuvre du serscisseur, il y a tout lieu de craindre de voir la ficelle pénétrer dans les parties maternelles et s'y creuser un sillon. Pour y obvier

a) Heyerdahl et Tarnier recommandent de croiser les deux chefs du fil ;

b) M. Pajot recommande d'introduire les deux chefs de la ficelle dans un spéculum en bois ordinaire qui est introduit aussi profondément que possible. A défaut de spéculum un verre de lampe remplirait le même but. On pourrait encore écarter les parties molles avec les manches de deux cuillers, placés l'un en avant l'autre en arrière en guise d'écarteurs. On peut encore se servir du protecteur bicanaliculé de Thomas, composé de deux tubes soudés dont les extrémités supérieures sont écartées (fig. 182).

Section. — L'accoucheur, saisissant les deux chefs les enroule séparément autour de chacune de ses mains

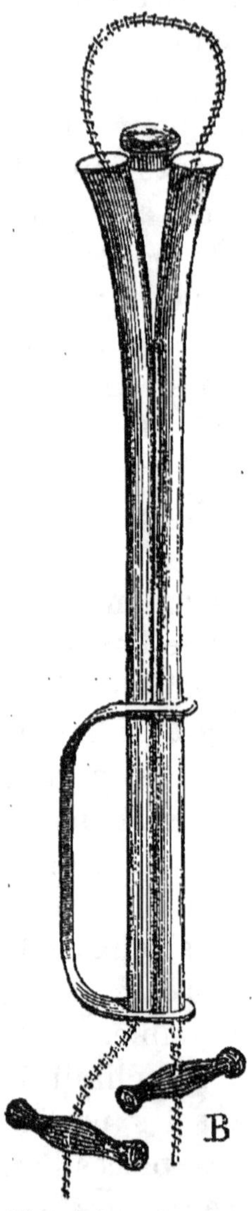

Fig. 182. — Protecteur bicanaliculé.

jusqu'à ce qu'elles soient environ à 25 centimètres de la vulve. Tirant alors fortement en bas sur chaque chef de fil l'un après l'autre, il exécute des mouvements rapides de va-et-vient et opère en sciant la section du cou du fœtus en quelques secondes (Pajot).

Appréciation. — La ficelle coupe très bien même la colonne cervicale. On peut craindre l'usure d e la ficelle, aussi a-t-on recommandé, après avoir sectionné les parties molles, de faire avancer sur les os une portion de ficelle n'ayant pas encore servi. Dans le même but, Hubert a conseillé de passer la ficelle en double.

Il y aura à craindre que la protection des parties molles ne soit pas assez assurée. D'autre part, l'effort transmis au corps du fœtus par l'application de la ficelle pendant son mouvement de va-et-vient ne portera-t-il pas sur le segment inférieur de l'utérus et ne l'exposera-t-il pas à une contusion dangereuse et même à la déchirure ? Ie spéculum, il est vrai, poussé tout contre l'enfant, pourrait jusqu'à un certain point supporter cet effort; encore faut-il que l'aide se rende bien compte du rôle important qu'il peut jouer dans ces circonstances. C'est pour écarter ces deux causes de danger qu'on a cherché à réaliser des modifications instrumentales permettant de mettre le canal pelvi-génital à l'abri de toute atteinte de la part du fil et d'immobiliser, tout en la soutenant, la partie du corps sur laquelle porte la ficelle.

L'embryotome de Thomas, construit dans ce but, a le tort d'être trop massif et de ne pouvoir être appliqué que dans l'excavation.

L'embryotome de Ribemont-Dessaigne constitue un excellent instrument : il permet d'appliquer la ficelle-scie grâce à un mécanisme spécial, et de protéger les organes maternels pendant la section ; il donne au cou fœtal le point d'appui nécessaire pour rendre efficace l'action de la scie, et met le segment inférieur de l'utérus à l'abri des pressions dangereuses.

β) *Serscission avec l'embryotome de Ribemont-Dessaigne*. — La ficelle-scie employée dans cet instrument a subi une modification heureuse qui la rend plus solide et plus apte à la section. Cette modification est due à Pierre Thomas ; on enroule en spirale un mince fil de fer autour d'une ficelle de fouet, chaque tour de spire formant autant de dents métalliques qu'il y a de tours décrits par le fil de fer. C'est ce genre de ficelle que Ribemont a choisi pour son instrument.

Voyons le conducteur et le protecteur.

Crochet. — Il est constitué par un tube d'acier fermé dans ses deux tiers inférieurs et fenêtré dans son tiers supérieur. La portion fermée est rectiligne et supporte une poignée de bois. Une mortaise M se voit à l'extrémité de cette poignée ; on y remarque également une petite vis V dont la tige pénètre jusque dans le tube.

La portion fenêtrée F est recourbée en crochet ;

l'extrémité est coupée en biseau. La fenêtre est pratiquée sur la face concave du crochet.

Protecteur. — Il est formé d'un tube analogue à celui dont est fait le crochet. Comme ce dernier, il présente une partie droite D, munie d'une poignée qui porte un point P destiné à s'articuler avec la mortaire M du crochet et une partie courbe C dont l'extrémité libre, taillée obliquement, s'applique sur le bec du crochet quand les deux branches de l'instrument sont articulées, de telle sorte que leurs portions rectilignes soient parallèles. Le tube protecteur et sa poignée sont fenêtrées dans toute leur étendue.

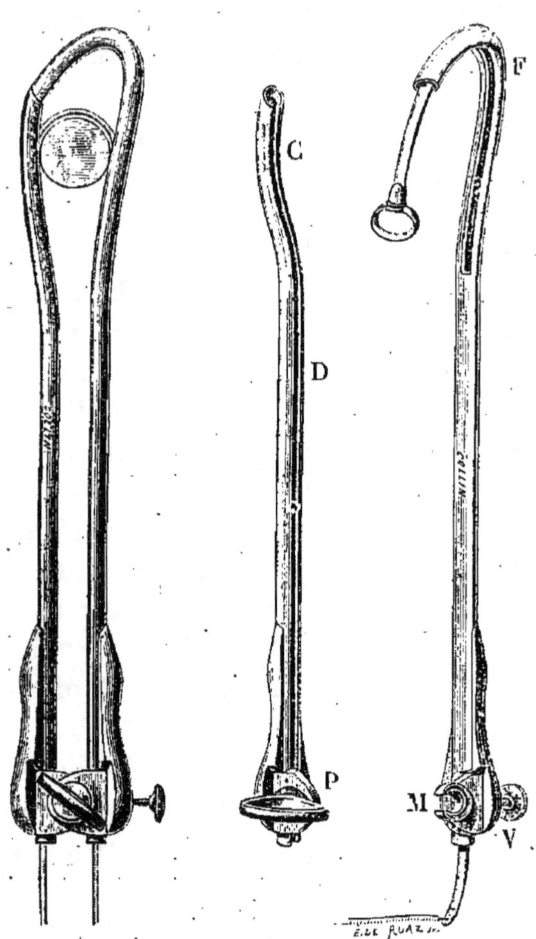

Fig. 183. — Embryotome de Ribemont-Dessaigne.

Moyens pour faire passer la ficelle. — Ressort. —
Le ressort est constitué par deux lames d'acier, minces et superposées, et longues de 63 centimètres. : Réunies à l'une de leurs extrémités par une petite

pièce d'acier perforée à son centre, ces deux lames s'articulent à l'autre extrémité avec une pièce d'acier qui sert de support à un anneau métallique, et qui, lorsque l'instrument est armé, se loge entièrement dans le bec du crochet.

Ce ressort n'a pas partout les mêmes dimensions. Dans les dix centimètres qui avoisinent l'anneau il n'a que 4 millimètres de largeur, partout ailleurs 8 millimètres. L'anneau tourne autour de la pièce qui le supporte et qui, elle-même, peut s'incliner à gauche et à droite du ressort. Il en résulte que ce ressort jouit d'une grande mobilité (fig. 183).

Modus operandi. — 1° *Application du crochet.* — Armez le crochet de son ressort, l'anneau seul devra sortir à l'extrémité du crochet ; serrez la vis qui fixe le ressort.

Un aide abaissera le cou en exerçant des tractions sur le bras procident.

L'opérateur introduit profondément une main dans les parties maternelles qui embrasse avec deux doigts au moins le cou du fœtus : le pouce en avant de lui, l'index et le médius ou seulement l'index en arrière.

Le crochet, saisi de l'autre main, est glissé à plat, le bec tourné vers la paume de la main, qui sert de guide et porté à la rencontre du cou en passant entre le fœtus et la paroi antérieure de l'utérus. Il le dépasse, guidé par les doigts qui embrassent le fœtus : on lui imprime alors un mouvement de rotation qui ramène son bec directement en arrière.

Puis on tire sur le manche du crochet en le portant un peu en avant, de façon à embrasser le cou du fœtus.

Il pourra, dans certains cas, être nécessaire de faire

suivre un autre chemin au crochet, et de l'introduire en passant entre la paroi postérieure de l'utérus et les parties fœtales.

Ribemont conclut, à juste titre, en disant : Le cou étant embrassé par le crochet, on peut tenir le succès de l'opération pour acquis.

Saisie de l'anneau et passage de la ficelle-scie. — On va à la recherche de l'anneau avec le doigt, on desserre la vis de fixation et on abaisse l'anneau jusqu'à la vulve et au delà.

Introduction du tube protecteur. — Le crochet est confié à un aide. L'opérateur saisit alors le tube protecteur et engage dans son extrémité la partie étroite du ressort. En tirant sur l'anneau il fait s'engager à son tour la partie large du ressort dans le tube.

L'anneau est dès lors simplement maintenu fixe et le tube poussé doucement dans l'intérieur des organes.

Il glisse ainsi sur le ressort qui lui sert de conducteur et arrive à toucher le bec du crochet.

Articulation. — Quand l'anneau a dépassé l'extrémité inférieure de la poignée du protecteur, le pivot est engagé dans la mortaise, les branches sont parallèles, on serre le pivot. On achève l'extraction du ressort, la ficelle se trouve passée sur le cou.

Décollation. — L'instrument est tenu par un aide, l'accoucheur saisit chacun des chefs de la ficelle-scie d'une main et lui imprime de rapides mouvements de va-et-vient (d'après Ribemont, 1887).

Quelle que soit la variété de position dans les présentations de l'épaule, l'opération s'exécutera toujours de la même façon en suivant les règles opératoires décrites par l'auteur.

§ 4. — Embryotomie par constriction.

Nous sommes arrivés à la classe des embryotomes constricteurs, c'est-à-dire qui sectionnent le cou avec un serre-nœud ou l'écraseur linéaire.

Chaîne d'écraseur. — Cette chaîne doit être plus grande que celle des écraseurs ordinaires.

Elle serait passée sur le cou avec l'un ou l'autre des crochets conducteurs que nous avons décrits.

La constriction est faite avec un fort écraseur de Chassignac ou celui de Simon (de Liège), courbé sur le plat.

Hubert dit que la section est nette et rapide.

Constriction avec un fil métallique. — Le meilleur fil métallique est le fil d'acier étiré : la simple corde de piano de 0,7 à 0,8 de millimètres (d'après Lefour), de 1 millimètre (d'après Cordes).

Crochets conducteurs déjà indiqués. — Serre-nœud à vis de Luër ; instrument de Lefour. Les avantages de cette méthode sont : la section se fait *in situ*, le cou à sectionner est la seule partie qui supporte la compression.

Les inconvénients sont : la chaine est rendue difficilement antiseptique ; il est difficile de passer le constricteur sur le cou. La chaîne peut se briser à l'anneau qui la fixe au contricteur ; la corde de piano peut également se briser.

§ 5. — Embryotomie cervicale par dilacération.

Elle s'exécute avec le crochet de Braun (fig. 184).

L'instrument est constitué par une tige d'acier arrondie, épaisse d'environ 7 à 9 millimètres, longue de

32 centimètres, qui se recourbe en crochet à son extrémité supérieure. La partie recourbée a la forme de la portion correspondante du crochet aigu de Smellie ; elle se termine par un bouton de la grosseur d'un pois. Elle est aplatie, à bords émoussés, sa longueur mesure 34 millimètres ; l'écartement entre le bouton et la tige est de 27 millimètres. A l'extrémité inférieure de la tige se trouve un manche transversal en corne.

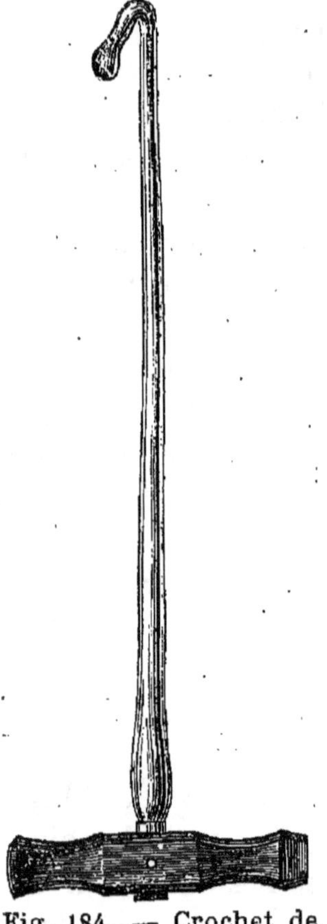

Fig. 184. — Crochet de Braun.

On introduit une main dans le vagin à côté du bras prolabé (la main gauche quand la tête est à droite, et vice versâ), on embrasse avec elle le cou du fœtus, le pouce tourné vers la symphyse pubienne et les autres doigts vers le sacrum. Afin de tendre le cou et de l'engager plus profondément dans le canal pelvien, on tire sur lui avec la main introduite, en même temps qu'on exerce une traction sur le bras du fœtus. Puis de la main restée libre, on saisit à pleine poignée le manche de l'instrument de telle façon que la tige se trouve placée entre l'index et le médius. Le crochet, introduit le long de la main qui embrasse le cou et le long de la symphyse pubienne, est appliqué sur la région cervicale et fixé par une traction vigoureuse. Alors la main qui tient le manche imprime à l'instrument quelques (de 5 à 10) mouvements de rota-

tion autour de son axe, tout en exerçant une traction
continue de haut en bas, qui presse fortement le crochet
contre les premières vertèbres cervicales; par cette

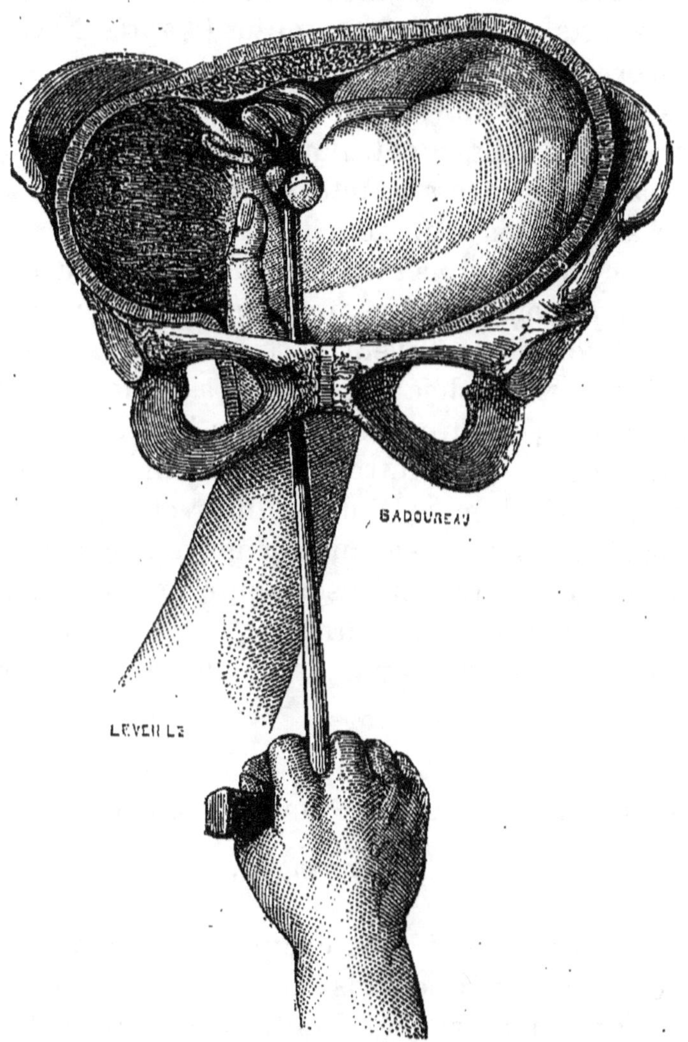

Fig. 185. — Décollation à l'aide du crochet de Braun.

manœuvre la colonne rachidienne est luxée et complètement divisée ainsi que les parties molles du cou.
Les mouvements de va-et-vient ne doivent être im-

primés au crochet que dans le creux de la main introduite, afin qu'il frappe celle-ci et non pas le vagin, si
par hasard il venait à glisser. L'opération est terminée
sans efforts en quelques minutes (d'après Naegele et
Grenser) (fig. 185).

La main introduite sur le cou a l'important office de
le maintenir solidement, pour s'opposer à l'impulsion
en avant imprimée à la tête, de telle façon que la tête
reste absolument immobile (Schauta).

L'opération nous a toujours paru dangereuse, parce
que l'effort communiqué au cou par l'intermédiaire du
crochet doit bien souvent se transmettre au segment
inférieur, parfois déjà bien aminci à ce moment et l'exposer à la déchirure. Pour ne pas blesser la mère, il
faudrait que la main introduite pût tenir solidement la
région cervicale pour l'immobiliser et supporter tout
l'effort du crochet pendant les mouvements de torsion
afin de soustraire l'utérus à toute pression nuisible,
résultat difficile à atteindre.

Nous ne parlerons pas des embryotomes-perfora-
teurs.

ARTICLE II. — DEUXIÈME TEMPS DE L'ACOUCCHEMENT.

Engagement.

« Pressée par l'utérus l'épaule s'engage dans l'excavation, mais, comme dans l'accouchement par la face,
cet engagement a pour limite la longueur du cou.
Celui-ci répond, en effet, à l'une des extrémités du diamètre transversal de l'excavation, appliqué contre
l'os iliaque, et pendant que l'épaule l'entraîne en bas,
la tête le retient au-dessus du détroit supérieur. La
longueur du cou n'étant pas assez considérable pour

mesurer toute la hauteur de l'excavation, et la tête étant trop volumineuse pour s'engager en même temps que le tronc, le mouvement de progression de l'épaule est bientôt arrêté. » (Tarnier et Chantreuil.)

De deux choses l'une : ou bien le cou est encore accessible on peut être rendu accessible, ou bien le cou n'est plus accessible.

Nous devons faire remarquer que la rotation n'est pas encore faite et que le degré d'engagement est variable.

Tant que le cou est accessible, les choses doivent se passer comme dans le cas précédent; nous n'avons donc pas à revenir sur tout ce qui vient d'être dit.

Mais nous devons avoir surtout en vue les cas d'engagement profond, alors qu'il ne peut plus être question de repousser le moignon de l'épaule pour dégager le cou et l'accrocher avec les doigts. Tenir le cou c'est pouvoir le sectionner. Par conséquent il faut commencer par faire un examen minutieux en introduisant une main pour se rendre un compte exact du degré d'engagement de la partie fœtale.

Il ne faut pas à tout prix vouloir saisir le cou, il faut savoir accepter la situation telle qu'elle se présente et changer ses procédés opératoires selon les circonstances.

On peut établir cette règle : tant que le cou est accessible, la section doit être pratiquée à ce niveau, mais quand on ne peut plus l'atteindre sans faire courir de danger à la mère, il faut porter les instruments sur une région fœtale plus accessible. Or, ce qui se présente, c'est le thorax avec le moignon de l'épaule, c'est donc sur cette région que devra porter la section.

Le but qu'on se propose consiste à sectionner le tronc en totalité ou en partie, y compris la colonne vertébrale, de façon à pouvoir abaisser le segment pelvien en premier lieu et terminer l'opération par l'extraction du segment supérieur.

A. — Spondylotomie ou rachitomie thoracique pratiquée avec les ciseaux.

L'opération consiste à sectionner soit la totalité du tronc, soit seulement une partie.

Section totale. — On attaque un point sur le thorax avec la pointe des ciseaux et on coupe ensuite successivement en suivant la circonférence thoracique. On surveille l'action des ciseaux en suivant toujours leurs becs avec les doigts.

Quand un viscère se présente sous le tranchant de l'instrument, on le sectionne et on enlève ce qui se rencontre. Quand on approche de la colonne vertébrale, on l'attaque par petits coups et l'on parvient quelquefois à insinuer l'instrument dans un disque intervertébral.

L'opération peut être faite aussi au bistouri (procédé de Payan). — On fait écarter les deux grandes lèvres pour mettre à découvert une grande partie du corps de l'enfant, puis on plonge le tiers de la lame d'un bistouri dans l'espace intercostal le plus voisin et on commence une incision d'une certaine étendue. Pour ne pas blesser la mère, on glisse entre le pubis et l'enfant une gouttière métallique, on coupe les tissus depuis le sternum jusqu'à la colonne vertébrale qu'on attaque au niveau d'un disque intervertébral. On enlève les viscères, puis les doigts pouvant être glissés facilement entre les parties de la mère et celles de l'enfant, il devient possible de sectionner au bistouri et aux ciseaux toute la circonférence, en haut comme en bas, et achever la section de la colonne vertébrale, s'il y a lieu.

Section partielle. — Il n'est pas nécessaire de sectionner tout le tronc. Il suffira souvent de sectionner toute la demi-circonférence inférieure, la colonne vertébrale et les parties voisines en respectant le lambeau supérieur pour pouvoir ensuite abaisser en premier lieu le segment pelvien. Tel est le but qu'on se propose ; on prépare quelquefois l'opération en faisant la brachiotomie et l'éviscération.

En analysant les faits publiés par Michaelis, Simpson, Courbon, etc., on peut résumer ainsi la façon d'opérer :

On se sert de préférence des longs ciseaux de Dubois. On place un lacs sur le bras procident sur lequel on fait tirer légèrement par un aide. On introduit la main gauche pour surveiller l'action de l'instrument, et avec l'extrémité des ciseaux on ouvre le thorax sur le point le plus saillant. On insinue une branche des ciseaux dans le thorax et avec les doigts de la main gauche on surveille la branche qui est au dehors. On suit ainsi par petites sections successives la circonférence thoracique, puis en arrière ; on procède ensuite à la section du rachis qui est en arrière dans les dorso-postérieures, en avant dans les dorso-antérieures, ainsi que les parties avoisinantes. Michaelis brisait la colonne vertébrale avec le crochet, mais il est préférable de le sectionner avec les ciseaux. Si on se trouve gêné par la présence des viscères, on les enlève. L'opération ne présente pas de difficultés, elle ne demande qu'une grande surveillance, exercée facilement d'ailleurs par les doigts de la main gauche.

La partie fœtale sur laquelle on opère s'abaisse dans l'excavation au fur et à mesure que progresse la section.

Extraction du segment inférieur. — On passe l'index en crochet sur la portion non divisée du tronc et on exerce des tractions du côté du segment pelvien.

En cas de résistance on peut conduire dans la duplicature du tronc un mouchoir fin plié en cravate, ou bien le crochet mousse ; ou bien encore, comme je l'ai fait, on saisit avec une forte pince un point résistant du segment pelvien pour l'entraîner hors des parties génitales.

Ce segment sorti et pendant il ne reste plus à l'intérieur qu'un bras, le thorax supérieur et la tête. Or il ne s'agit plus alors que d'une extraction simple de la partie supérieure d'un fœtus, extraction qui s'opère de la façon habituelle.

B. — Rachitomie pratiquée avec l'enbryotome de m. Tarnier.

1° *Le dos est en avant*. — La main gauche est introduite en avant du fœtus aussi haut que possible ; sur elle est guidé le crochet tenu de la main droite et quand il a pénétré au-dessus du tronc, le bouton est porté en arrière, puis le crochet abaissé ; en même temps on dirige un peu son manche en avant afin que le bouton du crochet se porte aussi en arrière que possible ; le crochet peut même être enfoncé dans les parties molles sans qu'il y ait à cela aucun désavantage. On place le couteau et on sectionne, la colonne vertébrale peut être ainsi divisée. On enlève le couteau, le crochet restant en place, on repousse le crochet en arrière, après l'avoir un peu soulevé, et on saisit une nouvelle portion de fœtus. Pour rendre cette opération plus facile, on doit, avec le crochet, abaisser le fœtus afin de le rendre plus accessible, puis, avec la main gauche portée en arrière du fœtus, repousser celui-ci contre la tige et dans l'angle du crochet. On fait une nouvelle section. Si cela est nécessaire, on achèvera l'opération par une troisième et même une quatrième section.

2° *Le dos regardé en arrière.* — Potocki conseille d'appliquer le crochet en arrière pour arriver à sectionner de suite la colonne vertébrale, le reste ne présentant plus de difficulté.

C. — Rachitomie pratiquée a l'aide de la serscission.

La ficelle et surtout la ficelle-scie pourraient sectionner le tronc, mais il reste une grande difficulté pratique, c'est de passer ces cordons par-dessus le tronc. L'embryotome de Ribemont est trop étroit pour contenir le tronc.

Article III. — Troisième temps de l'accouchement.

Rotation interne.

« Pendant le troisième temps, l'épaule tourne d'arrière en avant et vient se placer sous l'arcade pubienne. La tête appuie alors sur le bord supérieur du pubis, et le tronc, qui s'est porté en arrière, répond à l'une des symphyses sacro-iliaques... Le cou étant assez long pour mesurer toute la hauteur du pubis, l'épaule se place au-dessous de l'arcade pubienne pendant que la tête est encore au-dessus du détroit supérieur. Il restera donc en arrière une certaine place pour le passage du tronc. » (Tarnier et Chantreuil.)

Décollation. — Le cou peut être accessible derrière la symphyse pubienne. Cependant la section avec les ciseaux ne paraît pas possible parce que le doigt ne peut être engagé dans le sillon cervical.

Le crochet de M. Tarnier pourrait parfois être porté sur le cou, conduit par la main droite quand le dos est à gauche, et vice versâ, et par conséquent la section être opérée avec cet instrument.

Rachitomie. — Si la décollation n'était pas possible, le meilleur moyen à employer serait la section du tronc au niveau du thorax qui se présente à l'ouverture des grandes lèvres. L'opération serait conduite comme il est dit dans le paragraphe précédent.

Article IV. — Quatrième temps de l'accouchement.

Dégagement du tronc.

Le plan latéral est arrivé sur le plancher pelvien. — « Quand l'épaule est arrivée sous l'arcade pelvienne, elle s'y immobilise, pour ainsi dire, tandis que le tronc fortement poussé par la contraction utérine s'incurve sur son plan latéral qui devient convexe et bombe dans l'excavation. Cette disposition s'exagère encore et le côté du thorax vient appuyer sur le périnée. L'engagement du tronc n'est donc ici complet qu'après que le mouvement de rotation s'est produit... De nouveaux efforts, de nouvelles contractions se produisant, le périnée distendu laisse apparaître successivement à la commissure postérieure de la vulve, le creux de l'aisselle, le haut du thorax, le côté de la poitrine, de l'abdomen et de la hanche ; le siège tout entier se dégage bientôt et la hanche postérieure est à peine libre que tout le tronc est dégagé. Dans ce mode d'expulsion le tronc ne sort pas plié en deux mais fortement infléchi sur son côté ; il se déroule, pour ainsi dire, à l'ouverture vulvaire. » (Tarnier et Chantreuil.)

Même dans cette posture on trouve encore parfois

exceptionnellement, il est vrai, des fœtus vivants. Il est évident que le devoir du médecin consiste à venir en aide à la nature pour dégager ce fœtus, c'est-à-dire produire l'évolution artificielle. On glissera donc la main, si c'est possible, jusqu'au-dessus de la poitrine du fœtus pour faire ensuite descendre le siège. Peu a également donné le conseil de passer un lacs par-dessus la poitrine de l'enfant en se servant du crochet fenêtré et de tirer en droite ligne sur les deux bouts réunis.

Si l'évolution artificielle n'est pas possible, l'enfant étant presque toujours mort, l'accoucheur devra recourir à une opération de réduction.

Trois méthodes opératoires se présentent au choix du médecin, mais elles n'ont pas une valeur égale : l'évolution artificielle instrumentale; l'évolution forcée; l'embryotomie rachidienne.

1° **Évolution artificielle instrumentale.** — On applique le crochet mousse sur la portion recourbée du corps de l'enfant pour tirer directement en bas par son intermédiaire. Il est difficile de placer le crochet sur le siège qui théoriquement serait le point le meilleur pour l'application de l'instrument; la prise ne serait nullement assurée.

Je ne ferai que citer, pour être complet, le crochet aigu dont l'emploi est trop dangereux.

On a été également jusqu'à placer le forceps sur le tronc.

2° **Évolution forcée.** — *Procédé de Pamard.* — On introduit le crochet du forceps et on l'enfonce dans les téguments du fœtus au défaut des fausses côtes pour qu'il s'accroche au bord inférieur de la paroi thoracique, et par des tractions on achève l'évolution.

Procédé de Robert Lee. — On sépare le bras puis on

ouvre le thorax avec le crochet, on l'enfonce par l'ou
verture et on le fixe sur la partie inférieure de l'épine ;
on tire avec force et on fait sortir l'enfant plié en
double.

Procédé de Michaelis. — On fait l'éviscération ; la
main qui a éviscéré trouve facilement un point d'appui à la partie inférieure de la colonne vertébrale,
dans le bassin ou l'anus du fœtus pour terminer l'évolution

Procédé de Gustave Veit. — On fait tenir par un aide
le bras soulevé, puis on ouvre le thorax, on procède
à l'éviscération pendant laquelle la colonne vertébrale
s'infléchit et descend un peu. On fait tirer par l'aide
sur le bras d'abord en bas pour abaisser l'épaule autant que possible, puis en haut, en même temps
qu'après avoir introduit la main dans les parties génitales au-dessous du fœtus, l'opérateur saisit lui-même
la paroi thoracique et tire sur elle. Au fur et à mesure
que le thorax se dégage, on tire sur les parties de plus
en plus basses jusqu'à expulsion complète du fœtus.

Procédé de Hubert Boens. — On sectionne les bras,
puis on éviscère et on écrase le thorax entre les doigts.
En troisième lieu, on partage le fœtus en deux tronçons à l'aide de tractions modérées faites à l'aide d'un
crochet mousse, et après avoir divisé les chairs, les
ligaments et au besoin les os de la colonne vertébrale.
Enfin, dans un dernier temps, on extrait les débris du
fœtus les uns après les autres.

On s'est servi encore du cranioclaste et du céphalotribe.

Tous ces moyens sont violents ; la spondylotomie
rachidienne ou thoraco-abdominale serait préférable.

3° **Spondylotomie rachidienne.** — Du moment que
la poitrine de l'enfant se présente à l'ouverture infé-

rieure du pelvis, il est plus naturel de faire la section partielle du tronc, en divisant tout le côté du fœtus accessible, en comprenant dans la section la colonne vertébrale et les parties voisines, puis de glisser un doigt en crochet ou le crochet métallique sur le lambeau supérieur et abaisser le segment pelvien. Au besoin on pourrait fixer une pince solide sur un point résistant du segment pelvien pour l'amener au dehors en premier lieu.

TRAVAUX A CONSULTER

Auvard (A.). — De la pince à os et du cranioclaste (et bibliographie) thèse de Paris, 1884. — Embryotomie céphalique combinée (Arch. de tocol, 1889, p. 418).

Bar (P.). — Sur un point du manuel opératoire de la basiotripsie (Annales de gynécologie, juillet 1885). — Le basiotribe Tarnier, communication au Congrès de Copenhague (Progrès médical, 1885). — Recherches expérimentales et cliniques pour servir à l'histoire de l'embryotomie céphalique. Paris, 1889.

Bataillard (A.). — Etude statistique et clinique sur les variétés postérieures de la présentation du sommet, thèse de Paris, 1889.

Berlin. — De l'opération césarienne, méthodes et procédés d'exécution. Paris 1890.

Blanc (E.). — Des occipito-postérieures irréductibles (Arch. de tocol., 1888, p. 552).

Blanc. — De l'opération césarienne (Archives de tocologie, 1890).

Boissard. — De la forme de l'excavation pelvienne considérée au point de vue obstétrical, thèse de Paris, 1885.

Bonnaire (E.). — Recherches anatomiques et anatomo-pathologiques sur le broiement de la tête fœtale, thèse de Paris, 1885.

Bonnel. — Nouveau céphalotribe de M. Pajot, thèse de Paris, 1886.

Budin. — Leçons de clinique obstétricale, Paris.

Chalot (V.). — Du pédicule dans l'opération de Porro. — Traitement intra-péritonéal de la ligature élastique et l'inversion du moignon (Annales de gynéc., août 1883).

CHARPENTIER. — Sulfate de cuivre en obstétrique (Archives de tocologie, 1884, p. 219). — De la symphyséotomie (Archives de tocologie, 1892).

CHASSAGNY. — Nouveau forceps (Archives de tocologie, juin 1884) — Modifications apportées à son dernier forceps (Arch. de tocologie, p. 146, 1885).

COURBON. — De l'embryotomie dans les présentations du tronc (Archives de tocologie, 1886, p. 865).

DOLERIS. — Embryotomie. Décollation avec la ficelle (Annales de gynécologie, t. XXIV, p. 16). — De la version podalique partielle par manœuvres internes et externes combinées (Annales de gynécologie, 1885, t. XXIV, p. 833).

DUCHAMP. — Le forceps de Poullet et la compression proportionnelle (Archives de tocologie, 1884, p. 974).

FARABEUF (L.-H.). — De l'agrandissement momentané du bassin oblique ovalaire par ischio-pubiotomie (Annales de gynécologie, déc. 1892).

FARABEUF et VARNIER. — Introduction à l'étude clinique et à la pratique des accouchements. Paris.

HERRGOTT (J.). — Appendice à l'essai d'une histoire de l'obstétricie de J. de Siebold. IIIe vol. Paris, 1893.

LEFOUR. — Contribution à l'étude des présentations du siège décompleté (mode des fesses). Paris, 1882.

LEGENDRE, BARETTE et LEPAGE. — Traité pratique d'antisepsie. Paris, 1888 ; Steinheil.

LEPAGE (Gabr.) — De l'application du forceps au détroit supérieur, thèse de Paris, 1888.

LOVIOT (F.). — Des applications de forceps dans les variétés postérieures du sommet et de la face (Annales de gynécologie, octobre 1884).

MANTEL (Paul). — D'une nouvelle manœuvre pour l'abaissement d'un pied dans la présentation du siège décompleté. Mode des fesses, thèse de Paris, 1888-1889, n° 287.

MORASINI (O.). — De la symphyséotomie (Annales de gynécologie, avril 1892).

OLIVIER (Ad.). — De la conduite à tenir dans la présentation de l'extrémité pelvienne (mode des fesses), thèse de Paris, 1883.

PINARD (A.). — Le basiotribe Tarnier (Annales de gynécologie, nov. 1884). — A propos de la manœuvre de Ribemont-Dessaignes (Annales de gynécologie, mars 1888). — De la symphyséotomie (Annales de gynécologie, février 1892). — De la symphyséotomie à la clinique Baudelocque pendant l'année 1892 (Annales de gynécologie, décembre 1892).

POTOCKI. — Des méthodes d'embryotomie et des présentations de l'épaule négligées. — Des instruments destinés à pratiquer l'embryotomie rachidienne et en particulier de l'embryotome rachidien du professeur Tarnier, thèse de Paris, 1888. — Opération césarienne moderne (Annales de gynécologie, 1889, t. XXXII, p. 428).

Poullet (J.). (de Lyon). — Des diverses espèces de forceps, leurs avantages et leurs inconvénients, thèse d'agrégation, Paris, 1883. — Des principes sur lesquels doit reposer la construction d'un forceps (Archives de tocologie, 1884, p. 569).

Remy (S.). — Enclavement de la tête dans les positions postérieures du sommet et dérapement du forceps (Archives de tocologie, 1892, p. 146). — Tête venant la dernière, l'occiput tourné en arrière (Revue méd. de l'Est, et Archives de tocologie, 1893).

Ribemont-Dessaignes. — Sur un nouvel embryotome rachidien (Annales de gynécologie, 1887, t. XXVIII, p. 321). — Note sur une manœuvre destinée à favoriser l'extraction du tronc du fœtus dans la basiotripsie (Annales de gynécologie, août 1886).

Roux (J.) et Reynès (H.). — Sur la symphyséotomie. Résultats qu'on peut en attendre au point de vue de l'élargissement de la voie pelvienne (Archives de tocologie, mars 1893).

Société obstétricale de France, Congrès de 1893 : De la symphy-séotomie (Annales de gynécologie, avril 1893).

Soyre (de). — Intervention dans les présentations de la face (Archives de tocologie, 1886, p. 205).

Spinelli (G.). — Les résultats de la symphyséotomie à l'école obstétricale de Naples (Annales de gynécologie, janvier 1892).

Truzzi (Et.). — Nouvelles recherches sur les avantages et la technique des applications de forceps sur l'extrémité podalique du fœtus (Annales de gynécologie, janvier 1884).

Valois (L.). — Du forceps dans la présentation du front (Revue médicale de l'Est, 1893).

Vallois. — Etude sur les occipito-postérieures (Archives de tocologie, 1892).

Varnier (H.). — Le bilan de la symphyséotomie renaissante au 31 mars 1893. — Historique de la pelvitomie (Annales de gynécologie, février 1893).

Art. Embryotomie Version. Forceps. Dictionnaire encyclopédique des sciences médicales, et Dictionnaire de médecine et de chirurgie pratique de Jaccoud. — Bibliographie dans le traité d'accouchements de Charpentier. — Historique de la pelvitomie (Annales de gynécologie, février 1893).

Voy. en outre les traités d'accouchements et les dictionnaires de médecine.

Table des matières.

TABLE DES MATIÈRES

PREMIÈRE PARTIE
EXTRACTION DE L'ENFANT VIVANT.

PREMIÈRE SECTION
Extraction de l'enfant vivant par les voies naturelles simples.

DEUXIÈME SECTION

Extraction de l'enfant vivant par les voies naturelles élargies.

TABLE ALPHABÉTIQUE.

TABLE ALPHABÉTIQUE

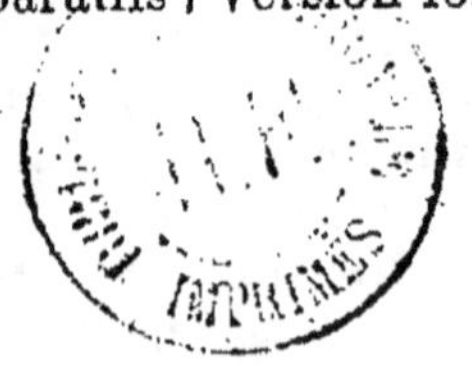

4594-93. — CORBEIL. Imprimerie ÉD. CRÉTÉ.

LA PRATIQUE GYNÉCOLOGIQUE ET OBSTÉTRICALE

DES HOPITAUX DE PARIS

Aide-mémoire et formulaire

Par le professeur PAUL LEFERT

1893, 1 vol. in-16 de 300 pages, cartonné................ 3 fr.

IGONOGRAPHIE PATHOLOGIQUE DE L'OEUF HUMAIN FÉCONDÉ

EN RAPPORT AVEC L'ÉTIOLOGIE DE L'AVORTEMENT

Par le Dr J.-G. MARTIN-SAINT-ANGE

1884, 1 vol. in-4, viii-188 pages, avec 19 pl. dessinées d'après
nature et chromolithographiées, cartonné............. 30 fr.

TRAITÉ PRATIQUE DE L'ART DES ACCOUCHEMENTS

Par les Professeurs

NÆGELÉ	GRENSER
Professeur à l'Université de Heidelberg.	Directeur de la Maternité de Dresde.

Deuxième édition française, annotée et mise au courant des derniers progrès
de la science.

Par G.-A. AUBENAS

Professeur agrégé à l'ancienne Faculté de Médecine de Strasbourg.

Ouvrage précédé d'une Introduction par J.-A. STOLTZ

1 volume in-8 de 850 pages, avec 1 planche et 227 fig... 12 fr.

De nombreuses augmentations ont été introduites dans cette seconde édition
française : M. AUBENAS, par des notes spéciales, a mis le livre au courant de la
science contemporaine.

HYGIÈNE DE LA GROSSESSE

CONSEILS AUX FEMMES ENCEINTES

Par le Docteur Adolphe OLIVIER
Ancien interne de la Maternité de Paris,
Chef de service des maladies des femmes et accouchements à la Policlinique
de Paris.

1 vol. in-16, de 340 p., avec 30 fig.......... .... 3 fr. 50

GUIDE PRATIQUE DE L'ACCOUCHEUR ET DE LA SAGE-FEMME

PAR

Lucien PÉNARD	Germain ABELIN
Chirurgien principal de la marine.	Médecin de 1re classe de la marine.

Septième édition.

1889, 1 volume in-18 jésus de 712 pages, avec fig., cart.. 6 fr.

Cette nouvelle édition refondue est l'interprète fidèle de l'École obstétricale
actuelle dont M. le professeur Tarnier est le chef éminent.

TRAITÉ PRATIQUE DES ACCOUCHEMENTS
Par A. CHARPENTIER
Professeur agrégé à la Faculté de Médecine de Paris
Membre de l'Académie de Médecine.

Deuxième édition

1893, 2 vol. gr. in-8 de 1,100 pages chacun, avec 930 fig. et 2 pl. coloriées .... 40 fr.

Cet ouvrage est un traité complet : il satisfait à tous les besoins, aussi bien à ceux de l'étudiant qui veut apprendre, à ceux du médecin qui veut se tenir au courant d'une science qu'il a déjà étudiée qu'à ceux de celui qui veut avoir sous la main un livre dans lequel il sera toujours certain de trouver le renseignement bibliographique ou l'idée juste, pratique qui lui est nécessaire pour apprécier la valeur exacte du fait qu'il vient d'observer.

LES VICES DE CONFORMATION
DES ORGANES GÉNITAUX ET URINAIRES DE LA FEMME
Par Ch. DEBIERRE
Professeur d'anatomie à la Faculté de Médecine de Lille.

1 vol. in-16 de 351 pages, avec 86 fig................. 3 fr. 50

TRAITÉ CLINIQUE DE L'INVERSION UTÉRINE
Par P. DENUCÉ
Professeur de clinique chirurgicale à la Faculté de Médecine de Bordeaux.

1 vol. in-8 de 650 pages avec 102 fig.................... 12 fr.

LA PRATIQUE DES ACCOUCHEMENTS CHEZ LES PEUPLES PRIMITIFS
ÉTUDE D'ETHNOGRAPHIE ET D'OBSTÉTRIQUE
Par G.-J. ENGELMANN
Édition française remaniée et augmentée par P. RODET

1 vol. in-8 de XVI-388 pages avec 83 fig................ 7 fr.

Parmi les détails concernant les mœurs de la vie intime des différents peuples, il n'en est pas de plus intéressant que ceux qui se rapportent à la grande fonction de la reproduction et aux pratiques, qui chez les peuples primitifs, précèdent, accompagnent et suivent la naissance de l'enfant.

MANUEL DE LA SAGE-FEMME
et de l'élève sage-femme
Par le Dr Ern. GALLOIS
Professeur à l'École de médecine de Grenoble, chargé du Cours départemental d'accouchements.

1 vol. in-18 jésus, de 650 pages avec fig............. 6 fr.

ENVOI FRANCO CONTRE UN MANDAT SUR LA POSTE

HISTOIRE DE LA GÉNÉRATION CHEZ L'HOMME ET CHEZ LA FEMME

Par le Docteur **David RICHARD**

1 vol. in-8 de 332 pages, avec 8 planches gravées en taille douce et tirées en couleur, cartonné.... .... 10 fr.
Le même ouvrage. 1 vol. in-18 jésus de 332 p. avec fig. 3 fr. 50

LE LAIT

CARACTÈRES DANS L'ÉTAT DE SANTÉ ET DE MALADIE
ALTÉRATIONS ET FALSIFICATIONS, GERMES DE MALADIES,
MICRO-ORGANISMES

Par le Docteur **J. ROUVIER**
Professeur à l'École de médecine de Beyrouth.

Préface par le Docteur BUDIN
Professeur agrégé à la Faculté de médecine de Paris.

1893, 1 vol. in-16 de 350 pages avec figures.......... 3 fr. 50

L'ÉVOLUTION SEXUELLE DANS L'ESPÈCE HUMAINE

Par le Docteur **Henri SICARD**
Doyen de la Faculté des Sciences de Lyon.

1892, 1 volume in-16 de 320 pages, avec 94 figures.... 3 fr. 50

L'ART DES ACCOUCHEMENTS

Par **Ed. SIEBOLD**
Professeur à l'Université de Gottingue.

Introduction et notes par J.-A. STOLTZ, doyen de la Faculté de Médecine de Nancy.

1 volume in-16 de 268 pages (*Petite Bibliothèque médicale*). 2 fr.

CLINIQUE OBSTÉTRICALE ET GYNÉCOLOGIQUE

Par Sir **JAMES y SIMPSON**
Professeur d'accouchement à l'Université d'Édimbourg.

TRADUIT ET ANNOTÉ PAR LE DOCTEUR G. CHANTREUIL
Professeur agrégé à la Faculté de médecine de Paris.

1 volume gr. in-8 de 820 pages avec figures........... 12 fr.

Ce livre contient l'ensemble des travaux de Simpson qui par la hardiesse de ses conceptions, par la variété de ses vues, la multiplicité et la valeur de ses écrits a conquis en Europe une brillante renommée. Nous citerons en particulier un *Programme de cours d'accouchements*, ses recherches sur la *prolongation de la grossesse*, les *causes de la perturbation*, les *mouvements réflexes du fœtus*, l'*insertion vicieuse du placenta*, la *fièvre puerpérale*, le *tétanos puerpéral*, le *thrombose et l'embolie*, les *maladies intra-utérines du fœtus*, les *déviations de la matrice*, l'*ovariotomie*, etc.

NOUVELLES PUBLICATIONS

AUDUREAU (Cl.). Étude sur l'obstétrique en Occident. pendant le moyen âge et la renaissance. 1 vol. gr. in-8, avec nombreuses planches hors texte........................ 7 fr. 50

FAIVRE (Dr). Contribution à l'étude du prolapsus de l'utérus gravide. Grand in-8, 121 pages.................... 2 fr. 50

GRINDA (Dr E.), ancien moniteur à la clinique d'accouchements de la Faculté de médecine de Paris. Technique de l'accouchement prématuré artificiel. Gr. in-8, 130 pages......... 4 fr.

JOUON (Dr L.). Contribution à l'étude de la grossesse tubaire. Grand in-8 de 120 pages........................... 3 fr. 50

LANDOIS. (Dr) De l'oxygénation des nouveau-nés. Grand in-8, 139 pages... 3 fr. 50

LASKINE (Dr E.), ancien interne, lauréat des hôpitaux de Paris. Essai sur la version bi-polaire. Gr. in-8 de 109 pages.. 3 fr.

PARISOT (Paul). Le mécanisme de la parturition, étude de la flexion et de la rotation de la tête dans les présentations du sommet. 1893, gr. in-8............................... 5 fr.

PLACET (Dr E.) L'obstétrique aux xviie et xviiie siècles, Viardel, Portal et Mauquest de la Motte précédé d'une étude sur l'obstétrique depuis la renaissance. 1 vol. gr. in-8 de 200 pages avec 8 portraits et planches..................... 6 fr.

SILVESTRE (Dr R.). Les injections intra-utérines et les accidents provoqués par leur emploi en obstétrique. Grand in-8 de 140 pages..,... 3 fr. 50

TORNERY et DURAND (Drs). La rougeole et la scarlatine dans la grossesse et les suites de couches. 1 vol. grand in-8 de 370 pages.. 8 fr.

VAILLE (Dr E.). Contribution à l'étude du bassin vicié, par obstruction (tumeurs développées aux dépens du squelette pelvien). 1 vol. gr. in-8 de 104 pages................. 3 fr.

VIVIEN (Dr). Placenta prævia et tamponnements. Grand in-8... 3 fr. 50